口腔颌面头颈肿瘤

临床实践手册

主　　编　张陈平

副 主 编　阮　敏　何　悦　范新东

编　　委（以姓氏首字母音序为序）

曹　巍	陈凌燕	陈万涛	董敏俊	范新东	何　悦	贺　捷
侯黎莉	胡镜宙	郭　伟	季　彤	姜　虹	李　江	李思毅
刘　浏	刘　伟	刘剑楠	刘胜文	毛　艳	秦兴军	曲行舟
任国欣	任振虎	阮　敏	沈　毅	沈淑坤	石润杰	苏立新
孙　坚	唐　燕	陶晓峰	田　臻	王　磊	王德明	王悦平
徐　琳	严　佳	严　明	杨　溪	杨雯君	杨文玉	杨悦来
应元婕	张陈平	张金凤	赵小妹	郑家伟	钟来平	周国瑜
周晌辉	朱　凌	朱国培	朱勇敢	竺涵光		

主编助理　韩　婧　胡龙威　徐蔚嘉

编者单位　国家口腔医学中心
　　　　　国家口腔疾病临床医学研究中心
　　　　　上海交通大学医学院附属第九人民医院
　　　　　上海交通大学口腔医学院

人民卫生出版社
·北 京·

图书在版编目（CIP）数据

口腔颌面头颈肿瘤临床实践手册 / 张陈平主编 .
北京 ：人民卫生出版社，2025. 5. -- ISBN 978-7-117
-37325-8

Ⅰ . R739.8-62；R739.91-62

中国国家版本馆 CIP 数据核字第 2025RV0390 号

人卫智网	www.ipmph.com	医学教育、学术、考试、健康，购书智慧智能综合服务平台
人卫官网	www.pmph.com	人卫官方资讯发布平台

口腔颌面头颈肿瘤临床实践手册
Kouqiang Hemian Toujing Zhongliu Linchuang Shijian Shouce

主　　编：张陈平
出版发行：人民卫生出版社（中继线 010-59780011）
地　　址：北京市朝阳区潘家园南里 19 号
邮　　编：100021
E - mail：pmph @ pmph.com
购书热线：010-59787592　010-59787584　010-65264830
印　　刷：三河市潮河印业有限公司
经　　销：新华书店
开　　本：787 × 1092　1/16　印张：21　插页：1
字　　数：388 千字
版　　次：2025 年 5 月第 1 版
印　　次：2025 年 5 月第 1 次印刷
标准书号：ISBN 978-7-117-37325-8
定　　价：68.00 元

打击盗版举报电话：010-59787491　E-mail：WQ @ pmph.com
质量问题联系电话：010-59787234　E-mail：zhiliang @ pmph.com
数字融合服务电话：4001118166　E-mail：zengzhi @ pmph.com

前　言

　　近年来,随着口腔颌面头颈肿瘤专业的不断发展,新技术新理论的不断形成与出现,临床上亟需简显易懂的指导手册。为了便于大家更好地从事相关临床实践工作,我们汇集参编者的集体智慧,共同编写了这本《口腔颌面头颈肿瘤临床实践手册》,以期惠及广大读者辅助临床工作。

　　本书分为5篇内容,分别为绪论,常规管理和辅助检查,常见肿瘤及相关疾病的诊疗,围手术期管理及相关急症处理,术后康复及临床研究。在本书撰写过程中,编者结合自身丰富的临床经验并查阅大量的国内外文献资料,对口腔颌面部常见肿瘤的诊治以及相关并发症的处理,护理康复等方面内容做了详尽介绍。在此我们要感谢许多青年医生和研究生为本书做出的默默无闻的贡献,更要感谢相关资深专家在编写临床手册过程中所付出的辛勤劳动,他们严谨的科学态度,一丝不苟的工作作风使我们倍受感动。

　　由于编写水平以及知识面局限等因素,本临床手册难免有不尽完善之处,我们诚挚地希望广大读者以及同道能够提出宝贵的意见和建议,以便今后进一步完善,成为一部真正具备临床指导价值的工具书。

张陈平

目 录

第一篇 绪 论

第二篇 常规管理和辅助检查

第四篇　围手术期管理及相关急症处理

第五篇　术后康复及临床研究

第一篇

绪论

一、流行病学

肿瘤流行病学是应用流行病学的方法研究肿瘤在人群中的分布、病因和预防措施的科学。自 20 世纪至今肿瘤流行病学研究取得了举世瞩目的成绩，我国也陆续发布中国居民恶性肿瘤流行病学特征。口腔颌面部肿瘤是一类严重影响人们生命健康和生活质量的疾病，我国的口腔颌面头颈肿瘤专业自 20 世纪 80 年代初步建立，逐步发展完善至今。

我国的口腔颌面头颈肿瘤既是口腔颌面外科的重要组成部分，又涵盖了头颈肿瘤的重要内容。根据国际抗癌联盟（UICC）建议头颈部细分为七大解剖部位，即唇、口腔、上颌窦、咽（鼻咽、口咽、喉咽）、唾液腺、喉、甲状腺。不同国家和地区，不同肿瘤的发病率或患病率有很大差别。到目前为止，我国口腔颌面头颈肿瘤的临床流行病学尚无一项符合统计学要求的发病率调查资料。目前的统计研究仍主要基于单病种或单解剖部位而言，如口腔癌、口咽癌、唾液腺癌等。根据 2012 年全球癌症数据统计显示，全球口腔癌新发病例为 30.04 万人，占全身恶性肿瘤的 5%，发展中国家的发病率低于发达国家。在我国，2015 年口腔及咽的恶性肿瘤发病人数为 4.80 万（男性 3.11 万，女性 1.69 万）。上海市 2003—2012 年间共诊断口腔恶性肿瘤新发病例为 4953 例，发病率为 3.58/10 万。

从构成比排位看，在世界范围内口腔癌在欧美国家及南亚国家中的构成比在恶性肿瘤的排位中居于前 10 位，在我国肿瘤好发次序排名中，则从未进入排名前 10 位之列。在印度，口腔癌在全身恶性肿瘤中占比高达 40%，而据我国的统计数据分析口腔颌面部恶性肿瘤占全身恶性肿瘤的 8.2%。在全身肿瘤中，良性与恶性比例约为 1：1，口腔颌面头颈肿瘤中良性占比高于恶性。据国内 12 所口腔医学院 2018 年统计数据显示恶性肿瘤占 36%，良性肿瘤占 45.1%，囊肿占 4.7%，瘤样病变占 14.2%。

就疾病谱而言，口腔颌面部恶性肿瘤病种繁多，包括上皮性恶性肿瘤、骨与软组织肉瘤及淋巴造血系统恶性肿瘤等。上皮性恶性肿瘤以黏膜源性鳞状细胞癌最常见，约占 80% 以上，其次为腺源性。肉瘤发生于颌面部者较少，淋巴造血系统恶性肿瘤如淋巴瘤、多发性骨髓瘤等可发生于口腔颌面部，近年来有增长趋势。对于好发部位而言，以口腔癌为例，20 世纪 80 年代以前，我国的口腔癌以牙龈癌为主，而 80 年代之后，舌癌比例明显上升。目前在我国发生率前三依次为舌癌、颊黏膜癌、牙龈癌。北美口腔癌好发部位则依次为舌癌、口底癌、牙龈癌。

口腔颌面恶性肿瘤多发生于男性，男女构成比约为 2：1。根据 2015 年美国的数据统计，从 2007 年到 2013 年，男性发病年均增长 1.3%，而女性则基本稳定。口腔颌面恶性肿瘤发病年龄,国内统计资料显示 40~60 岁为最高峰,而西方国家则多发生于 60 岁以上。20 世纪 80 年代以来,无论西方国家还是我国,在患病年龄上均有逐渐增高的趋势,其主要原因可能与整体平均寿命的延长以及人群口腔疾病的医疗保健意识的增强有关。

然而,肿瘤流行病学因素无论是发病率、构成比、疾病谱,还是性别、年龄、好发部位等都不是一成不变的,会随着时代经济文化等因素的变迁而发生变化。因此,我们要以动态发展的眼光来认识口腔颌面头颈肿瘤的流行病学特点。

二、病因学

与全身肿瘤一样,口腔颌面头颈肿瘤的病因复杂且各不相同,迄今为止肿瘤的病因及发病机制仍然是临床和基础研究的重点和难点。根据现有研究,肿瘤的发生发展是多种危险因素共同作用的结果,导致肿瘤发生的病因主要包括内因和外因,由单纯的外因或内因所致肿瘤约占 20%,约 80% 的恶性肿瘤是由内外因相互作用的结果,且已有大量研究阐述了基因多态性与环境致癌物之间是相互作用的,主要致癌物大多可以引起基因突变。总结主要危险因素包括以下几方面。

1. 生活方式　吸烟、饮酒、嚼槟榔等。口腔癌发病与吸烟饮酒相关,尤其是每日吸烟饮酒量及持续时间。烟草中含有亚硝基盐等致癌物,这些有害物会破坏口腔上皮细胞的正常功能,引起癌变。饮酒与口腔癌、口咽癌、喉癌、食管癌等上消化道肿瘤均有相关性,且与吸烟有协同作用。咀嚼槟榔对口腔癌发病的影响近些年得到越来越多的重视,嚼槟榔导致口腔黏膜下纤维化的患病率约为 30%,该人群最常发生口腔癌的部位为颊部,危险性为不嚼槟榔的 7 倍。在东南亚及我国湖南、海南、台湾等地区的居民均有咀嚼槟榔的习惯。

2. 生物因素　全身多种肿瘤的发生与感染有关,如胃癌与幽门螺杆菌感染相关、Burkitt 淋巴瘤与 EB 病毒感染相关、Kaposi 肉瘤与人类免疫缺陷病毒(HIV)感染相关、人乳头状瘤病毒(HPV)感染与宫颈癌相关等。然而,HPV 不仅与宫颈癌相关,还与口腔癌、口咽癌、喉癌等多种肿瘤相关。HPV 根据其将正常细胞转化为恶性细胞的潜能不同,可分为低危型和高危型。高危型 HPV 致癌,低危型 HPV 不致癌。据 Gillison 报道,1973 年 HPV 阳性的口腔癌占比为 18%,而到了 2005 年这一比例即上升到 32%。口腔癌感染的 HPV 型别主要是 16 型和 18 型,尤以 16 型居多。传统的口腔癌发病主要与烟草、机械刺激等相关。随着近几十年来世界各国禁烟运动的推进,烟草引起的口腔癌比例越来越小,而HPV 所致的口腔癌近些年得到越来越多的关注。

3. 环境因素　肿瘤的发病在不同地区不同环境之间存在很大差异。日光照射是唇红癌及皮肤恶性黑色素瘤的重要致病因素;核辐射对人与动物均有显著的诱发癌症的作用;空气污染也是重要的致癌因素。在肿瘤发病率不同的两地区间进行人群迁移,其肿瘤发病率也会发生变化,并且随着移居时间的延长而改变。另外,处于不同社会经济层次的人群,肿瘤发病率也有所不同。

4. 饮食营养 维生素缺乏与肿瘤发生相关。维生素 A 缺乏可引起口腔黏膜上皮增厚、角化过度,与口腔癌的发生有关。研究发现摄入维生素 A 低的国家及地区人群的口腔癌发病率高,而大量摄入蔬菜水果则与肿瘤发生呈一定的负相关关系。腌制食品由于含有致癌物亚硝酸盐,在长期食用的人群中可诱发癌症。

5. 遗传因素 从细胞水平看,体细胞基因改变是细胞恶性转化的基础,恶变的细胞将基因改变特征遗传给子细胞,形成恶变细胞簇即肿瘤形成。基因改变可以表现为基因突变、扩增、易位等。从家族和个体水平看,一般认为大约只有2%~5% 的恶性肿瘤有遗传给后代的风险。到目前为止,已发现几十种表现为显性或隐性遗传的肿瘤和肿瘤综合征。常见有:视网膜母细胞瘤、神经母细胞瘤、嗜铬细胞瘤、遗传性非息肉性大肠癌等。头颈部遗传学性肿瘤主要包括家族性头颈部副神经节瘤、家族性甲状腺乳头状癌、神经纤维瘤病 Ⅰ/Ⅱ 型等。

6. 局部刺激因素 口腔颌面部恶性肿瘤,尤其是口腔癌在很大程度上与局部刺激因素有关,如残根残冠和不良修复体的长期刺激可导致相对应的口腔黏膜发生癌变。

三、肿瘤生物学

肿瘤生物学是研究肿瘤发生发展分子机制以及肿瘤防治的生物科学。人类细胞在整个生命过程中拥有着分化和自我修复的能力。然而,当受到多种因素破坏时基因组序列常常发生改变,这些突变的基因可能使细胞获得异常的表型。不同类型的肿瘤往往源于相对应的正常组织细胞或肿瘤干细胞,正常细胞在恶变为肿瘤细胞后便具有侵袭及迁徙的能力。

口腔颌面头颈部包含众多重要器官,解剖结构复杂,组织发生来源于多个胚层,组织类型多样,硬组织包括牙齿和骨骼,软组织包括黏膜、皮肤、肌肉、脂肪、唾液腺、甲状腺等。因而,口腔颌面部肿瘤的组织类型也十分复杂多样,其中牙源性和唾液腺来源的肿瘤为该部位所特有。依据肿瘤侵袭性生长的程度不同,将其划分为 2 大类,即良性肿瘤和恶性肿瘤。只在一处生长而不侵袭到邻近组织的称为良性肿瘤,而能够侵袭到邻近组织和/或发生转移的称为恶性肿瘤。除了肿瘤,软硬组织来源的囊肿是口腔颌面部的另一常见疾病类型。良性肿瘤及囊肿通过手术治疗往往能获得较好的预后,而恶性肿瘤易早期侵犯临近重要组织器官如眼眶、颅底、颈动脉等,因而预后较差。

颌面部大多数恶性肿瘤来源于上皮组织,称为癌。80%以上的癌症相关死亡都是这类肿瘤引起的。癌可分为两类:①上皮细胞层主要作用是覆盖腔穴或管道的表面并且保护其下层的细胞,由此类细胞发展而来的为鳞状细胞癌(简称鳞癌);②上皮组织中具有分泌能力的细胞衍生的癌称为腺癌。口腔颌面部肿瘤中鳞癌占恶性肿瘤的85%以上。头颈鳞癌的治疗效果近些年来尚未获得显著的改善,晚期患者的5年生存率仅维持在20%~40%。因此对于恶性肿瘤发生发展的研究,进而发现新的靶点及治疗方法是目前肿瘤研究的重点。另一大类非上皮组织来源的恶性肿瘤是由各种构成造血系统的细胞转化而来的,包括免疫系统的细胞、T淋巴细胞、B淋巴细胞、浆细胞和髓系细胞都属于此类。口腔颌面部常见的为淋巴瘤、浆细胞瘤、多发性骨髓瘤、朗格汉斯细胞组织细胞增生症等。第三大类非上皮组织来源的肿瘤是由骨和软组织及外周神经系统的各种细胞恶性转化而来,这类肿瘤通常被称为肉瘤、原始神经外胚层瘤。除此以外,还有一些不适合划分到以上类型的肿瘤,如恶性黑色素瘤,其来源于皮肤和视网膜中含色素的黑色素细胞。

口腔颌面头颈肿瘤是一种由多种基因参与的疾病,涉及遗传学改变及表观遗传学改变,从而影响包括细胞周期调控、细胞分化与增殖等恶性表型相关的改变。其中,参与癌变过程的一系列癌基因、抑癌基因、细胞蛋白、端粒酶基因等在这个多阶段的致癌过程中均发挥不可或缺的重要作用。癌的发生往往有从"正常→异常增生→癌前病变→原位癌→浸润癌"的多步骤演变的过程。染色体异常如缺失、扩增、重排是恶性肿瘤的显著特征。以口腔癌为例,癌组织中常发现多个染色体位点的改变,如9p21杂合性缺失等。随着基因组学、表观遗传学的不断发展,现阶段虽然发现了多个与头颈癌相关的不同染色体区域的遗传易感基因或位点,如P53、P16、NOTCH1、CDKN2A、PTEN等,但真正引起头颈癌发病的功能遗传基因仍不清楚。除此之外,表遗传改变如DNA异常甲基化及组蛋白修饰等是促进肿瘤发生发展的另一重要机制。口腔癌中有显著启动子区甲基化改变的基因包括:p16、RARβ、E-cadherin、cyclinA1等。另外,miRNA及长链非编码RNA(lncRNA)的表达谱变化与头颈鳞癌的发生发展有着密切的关系,从表观遗传调控、转录调控、转录后调控等多个层面影响基因表达。虽然近年来关于非编码RNA的研究进展迅速,但大多数功能及机制仍不清楚。

四、临床分期

口腔颌面头颈肿瘤的临床分期可作为选择治疗计划的参考。一般早期患者不论应用何种疗法均可获得一定的效果,而晚期患者则以综合治疗的效果为好。临床分期也可作为预后评估的参考。口腔颌面头颈肿瘤病理类型复杂,不同的肿瘤有不同的临床分期标准。其中最常见的是上皮恶性肿瘤,按照肿瘤发生的部位主要分为:口腔癌、口咽癌、喉癌、下咽癌、鼻咽癌以及原因不明的颈部淋巴结转移性鳞癌,而口咽癌又可根据口咽部是否有 HPV 感染分为 HPV 阴性和 HPV 阳性口咽癌。

临床分期对临床治疗的选择及预后估计有一定的参考价值。临床上根据癌瘤侵犯的范围,美国癌症联合委员会(American Joint Committee on Cancer,AJCC)和国际抗癌联盟(Union for International Cancer Control,UICC)设计了 TNM 分期。目前临床采用的是 2018 年 AJCC 发布的第 8 版 TNM 分期系统。该分类便于准确和简明地记录癌瘤的临床情况,帮助制订治疗计划和确定预后,同时可使研究工作有一个统一的标准,即使在不同单位,仍可在相同的基础上互相比较。

TNM 分期中,T 指原发肿瘤,N 指区域性淋巴结,M 指远处转移。每一种肿瘤的 TNM 分期系统各不相同,因此 TNM 分期中字母和数字的含义在不同肿瘤所代表的意思不同。根据原发肿瘤的大小、浸润深度、波及范围可将 T 分为若干等级;根据淋巴结的大小、质地,是否粘连,有无包膜及外侵犯等可将 N 分为若干等级;利用各种临床检查的结果,可将 M 划分为若干等级。当 T、N、M 确定后就可得出相应的总的分期,即 I 期、II 期、III 期、IV 期等(参见附录一)。

五、治疗原则

口腔颌面部肿瘤按其生物学特性和对人体的危害可分为良性与恶性两大类,临床上需要区别对待,良性肿瘤一般以外科治疗为主,恶性肿瘤则要根据不同的情况选择是否需要进行综合治疗。

良性肿瘤一般遵循以手术完整切除的外科原则。如为中间型肿瘤,应切除肿瘤周围部分正常组织,这里需要强调的是:所有切除的标本均应进行病理检查,有条件时应该将切除组织制作冷冻切片行术中病理检查,若证实有恶变,应按恶性肿瘤进一步处理。有的良性肿瘤,在一定条件下可以变成恶性,如乳头状瘤等,因此对良性肿瘤特别是临界瘤也不能忽视,应当加强随访,尽早治疗。

恶性肿瘤应根据肿瘤组织的来源,病理学分类/分型,部位及累及范围,TNM 分期,遗传学或免疫特征,以及患者的机体状态等全面研究后再选择适当的治疗方法。肿瘤的组织来源(癌、肉瘤、淋巴瘤、恶性黑色素瘤等)以及细胞分化程度不同,对于各类治疗的敏感度也不同,通常可以采用的治疗方法包括手术、放疗、化疗、靶向、免疫、中草药或者是综合序列治疗。肿瘤的生长及侵犯部位对治疗也有一定的影响。唇癌或面部皮肤癌手术切除较容易,整复效果也好,故多采用手术切除;淋巴上皮癌对放疗敏感;对于肿瘤位置深在且手术难以根治的往往选择放化疗或靶向免疫等治疗。不同临床分期应该采用不同的治疗方案。对于临床早期（0 期、1 期、部分 2 期）的恶性肿瘤应采用原发灶切除，颈部淋巴结可严密随访。对于临床晚期（部分 2 期、3 期、4 期）的恶性肿瘤除了原发灶根治之外，还需行颈部淋巴结清扫术，并根据原发灶缺损大小选择合适的修复方法。临床晚期的患者除手术治疗外，还需配合相应放化疗或者综合治疗。恶性肿瘤的治疗应充分评估患者的全身状况。对于全身状况较差，无法耐受手术的患者应先积极调理全身状况，符合治疗要求后再行相应治疗。

六、多学科综合治疗

从肿瘤治疗的历史发展来看，手术是最早应用于肿瘤治疗的手段，从 19 世纪初即开始逐渐发展各种外科术式并成功应用于临床。放射治疗作为肿瘤治疗的另一重要手段则开始于 19 世纪末和 20 世纪初，人们通过大量的动物实验发现放射敏感性与细胞增殖能力成正比，和分化程度成反比，这一现象成为放疗的重要基础和依据。肿瘤化学药物治疗在三大肿瘤治疗手段中历史较短，开始和发展于第二次世界大战之后的 20 世纪中期，逐渐出现了氮芥、环磷酰胺、5- 氟尿嘧啶、顺铂和阿霉素等经典化疗药物。20 世纪后期由于分子生物学的发展，对肿瘤的发病机制等有了进一步的理解并在此基础上发展出靶向药物治疗，如表皮生长因子受体（EGFR）阻断剂。除此之外，肿瘤生物治疗是一种既古老又年轻的方法，上至中医药的"以毒攻毒"，下至现代研发的自体 CTL 过继性免疫治疗等，使得现代肿瘤生物免疫治疗成为继手术、放疗、化疗之后的第四种肿瘤治疗模式。

由于颌面头颈部组织结构复杂，疾病的亚学科分工也越来越细，其结果利弊共存。利的是对特定疾病的研究日益深入，但也存在明显的弊端，突出表现在专科医师对跨区域疾病的整体认识和把握能力相对较弱。单颅颌面部的外科方向即可细分为口腔颌面外科、神经外科、耳鼻咽喉科、眼科等。然而肿瘤的生长并不会严格按照分科的解剖区域，往往存在跨解剖区域、跨学科的问题。多学科综合治疗（multidisciplinary therapy，MDT）模式最先由美国 MD 安德森肿瘤中心正式提出，即由多学科专家围绕某一病例患者进行讨论，在综合各学科意见的基础上制订出最佳的治疗方案，继而由相关学科单独或多学科联合执行该治疗方案。因此，MDT 体现的不仅仅是多专业科室之间的相互协作，而且也是不同治疗方案的有机结合。

MDT 治疗是逐渐被广泛认可的肿瘤治疗的有效模式。经过数十年的临床实践，不断发展不断完善，其临床价值得到了充分的验证，MDT 治疗模式可以提高肿瘤的诊治水平，尤其是晚期恶性肿瘤的治疗效果。肿瘤外科、肿瘤内科和放射治疗的技术进步为肿瘤治疗提供了多种选择,但单一的治疗方法皆有其局限性,MDT可以将这些治疗手段"取长补短",常可获得比较满意的疗效。口腔颌面部恶性肿瘤一般强调以手术为主的综合治疗,我们要有清醒的认识:"首次治疗是治愈的关键",临床上应重视肿瘤的首次治疗。首先要树立多学科综合治疗的观点,应该根据肿瘤的性质及临床表现进行具体分析,采取相应的治疗原则与方法。MDT工作小组组织相关的专业团队,如口腔颌面外科、耳鼻咽喉科、神经外科、化疗、放疗、麻醉、影像、病理、康复以及护理等共同商讨并制订合理的治疗方案,而不是几种治疗方法的简单拼凑,同时还需要根据不同患者的身体状况,针对不同肿瘤及其发展的不同临床分期,合理利用先进的疗法,因人而异地制订出个性化(individualization)的治疗方案,以取得最好的治疗效果。

七、未来发展

肿瘤治疗是一项长期而艰巨的医学使命。肿瘤的发生与人类的进化共存,在人类进化的漫长进程中,"基因改变"(gene alteration)是人类逐渐适应周围生存环境的重要的生存法则。人类遗传物质的关键是DNA,基因编码的顺应性改变是人类赖以生存的基本功能。而"基因突变"(gene mutation)是产生肿瘤的重要启动环节。随着生命科学基础与临床研究的不断深入,人们对于肿瘤发生发展的认知日益清晰,无论在肿瘤发生发展,还是在肿瘤的诊疗方面皆取得重大进展。

临床医学的任何进步都离不开基础研究的重要突破,肿瘤的研究从器官水平到分子水平,从局部到全身,从系统医学到整合医学,逐步形成了新的诊疗方法,手术结合放疗、传统化疗、靶向治疗、免疫疗法等可以治疗或缓解局部复发及全身转移的头颈癌患者,很大程度上提高了患者的生存率。然而,整体而言口腔颌面头颈肿瘤与全身其他肿瘤如肺癌、乳腺癌等相比,其肿瘤机制研究及临床转化均处于相对落后的位置。因此,在未来的学科发展中,如何根据我国巨大的临床病例从口腔颌面头颈肿瘤流行病学研究、发病机制研究、特异药物靶点研究、临床转化、临床试验等各个环节做出努力,从而更好地造福患者是我们发展的方向。

另外,全程化管理、延续护理及功能康复等理念日渐得到重视并应用于临床,患者的生活质量得到进一步改善,而且伴随着新的技术和疗法的出现,如热疗、射频治疗、光动力治疗、氩氦刀治疗等,我们相信肿瘤的临床治疗必将有更大的进展。与此同时,未来的肿瘤诊治将更加重视早期诊断,微创治疗,并大力开展肿瘤的预防工作,关口前移,力争做到"早发现,早诊断,早治疗",增强预防意识,净化环境,提倡健康的生活方式,真正做到"防治结合",大大降低我国口腔颌面头颈肿瘤患者的发病率及晚期不治率,并显著提高患者的生存率和生活质量。

(张陈平 韩婧 胡龙威)

参 考 文 献

1. HUANG S H,O'SULLIVAN B.Overview of the 8th edition TNM classification for head and neck cancer.Curr Treat Options Oncol,2017,18(7):40.

2. ALMANGUSH A,MÄKITIE A A,TRIANTAFYLLOU A,et al.Staging and grading of oral squamous cell carcinoma:an update.Oral Oncol,2020,107:104799.

3. ZANONI D K,PATEL S G.New AJCC:how does it impact oral cancers? Oral Oncol,2020,104:104607.

4. SAHU A,KRISHNA C M.Optical diagnostics in oral cancer:an update on raman spectroscopic applications.J Cancer Res Ther,2017,13(6):908-915.

5. O'NEILL I D,SCULLY C.Biologics in oral medicine:principles of use and practical considerations.Oral Dis,2012,18(6):525-536.

第二篇

常规管理和辅助检查

第一章

病历书写

病历书写是指医务工作者通过问诊、专科检查、辅助检查、诊断、治疗、护理等医疗活动获得有关信息,反映患者起病、病情演变、转归和诊疗的情况,是对临床医疗工作过程的全面记录,并进行归纳、分析、整理形成医疗活动记录的行为。病历既是医疗质量和学术水平的反映,也是医疗、教学和科研的基本资料。此外,病历不仅仅是医疗文件,还是重要的法律凭证。因此,病历书写是医疗工作中的一个重要环节,其质量是医院医疗质量和管理水平的一个重要体现,书写完整、规范的病历是每位医师必须掌握的一项临床基本功。

第一节 住院病历

一、病历撰写责任、时限及顺序

病历撰写主要由实习医师、住院医师和主治医师完成。主治医师指导实习医师、住院医师工作,完成入院诊断及更新、记录病情变化及治疗方案变动、首次病程录及后续记录、阶段小结、处理会诊、病历首页审核。主任医师负责全科病历质量的监督及指导,并在出院病历首页签名。

入院录和首次病程录需在入院 24 小时内完成撰写。急诊病史需当天完成撰写。抢救记录、死亡记录、首次病程录、交接班记录需在当班撰写。交班记录、转出记录、出院记录、会诊申请应提前准备。病历首页应在出院后 48 小时内撰写完成。危重病程需要随时记录,术后至少连续记录 3 天,病情稳定者 3 天记录一次。死亡病例讨论需在 72 小时内完成撰写。患者在病情或诊断发生重大变化时,需予以记录。长期住院患者可每隔 1 个月做 1 次阶段病情小结。所有签字均使用蓝黑、黑色墨水笔,上级医师修改需使用红色墨水笔。病历记录需明确时间并签署医师名字。

二、住院病历撰写要求

一般项目主要包括姓名、性别等人口学信息、联系方式、入院日期、门急诊诊断、病史采集时间、供史者信息、病史记录者信息。小儿病史应写明父母姓名、职业、工作单位及电话。

病史采集:

1. 主诉 包括部位、症状、时间、性质、程度,20个字以内。

2. 现病史 主要包括:发病情况(日期、相关因素),病情演变,目前主要症状与问题,鉴别诊断,既往治疗,全身状况,发病后精神、睡眠等情况。

3. 既往史 既往健康以及曾患疾病,急慢性传染病史,预防接种史,药物不良反应及过敏史,手术及创伤史,八大系统回顾,并记录此次治疗相关症状及疾病。

4. 个人史

(1)社会经历:出生地、居留地、迁居地、重要旅游史和居留时间、受教育程度、经济生活、业余爱好等;

(2)职业与条件:工种、劳动环境、有毒物质接触情况;

(3)习惯与嗜好:生活起居条件、饮食卫生习惯、烟酒嗜好、特殊药物使用史;

(4)冶游史:不洁性生活史,性病史。

5. 月经及婚育史

(1)月经史:初次月经时间、周期,有无经期异常等,绝经者需写明绝经时间;

(2)生育史:足月(产)、早(产)、流(产)、存活子女数。

6. 家族史 双亲、兄弟姐妹健康及疾病状况,家族内有无相似疾病史,既往遗传病史,家族内有无同类疾病史。

7. 体格检查 除了体温、脉搏、呼吸、血压、身高和体重以外,还包括:一般状况,皮肤与黏膜,相应区域淋巴结情况,头部及其器官发育情况,颈部外形及包块(有无及性质),胸部形态及异常肿块和杂音(性质、范围),腹部外形及触诊质地,肛门、直肠及生殖器(专科医师检查,可不查),脊柱弯曲及活动度(有无压痛等),四肢形态及活动度,神经反射情况等。

8. 口腔颌面部专科检查 检查顺序先口外、后口内,与诊断相关的部位需重点记录。

(1)口外检查:颌面部是否对称,有无肿块,有无畸形缺损,有无淋巴结肿大,如有颞下颌关节、唾液腺、颌骨畸形等疾病,应按照各自疾病检查进行记录。

（2）口内检查：张口度、张口型，病变部位描述，牙列情况，牙周状况，牙体情况，黏膜疾病，唾液腺检查，口腔卫生状况，口内已有修复体及充填物的情况，其他情况酌情记录。

9. 实验室及特殊检查 入院后 24 小时内的三大常规以及其他检查项目。入院前完成的检查，将检查单贴在病历内。特殊检查主要为影像学、心电图检查等。

10. 小结 综合病例资料、检查内容，为诊断及鉴别诊断提供依据，也为其他科室医师会诊提供病情概要。

11. 讨论 根据病例资料综合分析、判断，列出接近诊断，按照最可能、可能、不太可能的顺序予以列出，写明诊断依据。

12. 诊断 按照主要、次要顺序列出，恶性肿瘤还需标注最新版 TNM 分期、分级。

13. 治疗计划 根据病史、检查、辅助检查、诊断等综合得出。需写明内容以及建议执行时间。

14. 签名 撰写医师需签名，实习医师签名须上级医师复签。

三、入院与再入院录撰写要求

撰写要求参照完整病史，既往史、个人史和家族史摘要写出有关阳性症状以及鉴别诊断相关资料。体检项目以本学科相关资料为主，以及诊断及鉴别诊断相关资料等。小结、讨论、治疗计划、诊断参照完成病史，撰写完成后各级医师签名。

再次入院录需要标明住院次数，主要项目检查的内容与第一次入院病史相同。体格检查参照入院录撰写要求。病史需医师签名，并列出诊疗计划。

四、其他各种医疗文书的格式与撰写要求

1. 病程记录 需要客观记录病情发展以及不同阶段的治疗效果。病情较轻者，可 2~3 天记录一次病程录。病情变化或病重者应随时记录。长时间住院患者，应每月完成阶段小结。

2. 病程录要求 ①首次病程录：入院后 8 小时内完成，应该包括病理特点、诊断依据、鉴别诊断、治疗计划；②记录三级查房；③反映治疗方案变化及对应效果；④记录化验指标变化；⑤记录包括手术、换药等治疗经过，预后以及并发症的处理；⑥会诊记录、转入/出记录、病例讨论；⑦抢救记录需要写明时间、过程及效果；⑧诊断更改需在病程录中写出。

3. 电子医嘱 分为长期医嘱和临时医嘱。要求：①可完成后统一打印签名；

②执行医嘱前必须核对;③避免口头医嘱;④注明执行起止时间,执行人签名;⑤药品计量单位需使用国际单位;⑥入院医嘱主要包括护理医嘱,饮食,化验,基础检查和必要药物医嘱;⑦出院医嘱在出院前一天以临时医嘱开出;⑧术前医嘱:术前 1~2 天在临时医嘱列出,主要包括手术时间、麻醉方式、手术方式、术前用药、术中用药以及术前饮食医嘱;⑨术后医嘱:术后当天开出。

4. 交接班记录　写明交接班时间、患者基本信息、诊断、住院时间、治疗经过,如有特殊注意点需一并标出并签名。交接班小结需在交接前一天完成。

5. 阶段小结　住院时间超过 1 个月的患者,每个月需要写一次阶段小结。

6. 转科记录　需要写明既往转出及本次转入时间、原因、诊断、期间治疗经过、患者目前状况等,需医师签名。

7. 会诊记录　主治医师及以上人员同意并签字,夜班急会诊须有总值班同意。邀请会诊之前需要完成会诊申请单(标明申请时间、原因、患者状况、相关疾病、会诊目的)。会诊意见应该包括会诊时患者情况、诊断及诊断依据、会诊意见、处理意见。

8. 病例讨论记录　需要填写患者基本信息、诊断、病史摘要、主持人、参与人员、讨论记录、总结意见、记录者及时间。疑难病例讨论:需副主任及以上级别医师主持,召集相关科室医师综合讨论分析。术前讨论:需上级医师主持,手术难度较大或病情复杂时进行,对拟行手术及可能出现问题及应对措施进行讨论(术式、手术时间、术中困难以及应对措施、防范措施等)。死亡病例讨论:患者死亡一周内进行,副主任及以上医师主持,讨论分析死亡原因及经验教训。术前小结:术前 24 小时内完成,急诊手术在术前完成。除患者基本信息及病史摘要以外,还需要列出术前诊断、术式、潜在风险、可能并发症风险、术前谈话内容,术前小结需要医师签字。术前谈话除常规患者信息及诊断、术式、围手术期并发症风险以外,还需医患签字。手术记录:术后 24 小时内完成,需要记录术前及术后诊断,主刀医师、助手、护士、麻醉方式、麻醉师及手术经过,主刀医师签名。手术经过需包括:体位、消毒方式、手术步骤、修复方式、术中出血、病理结果。抢救记录:抢救患者时的记录,需要记录患者基本信息及病情变化、抢救时间、参与人员姓名及职称,同时还需要完成病危通知单并医患双方签字(一式三份,一份放入病历、一份交给患者、一份交给患者家属)。死亡记录:患者死亡后 24 小时内完成,参与抢救的高年资医师核对后签字,除常规项目外,重点记录抢救经过,死亡时间以及死亡原因。医患沟通过程必要时可记录。

9. 护理记录　由一般护理记录、特殊护理记录组成。一般护理记录由责任护士在入院后 24 小时内撰写并签名,记录常规护理、治疗情况及患者变化。特殊护理记录:针对特殊护理以及危重患者,每班总结。护理记录单需护士长核对后签名。

10. 出院小结　出院前 24 小时内完成,床位医师填写,主治医师审核签名,一式两份,一份存在病历,一份交给患者。

11. 特殊治疗记录　除了手术等常规治疗以外,所有特殊治疗(化疗、放射治疗等)均需要记录,治疗期间所用药物、射线剂量、疗效、副反应均需记录。

12. 各项检查报告单粘贴　按照时间顺序依次打印出来进行粘贴。

13. 病历首页填写　由床位医师按照系统要求逐项填写并签名,主治医师、主任医师核对后复签。

第二节　门诊病历

一、门诊病历封面项目要求

门诊病历封面项目要求包括姓名、性别、年龄、婚姻、职业、出生地、民族(国籍),居住地址及电话、工作单位与电话、过敏药物名称、就诊日期及科别。

二、门诊病历撰写规范

1. 必需项目　①封面必须逐项填写;②每次就诊都需要标注日期和就诊科室;③门诊病史需要包括:主诉、病史、体格检查、实验室检查、初步诊断、处理意见、医师签名。

2. 撰写要求　①初诊病史:主诉应该包括部位、症状、时间及疾病进展程度。病史:突出主诉、发展过程,相关阳性症状以及鉴别诊断。体格检查:以颌面外科检查为主,基础性疾病必要时记录。实验室检查:摘取最新的实验室检查结果。诊断:依次列出主要诊断、次要诊断,诊断不明确的标注疑似。处理意见需逐项列出。医师签名:处方签名与医嘱签名一致。②复诊病史:撰写原则与初诊一致。家属代配药,需要写好诊断再配药,连续配药限 3 次。③门诊会诊:写明会诊科室及目的,撰写规则与门诊病历一致。

第三节　急诊病历

一、急诊病历封面项目要求

急诊封面要求同门诊病历封面。

二、急诊初诊病史撰写规范

1. 必须项目　病历封面逐项填写,包括就诊时间、就诊科室。抢救患者必须记录抢救时间、病情变化、处理措施以及参加抢救的医师姓名。告病危通知单需有医患双方的签字(一式两份,一份贴入病历)。

2. 撰写要求　病史应突出疾病发生发展及转归。体格检查主要记录阳性体征。实验室检查记录与本次疾病相关检验结果。诊断以主要诊断为主。详细记录急诊处理内容,医师签名。

3. 留观患者病历　撰写规范参照住院病历,危重症患者可先抢救后补病史。患者生命体征、病情变化需要记录,每班交接,死亡患者需撰写死亡记录。结束留观时,总结治疗经过、出院时情况、后续治疗意见,一式两份(一份贴于病历,一份医院保存)。

(曹巍　陈一铭)

参 考 文 献

1. 常燕群,王红艺.病历书写与管理基本规范.北京:人民卫生出版社,2022.

2. 蒋泽先,叶平.口腔医学病历书写教程.2版.西安:西安交通大学出版社,2021.

3. 范学工,李奉华.病历规范书写手册.长沙:中南大学出版社,2004.

4. 梁廷波.病历书写规范.杭州:浙江大学出版社,2018.

5. 霍仲厚,霍文静,吉保民,等.病历书写示范.3版.南京:江苏科学技术出版社,2018.

第二章

围手术期麻醉管理

口腔颌面头颈肿瘤手术的麻醉管理有其特殊性。首先,由于病灶及手术的部位毗邻气道,因此患者围手术期困难气道的发生率较高;其次,复杂及大型手术比例高,由此手术失血量多、时间长,围手术期容量及内环境管理困难;再次,较多手术涉及游离皮瓣组织移植,手术精细,要求尽力维持麻醉平稳。这些问题给此类手术的麻醉带来了一定挑战。

第一节　麻醉评估

术前麻醉评估的目的在于提高围手术期患者的安全性,减少并发症,缩短住院时间,改善临床结局以及降低医疗费用等。内容包括病史、体格检查、用药史、实验室检查以及特殊检查等,以此对患者整体状态进行评估,制订麻醉和围手术期管理方案。同时告知患者麻醉相关风险和麻醉相关注意事项,签署麻醉知情同意书。麻醉医师一般在术前一天访视患者,而对于病情复杂的患者往往在麻醉前数日进行会诊,以便有充足时间完善麻醉前准备。

一、病史评估

病史包括现病史、既往史、个人史、过敏史、手术麻醉史、吸烟饮酒史及用药史等。对于口腔颌面头颈肿瘤患者,病史除需了解病变种类、部位、手术情况外,还应重点了解与口腔颌面及颈部结构异常相关的病史以及有无各种原因导致困难气道的病史,例如肿瘤生长部位是否会给围手术期气道管理带来困难。口腔颌面头颈肿瘤手术以老年患者居多,还应该充分评估是否有高血压、心脏病、脑血管疾病、呼吸系统疾病、肝肾系统疾病、内分泌系统疾病、过敏史及出血性疾病等病史。询问有无药物食物过敏史,有无既往手术麻醉史。麻醉前的风险常用美国麻醉医师协会(ASA)身体状况分级来定义(表2-1)。

表 2-1　ASA 身体状况分级

分级	说明
Ⅰ级	体格健康,发育良好,各器官功能正常
Ⅱ级	除外科疾病外,有轻度并存病,功能代偿健全
Ⅲ级	并存病严重,体力活动受限,但尚能应付日常活动
Ⅳ级	合并严重系统疾病,丧失日常活动能力,经常面临生命威胁
Ⅴ级	无论手术与否,生命难以维持 24 小时的濒死患者
Ⅵ级	确证为脑死亡患者,其器官拟用于器官移植手术

注:Ⅰ和Ⅱ级患者麻醉和手术耐受力良好。Ⅲ级患者麻醉有一定危险,对麻醉期间可能发生的并发症要采取有效措施,积极预防。Ⅳ级患者麻醉危险性极大,即使术前准备充分,围手术期死亡率仍很高。Ⅴ级为濒死患者,麻醉和手术都异常危险,不宜行择期手术。若行急诊手术,在相应的 ASA 评级前标注"E"。

(一)全身情况

全身情况检查包括性别、年龄、体温、呼吸、脉搏、血压、发育、营养、意识状态、面容表情、体位、姿势、步态、精神状态、对周围环境的反应和器官功能评估。

(二)各系统性病史评估

1. 呼吸系统　对于口腔颌面头颈肿瘤患者,应重点评估呼吸道情况,并了解肿瘤本身对呼吸系统的影响。近 2 周内有呼吸道感染的患者,即使麻醉前无任何症状和体征,围手术期患者的呼吸道并发症发生率也显著增加。对于慢性肺部疾病,如肺气肿、慢性阻塞性肺疾病、支气管哮喘、支气管扩张等,需要根据患者的临床症状、肺功能异常程度和并发症情况对呼吸系统疾病患者进行综合评估。对可疑或确诊的睡眠呼吸暂停综合征患者,必要时行睡眠呼吸监测以确定其严重程度,此类患者对镇静药物和阿片类药物耐受性差,术前应尽量避免使用。另外,其发生困难气道的可能性较大,麻醉诱导前需做好充分的准备。

2. 循环系统　多种心脏危险指数可用于评估围手术期心脏风险,包括 Goldman 心脏风险指数、Detsky 心脏指数和改良 Detsky 心脏指数等。重度高血压(≥180/110mmHg)患者宜延迟择期手术,争取时间控制血压。对于高血压患者更需要关注有无并存继发性重要脏器损害(如心、脑及肾等)及用药情况。还应关注患者是否合并先天性心脏病史、心脏瓣膜病史、周围血管病史等。

3. 消化系统　重度肝功能不全(Child-Pugh 分级为 C 级,如晚期肝硬化,有严重营养不良、消瘦、贫血、低蛋白血症、大量腹水、凝血机制障碍、全身出血或肝性脑病等征象)危险性极高,此外肝病急性期除急症手术外禁忌手术。

4. 泌尿系统　对于肾脏病患者,需评估其内生肌酐清除率、血浆肌酐浓度水平、血尿素氮、尿浓缩和尿稀释试验、尿比重、体液、血浆白蛋白状态及水、电解质和酸碱平衡等情况,术前应进行适当治疗,改善肾功能。

5. 内分泌系统　若患者有糖尿病,需要了解糖尿病类型及病程时间、血糖最高值,术前检查发现 HbA1c>9%,空腹血糖 >10mmol/L,和 / 或餐后 2 小时血糖 >13mmol/L 时,非急症手术应延迟。甲亢患者应注意术前对甲亢的控制是否已达到可以接受手术的水平。肾上腺皮质醇增多症患者可不同程度存在高血压、高血糖、低蛋白血症、高血钠、低血钾、出血倾向、皮下水肿等情况,应做出评估。

6. 其他　麻醉前应关注患者的意识状态、有无颅内高压以及脊髓功能异常。了解患者的水、电解质和酸碱平衡状态,如有异常,应给予纠正,并根据病因进行处理。常规询问患者有无异常出血病史,注意出凝血功能是否正常。

二、用药情况

麻醉前需对患者目前或既往用药情况进行详细评估,详细询问用药类型、时间,评估是否会增加麻醉相关风险。根据具体情况告知患者围手术期药物是否需要调整,若有必要需同专科医师沟通后,共同决定围手术期药物的使用方法。

(一)抗高血压药

对于服用 β 受体阻滞药、钙通道阻滞药的患者,术前不主张停药;而服用血管紧张素转化酶抑制剂和血管紧张素 Ⅱ 受体阻滞剂者,术中可能会引起低血压,建议术前停药。利尿剂需要根据电解质、手术情况、术中失血失液量以及患者本身情况综合评估是否需要停药,目前多主张术前 2~3 天停用。

(二)单胺氧化酶抑制药和三环类抗抑郁药

术前 2~3 周应停用单胺氧化酶抑制药和三环类抗抑郁药物。

(三)抗凝血药物

需要考虑使用抗凝血药物后出血风险和停药后血栓栓塞的风险。同时使用阿司匹林和氯吡格雷的患者建议术前停用氯吡格雷。对于使用华法林的患者,宜备用新鲜冰冻血浆和 / 或凝血酶原复合物,同时亦可考虑使用维生素 K。

(四)其他

对于口腔颌面头颈肿瘤患者还需要了解术前抗肿瘤药物的使用情况,评估是否对肝肾功能造成损害。此外,麻醉前还需询问有无使用糖皮质激素、洋地黄类药物、抗生素、降糖药及减肥药等。

三、体格检查

术前需要对患者的全身情况和各系统进行体格检查,尤其关注头颈颌面部位的体征以评估是否存在困难气道的可能性。

（一）全身情况和各系统的体格检查

快速视诊患者全身情况,包括有无发育不全、畸形、营养不良、贫血、脱水、水肿、发绀、发热或过度肥胖等。注意患者基本生命体征,包括血压、脉搏、呼吸、体温、体重、脉搏血氧饱和度基础值、近期体重改变情况等。使用床旁测试评估患者的肺功能,如屏气实验、吹气试验、吹火柴实验等,有无桶状胸、胸廓畸形,听诊有无异常等。注意心率、心律是否正常,有无心脏杂音或其他异常心音。需对患者进行心脏视触叩听,注意心脏病相关体征的检查。此外,还应注意泌尿系统(如肾脏)、消化系统(如肝脏)、中枢神经系统等是否存在异常。

（二）气道评估

口腔颌面头颈肿瘤患者困难气道发生率高,术前应重点评估气道情况。提示困难气道的体征包括:张口困难、颈部活动受限(肿瘤放疗或手术后)、颏退缩(小颏症)、舌体大(巨舌症)、门齿突起、颈短、肌肉颈、病态肥胖、颈椎外伤(带有颈托、牵引装置)、毗邻气道的肿瘤等。围手术期面罩通气困难是最危险的,年龄大于55岁、打鼾病史、蓄络腮胡、无牙、肥胖是面罩通气困难的5项独立危险因素。

术前应当对患者病损牙齿和义齿进行检查,注意有无脱落和松动的情况,做好记录并与患者或家属交代术中有脱落或气道梗阻的风险,对松动的牙齿和义齿应该在麻醉前摘下。检查患者有无气管造口或气管造口瘢痕,面及颈部的损伤,颈部有无肿块,甲状腺大小,气管位置等。对需进一步明确气道情况的患者可进行特定辅助检查,如喉镜(间接、直接或纤维喉镜)检查、X线检查、纤维支气管镜检查或CT平扫、三维重建等。

四、实验室和特殊检查

行全身麻醉手术时,常规实验室检查包括血常规、尿常规、血液生化、肝肾功能、凝血功能、心电图、胸部X线片或胸部CT等。对已知或怀疑冠心病的患者可行冠状动脉CTA或有创冠状动脉造影术。对于施行过肺切除的患者,有指征者可行分段肺功能、运动试验、右心导管肺动脉压力测定、动脉血气分析等。对择期手术危重患者可施行有创血流动力学监测。

第二节　全身麻醉

一、禁食禁饮

口腔颌面头颈肿瘤手术通常采用气管插管的全身麻醉方式,麻醉前严格执行禁食禁饮,避免麻醉手术期间发生胃内容物的反流、呕吐或误吸,以防窒息和吸入性肺炎等相关并发症的发生。目前推荐禁食禁饮时间如表 2-2 所示。

表 2-2　禁食禁饮时间

人群	饮食种类	禁食时间
成人 / 儿童	易消化固体食物或含脂肪较少食物	≥6h
	肉类、油煎制品等脂肪含量较高的食物	≥8h
新生儿 / 婴幼儿	母乳	≥4h
	易消化固体食物、牛奶、配方奶	≥6h
成人 / 婴幼儿 / 儿童	清液(饮用水、糖水、无果肉果汁、苏打饮料、清茶等)	≥2h

二、麻醉诱导与气道管理

全身麻醉的诱导是指使患者从清醒状态转为可以进行手术操作的麻醉状态的过程,在此期间同时完成包括气管插管在内的一系列麻醉操作。

(一)诱导方法

根据术前麻醉评估情况,选择诱导方式和诱导麻醉药物。常用的麻醉诱导方法包括以下 2 种。

1. 静脉快速诱导　静脉快速诱导是目前最常用的诱导方式。一般使用催眠镇静药、镇痛药、静脉或吸入麻醉药、肌肉松弛药等,使患者神志消失后完成气管插管。目前常使用的催眠镇静药包括咪达唑仑,镇痛药包括芬太尼、舒芬太尼、阿芬太尼、瑞芬太尼等,静脉麻醉药包括丙泊酚、依托咪酯等,吸入麻醉药包括七氟烷等,肌肉松弛药包括罗库溴铵、顺式阿曲库铵等。气管插管辅助工具包括直接喉镜、可视喉镜等。

2. 气管插管后再诱导　对于评估为困难气道(尤其是面罩通气困难),且有误吸风险的患者,建议在镇静镇痛以及表面麻醉下,以保留自主呼吸的方式完成气管插管后再行麻醉诱导,即"清醒"气管插管。

(二)气管插管方式及导管选择

口腔颌面头颈肿瘤手术麻醉多采用经鼻路径行气管插管,而一些类型手术如巨大上颌肿瘤手术等,可选择经口气管插管。插管方式通常使用直接喉镜、可视喉镜、纤维支气管镜等插管工具,但在某些特殊情况下,如口腔颌面头颈肿瘤致气道解剖结构严重异常,造成无法经口或经鼻气管插管,以及气管插管失败等应急需要时,可施行气管切开术后置入气管套管。气管导管一般采用不易扭曲折叠的金属螺旋丝导管,如经鼻插管可使用特制的带有弯曲的导管。

(三)困难气道的处理

对于术前已预料的困难气道患者,宜在保留自主呼吸的状态下完成气管插管。麻醉前应确定建立气道的首选方案和至少一个备选方案,当首选方案失败时应迅速采用备选方案,尽量使用操作者本人熟悉的技术和气道器具,首选微创方法。

已麻醉诱导、无自主呼吸的患者发生困难气道时,对能通气但插管困难的患者,可选择可视喉镜或纤维支气管镜等插管工具。对于通气困难者,应立即寻求帮助,同时采用口咽通气道,扣紧面罩,托起下颌,双人加压通气,有条件者可使用声门上通气工具暂时维持通气。以上方法效果不佳时,应建立紧急外科气道。情况允许的话,可考虑使用麻醉拮抗剂唤醒患者延迟或取消手术,以保证患者生命安全。

三、麻醉维持与术中监测

(一)麻醉维持

在全身麻醉诱导完成后即进入全身麻醉维持阶段,使得麻醉深度稳定维持。根据手术进程调节麻醉深度,并保证整个围手术期患者生命体征稳定。通常采用吸入麻醉药、静脉麻醉药持续给药或两者复合的方式维持和调节麻醉深度。麻醉维持过程中要保持气道通畅,防止气管导管的折叠、扭曲或管路脱落。对于口腔颌面头颈肿瘤的大型复杂手术,术中应采取一些积极措施减少失血量,例如控制性降压等。

(二)术中监测

术中基本监测包括无创血压、心电图、脉搏血氧饱和度、呼吸、呼气末二氧化碳分压及体温监测等。复杂大型手术或伴随严重系统性疾病的高危患者,需补充监测项目,如动脉血气分析、直接动脉内压力监测、中心静脉压、肺动脉压、心排血量监测、经食管超声心动图等。对于复杂大手术,尤其要注意术中失血量。时刻关注患者术中情况,如果发生失血性休克、过敏性休克、心律失常等,应及时处理以尽可能保持内环境稳定和脏器功能的正常。

四、麻醉后管理

(一)拔管

由于口腔颌面头颈肿瘤患者术前存在气道解剖结构的异常、术后气道周围组织水肿、手术导致气道结构进一步改变等因素,使得术后拔管具有较高的呼吸道梗阻风险。因此,术后在排除气道安全问题后方可拔除气管导管。拔管前必须准备好紧急气道工具,做好困难气道处理的准备。此类患者通常需完全清醒后拔管,即呼之能应,咽喉反射、吞咽反射、咳嗽反射已完全恢复;潮气量和每分通气量恢复正常,拔管后无引起呼吸道梗阻的因素存在。

如存在气道风险隐患,则延迟拔管,待气道问题解除后方可拔管。此类患者术后给予适当的镇静和镇痛,加强气管导管的护理,避免导管堵塞。套囊应间断放气,避免对气管壁的长时间压迫。

(二)术后气管切开

一些手术可能需要术后行选择性气管切开,如:涉及舌根、咽腔和喉等声门上组织的手术;大范围的联合切除,下颌骨截骨超过中线;大面积的口腔内游离组织瓣;术前有呼吸功能不全的患者等。此外,对需要长期呼吸机治疗的患者,应及时气管切开。

(三)手术后疼痛管理

目前多采用持续的、多模式的镇痛措施,以求取得完全的、长时间的、覆盖整个围手术期的有效镇痛手段。

(四)术后恶心呕吐(PONV)

PONV 是全身麻醉最常见的并发症之一,给患者带来严重的不适,剧烈呕吐还可能导致伤口裂开、血肿形成,并有误吸的风险。常用治疗药物包括 5-HT 拮抗剂、类固醇类药物、多巴胺拮抗药等。对于低危患者,可考虑仅使用一种药物,而对时间短、创伤小的手术,甚至可考虑不用药物。对于中危患者,推荐两种干预措施,如地塞米松联合 5-HT$_3$ 受体拮抗药,或以丙泊酚为基础联合地塞米松,同时限制阿片类药物的使用。对于高危患者,则需要联合多种预防措施治疗,如以丙泊酚和瑞芬太尼为基础的全凭静脉麻醉方式,多种抗呕吐药物联合使用,并在围手术期尽可能减少阿片类药物的使用量等。

第三节 重症监测治疗

口腔颌面头颈肿瘤的重症患者术后监测治疗主要涉及呼吸、循环、中枢神经系统以及术后镇静等问题。

一、气道及呼吸管理

气道及呼吸管理包括呼吸频率、幅度、胸廓活动度及听诊双肺呼吸音等监测,减少并及时有效清除呼吸道分泌物,检查确认气管导管或气管切开套囊的位置,保持气道通畅。根据患者具体情况,选择合适的呼吸机支持模式。

二、循环系统的监测治疗

循环系统的监测治疗包括无创血压、心率、脉搏、心电图、脉搏氧饱和度及尿量等。根据需要可以进行扩展监测,如连续有创动脉血压、中心静脉压、心排血量甚或经食管超声心动图监测等。

三、中枢神经系统的监测治疗

口腔颌面部与颅脑位置相邻,一些大型手术可能因手术范围较大有中枢神经系统损伤风险,术后需严密监测患者神志、瞳孔、肌力等相关体征。倘若发现神经系统受损的体征,需立即诊断并处理,如头颅 CT 检查确诊,应采取降低颅内压等脑保护措施。

四、其他系统的监护和治疗

对于术前肝肾功能有异常或手术时间过长的患者,术后需要监测肝肾功能,并注意内环境稳定。若有异常应及时处理。

五、镇静治疗

对于口腔颌面头颈肿瘤重症患者尤其是术后留置气管导管或气管切开的患者,在保障呼吸道安全的情况下,可使用小剂量咪达唑仑、右旋美托咪定、丙泊酚等镇静或麻醉药物。

六、术后特殊监测治疗

术后特殊监测治疗包括术后观察游离移植组织的颜色、温度、充盈情况等,可适当给予扩血管药及抗凝血药物,保证移植组织血供。由于口腔颌面部恶性肿瘤或肿瘤术后复发患者,可能接受颈总动脉和颈内动脉部分切除和重建术,术后还需要限制体位,需抬高头部 10° 左右。口腔颌面头颈肿瘤患者术后可能发生伤口感染和裂开、腺瘘、乳糜漏、皮下气肿、神经损伤、出血与血肿等并发症,需密切监测和及时处理,避免造成更加严重的后果。

（姜虹　严佳）

参 考 文 献

1. 郭曲练,姚尚龙.临床麻醉学.4 版.北京:人民卫生出版社,2016.
2. 邓小明,姚尚龙,于布为,等.现代麻醉学.5 版.北京:人民卫生出版社,2020.

3. 朱也森.现代口腔颌面外科麻醉.济南:山东科学技术出版社,2001.

4. 朱也森,姜虹.口腔麻醉学.北京:科学出版社,2012.

5. 邱蔚六.口腔颌面外科理论与实践.北京:人民卫生出版社,1998.

6. 张志愿.口腔颌面外科学.北京:人民出版社,2020.

7. 葛均波,徐永健.内科学.9版.北京:人民卫生出版社,2018.

8. MALAMED S F.Handbook of local anesthesia.6th ed.St.Louis:Mosby-Year Book,2012.

9. APFELBAUM J L,HAGBERG C A,CONNIS R T,et al.2022 American society of anesthesiologists practice guidelines for management of the difficult airway.Anesthesiolog,　2022,136(1):31-81.

10. CHOU R,GORDON D B,DE LEON-CASASOLA O A,et al.Management of postoperative pain:a clinical practice guideline from the American Pain Society,the American Society of Regional Anesthesia and Pain Medicine,and the American Society of Anesthesiologists' Committee on Regional Anesthesia,Executive Committee,and Administrative Council.J Pain,2016,17(2):131-157.

第三章
手术管理常规与标准规范

　　手术室作为一个特殊的护理单元,既是医院外科运行的平台,也是为患者提供手术治疗的重要技术场所。只有确保手术室能够安全高效运转,外科医师才能得到优质的手术配合,患者才能够得到安全可靠的手术护理。科学技术的不断发展,手术需求的不断提高,为手术室的建设开拓了更加广阔的空间,同时也对现代化的手术流程和管理提出了更高的要求。

第一节　手术室行为规范

一、手术室分区

　　手术室分为三区:限制区、半限制区、非限制区。限制区:无菌物品室、手术间、刷手间、药品室、内走廊、麻醉诱导室、储药室等。半限制区:器械室、敷料室、消毒室、外走廊、恢复室等。非限制区:办公室、休息室、医护人员值班室、更衣室、更鞋室、卫生间等。

二、外科手消毒

(一)外科手消毒的目的

　　外科手消毒是为了清除或者杀灭手表面暂居菌,减少常居菌,抑制手术过程中手表面微生物的生长,减少手部皮肤细菌的释放,防止病原微生物在医务人员和患者之间的传播,有效预防手术部位感染发生。

(二)外科手消毒的原则

　　先洗手,后消毒。不同患者手术之间、手套破损或手被污染时,应重新进行外科手消毒。

（三）外科手消毒的注意事项

洗手之前应摘除手部饰物，修剪指甲，指甲长度不超过指尖；手部皮肤应无破损，在整个过程中双手应保持位于胸前并高于肘部，保持手指尖朝上，使水由指尖流向肘部，避免倒流。冲洗双手时避免溅湿衣裤。戴无菌手套前，避免污染双手。摘除外科手套后应清洁洗手。

三、手术区皮肤消毒、铺巾

（一）消毒药物

术区皮肤及口内消毒多采用含有效碘 0.5% 的碘伏溶液。

（二）消毒方法

自术区中心开始向外周环绕涂药，感染及肿瘤区域则自清洁区至患处，除额部及头皮手术外，常规戴帽遮蔽头发。近会阴区的消毒应自外向内，自清洁区向污染区。避免消毒药液流入眼内。全麻张口状态下，可直接使用消毒液倒入口腔并浸没口腔全部，浸泡 30 秒，吸净全部消毒液，生理盐水冲洗口内 2 次。

（三）消毒范围及铺巾

头颈部保证消毒范围至术区外 10cm，四肢及躯干扩大至 20cm，确保有足够的安全范围，各术区的推荐消毒范围、基本铺巾方式详见相关章节。

四、穿脱无菌手术衣

（一）穿无菌手术衣的目的

避免和预防手术过程中医护人员衣物污染手术切口，同时保障手术人员安全，预防职业暴露。

（二）穿脱无菌手术衣的方法及注意事项

1. 穿无菌手术衣的方法　拿取无菌手术衣，选择较宽敞处站立，面向无菌台，手提衣领，抖开，使无菌手术衣的另一端下垂，两手提住衣领两角，衣袖向前位将手术衣展开，举至与肩平齐，使手术衣的内侧面朝向自己，顺势将双手和前臂伸入衣袖内，并向前平行伸展。巡回护士在穿衣者背后抓住衣领内面，协助将袖口后拉，并系好领口的一对系带及左叶背部与右侧腋下的一对系带。应采用无接触式戴无菌手套。解开腰间活结，将右叶腰带递给台上其他手术人员或交由巡回护士用无菌持物钳夹取，旋转后与左手腰带系于胸前，使手术衣右叶遮盖左叶。

2. 脱无菌手术衣的方法　由巡回护士协助解开衣领系带，先脱手术衣，再脱手套，确保不污染刷手衣裤。

3. 穿无菌手术衣的注意事项　无菌手术衣不可触及非无菌区域，或可疑污染时应立即更换;巡回护士向后拉衣领时,不可触及手术衣外面;穿无菌手术衣人员必须戴好手套,方可解开腰间活结或接取腰带,未戴手套的手不可拉衣袖或触及其他部位;无菌手术衣的无菌区范围为肩以下、腰以上及两侧腋前线之间。

五、手术器械台的摆放

(一)铺置无菌器械台的目的

使用无菌单建立无菌区域,防止无菌手术器械及敷料再污染,最大限度地减少微生物由非无菌区域转移至无菌区域,同时可以加强手术器械的管理。正确的手术器械传递方法可以准确、迅速地配合手术医师,缩短手术时间,降低手术部位感染,预防职业暴露。

(二)铺置无菌器械台的注意事项

1. 手术器械台的准备一般由洗手护士完成。将无菌布类包放在器械台上,打开外面的双层包布,再打开手术器械包,将器械放置在器械台上,按使用方便分门别类排列整齐。

2. 洗手护士穿无菌手术衣、戴无菌手套后,方可进行器械台的整理。

3. 无菌器械台的台面为无菌区,无菌单应下垂台缘下 30cm 以上,手术器械、物品不可超出台缘。严格分清无菌与有菌的界限,凡器械脱落至台面以下,即使未曾着地亦不可再用,缝线自台面垂下的部分,亦应进行已污染处理。凡无菌物品一经接触有菌物品后即为污染。

4. 保持无菌器械台及手术区整洁、干燥,铺无菌巾单时,器械台与手术切口周围应存四层以上以保持适当厚度。无菌巾如果浸湿,应及时更换或重新加盖无菌单。

5. 移动无菌器械台时,洗手护士不能接触台缘平面以下的区域。巡回护士不可触及下垂的手术布单。

第二节　手术安全管理

一、手术安全核查

手术安全核查是由具有执业资质的本院手术医师、麻醉医师和手术室护士三方(以下简称三方),分别在麻醉实施前、手术开始前和患者离开手术室前,由手术医师或麻醉医师主持,共同对患者身份和手术部位等内容进行核查的工作。

1. 手术患者均应佩戴身份识别信息的标识,以便核查。

2. 麻醉实施前三方按《手术安全核查表》依次进行患者身份核对。

3. 手术开始前三方共同核查患者身份（姓名、性别、年龄）、手术方式、手术部位与标识，并确认风险预警等内容。手术物品准备情况的核查由手术室护士执行，并向手术医师和麻醉医师报告。

4. 患者离开手术室前三方再次共同核对患者身份、实际手术方式，核查术中用药、输血情况，清点手术用物，确认手术标本，检查皮肤完整性及各类管道，确定患者去向等内容。三方确认后分别在《手术安全核查表》上签名。

5. 手术安全核查必须按照上述步骤依次进行，每一步核查无误后方可进行下一步操作，不得提前填写表格。

6. 术中用药、输血的核查 由麻醉医师或手术医师根据情况需要下达医嘱并做好相应记录，由手术室护士与麻醉医师共同核查。

二、手术体位安置

（一）目的

为围手术期患者的体位安置提供指导意见，规范体位护理操作，最大限度避免手术体位损伤。

（二）常见体位

1. 仰卧位 主要包括标准仰卧位、头（颈）后仰卧位。适用于头颈部、颜面部等绝大部分的口腔手术。

2. 侧卧位 主要包括标准侧卧位、45°侧卧位等。适用于背阔肌皮瓣手术。

（三）体位安置总则

在减少对患者生理功能影响的前提下，充分显露手术野，保护患者隐私。

三、手术物品清点

（一）目的及时机

为手术医务人员提供手术物品清点的操作规范，以防止手术物品遗留，保障手术患者的安全。清点时机：手术开始前、关闭体腔前、关闭体腔后、缝合皮肤后。

（二）注意事项

1. 严禁将器械或敷料等物品另作他用，术中送冰冻切片、病理标本时，严禁用纱布等包裹标本。

2. 手术物品未经巡回护士允许，任何人不应拿进或拿出手术间。

3. 医师不应自行拿取台上用物，暂不用的物品应及时交还洗手护士，不得乱丢或堆在手术区。术者及时将钢丝、克氏针等残端、剪出的引流管碎片等物品归还，丢弃时应与巡回护士确认。

4. 台上人员发现物品从手术区域掉落或被污染,应立刻告知巡回护士妥善处理。

5. 关闭体腔前,手术医师应配合洗手护士进行清点,确认清点无误后方可关闭体腔。

6. 术前怀疑或术中发现患者体内有手术遗留异物,取出的物品应由主刀医师、洗手护士和巡回护士共同清点,详细记录,按医院规定上报。

(三)手术物品清点意外情况的处理

1. 物品数目及完整性清点有误时,立即告知手术医师共同寻找缺失的部分或物品,必要时根据物品的性质采取相应辅助手段查找,确保不遗留于患者体内。

2. 若找到缺失的部分和物品时,洗手护士与巡回护士应确认其完整性,并放于指定位置,妥善保存,以备清点时核查。

3. 如采取各种手段仍未找到,应立即报告主刀医师及护士长,X线检查辅助确认物品不在患者体内,需主刀医师、巡回护士和洗手护士签字、存档,按清点意外处理流程报告,填写清点意外报告表,并向上级领导汇报。

四、手术标本管理

(一)管理原则

1. 即刻核对原则　标本产生后洗手护士应立即与主刀医师核对标本来源。

2. 即刻记录原则　标本取出并核对无误后,巡回护士应即刻记录标本的来源、名称及数量。

3. 及时处理原则　标本产生后应尽快固定或送至病理科处理。

4. 主管医师负责填写病理单上各项内容,标本来源应与洗手护士核对后签字确认。

5. 标本处理者负责核对病理单上各项内容与病历一致,并遵循及时处理原则。

6. 应有标本登记交接记录,记录内容包括患者的姓名、病案病历号、手术日期、送检日期及送检标本的名称和数量、交接双方人员的签字。

(二)术中冰冻标本送检

1. 主管医师应在术前填好病理单,注明冰冻。

2. 送冰冻标本前,洗手护士、巡回护士应与主刀医师核对送检标本的来源、数量,无误后即刻送检,传送人送至病理科填写接收时间,病理科核对标本信息,接收签名。

3. 术中冰冻标本病理诊断报告必须采用书面形式(可传真或网络传输),严禁仅采用口头或电话报告的方式。

（三）注意事项

1. 任何人不得将手术标本随意取走,如有特殊原因,需经主管医师和洗手护士同意,并做好记录。

2. 病理标本使用 10% 中性甲醛缓冲液固定,标本从离体时间到固定时间不宜超过半小时,固定液的量不少于病理标本体积的 3~5 倍,并确保标本全部置于固定液之中。

3. 标本送检时,应将标本放在密闭、不渗漏的容器内,与病理单一同送检。

第三节　手术器械仪器设备管理

一、手术器械配置

1. 颌骨包　用于口腔癌联合根治、颅颌面联合根治等手术。
2. 皮瓣包　用于组织瓣制备移植、唾液腺及中小型软组织等手术。
3. 扩创包　用于颌骨囊肿、上下颌骨次全切除等手术。
4. 取髂骨包　用于髂骨肌瓣术、取髂骨术。
5. 气切包　用于气管切开术。
6. 显微器械包　用于小血管吻合术。
7. 其他器械　牙龈分离器、牙槽窝剔刮器等。

二、仪器设备管理

（一）单极电刀和双极电凝

1. 单极电刀操作要点及注意事项

（1）安装心脏起搏器或有金属植入物的患者禁用或慎用高频电刀(可在厂家或心内科医师指导下使用),或改用双极电凝。

（2）使用含酒精的消毒液消毒皮肤时,应避免消毒液积聚于手术床,消毒后应待酒精挥发后再启用单极电刀。

（3）电刀笔连线不能缠绕金属物体,否则会导致漏电,引发意外。

（4）负极板尽量靠近手术切口部位,距离手术切口 >15cm,避免越过身体的交叉线路,以便使电流通过的路径最短。

（5）负极板适合的部位:易于观察的部位、平坦肌肉区、剃除毛发的皮肤、清洁干燥的皮肤。负极板需一次性使用,禁止重复使用。

2. 双极电凝操作要点及注意事项

（1）根据手术部位和组织性质选用适合的电凝器械和输出功率。

（2）双极电凝使用时应用生理盐水间断冲洗或滴注,保持组织湿润、无张力及术野清洁。

（3）电凝时,用湿纱布或专业无损伤布及时擦除双极电凝器械或镊的焦痂,不可用锐器刮除,双极电凝器械操作时应动作轻柔,套上保护套,在固定双极镊尖时两尖端需保持一定距离。

（二）超声刀

1. 注意观察使用超声刀是否规范,避免空激发;超声刀头是否完整,避免松动。

2. 用无菌盐水或纯水湿化的纱布或海绵及时降温并清洁刀头。

3. 将工作头端浸没在水或盐水中进行降温,并可在水中激发刀头以清洁钳口根部组织。

4. 不建议夹持过多的组织,以确保刀头良好的工作效果及使用时间。组织离断后,请迅速打开钳口并停止激发,以避免刀头温度过高。

5. 刀头工作时请避免与金属器械相接触,以防止刀头损伤。

（三）气压止血带

1. 评估患者的皮肤状况,拟使用袖带部位及远端的皮肤无破损、肢体无感染等。根据肢体周长和形状,选择合适型号的止血带袖套,确保袖套腔可完全覆盖肢体并扣紧。

2. 绑扎止血带选择肌肉丰富的位置　一般上肢置于上臂近端 1/3 处,下肢置于大腿中上 1/3 处,距离手术部位 10~15cm 以上。

3. 环套保护衬垫　衬垫置于使用止血带袖套部位。衬垫应柔软、无褶皱、全包裹。

4. 设置止血带压力参数值及时间参数值　止血带充气压由外科医师或麻醉医师根据患者手术部位、病情、手术时间、收缩压等决定。一般标准设定值:上肢 200~250mmHg、时间 <60min;下肢 300~350mmHg、时间 <90min。小儿下肢充气时间应少于 75min。通常限制在 1~1.5h,每隔 1h 松带 10~15min。

5. 驱血充气　先抬高患侧肢体,驱血带彻底驱血后,缓慢充气,压力达到设定值时停止充气,放平肢体。如需继续使用时,应先放气 10~15min 后,再充气并重新计时。

6. 术后检查患者止血带处皮肤有无水疱、淤血、破溃、疼痛等皮肤受损情况,记录止血带使用情况,手术室巡回护士与病房责任护士做好皮肤情况的交接工作。

（四）动力系统

1. 动力系统在口腔颌面主要用于上、下颌骨切除,腓骨重建等手术。配件包括:往复锯、角磨钻手柄、直身磨钻手柄、磨头(1.8~5mm)等。

2. 软轴在使用中需注意接手柄端不能过度弯曲,至少保证120°左右的弧度,以防软轴弧度太小造成过度发热和异响及永久性弯曲变形,并造成内钢丝磨损和断裂。主机建议放置在至少齐腰的位置,让软轴自然下垂。

3. 手术中打磨和割锯时一定要做持续降温处理,术中闲置时用湿纱布及时擦去附件及手柄头端的血迹和骨屑,以便于术后正常的清洗。

4. 脚踏工作时应由慢到快,不宜一下踩到底,软轴在工作2min左右停数秒再使用。

（杨悦来　徐琳　朱勇敢　应元婕）

参 考 文 献

中华护理学会手术室专业委员会.手术室护理实践指南.北京:人民卫生出版社,2021.

第四章

口腔颌面头颈肿瘤的病理学检查

病理学检查是指对患病组织、细胞进行显微镜下及其他组织化学、免疫组织化学、分子检查等以协助疾病诊断的一种方法。尽管影像学、血液学等临床检查技术突飞猛进，但病理学检查仍然是最可靠、最常被选择的诊断策略。病理诊断不仅是疾病诊断的"金标准"，也是疾病诊疗的重要依据。

第一节　病理学检查目的

1. 对疾病做出明确诊断或提供有助于疾病诊断的线索；
2. 为制订临床治疗方案提供依据，满足精准治疗的需求；
3. 提供疾病可能的病因学证据；
4. 提供疾病预后判断的相关因素；
5. 药物治疗、放射治疗等靶点检测；
6. 多次活检有助于了解及分析疾病进展及治疗效果。

第二节　病理学检查分类

一、细胞病理学检查

细胞病理学（cytopathology）检查是指对患者病变部位脱落、刮取和穿刺等抽取的细胞，通过观察其形态变化及异常以达到疾病诊断目的的检查方法。细胞病理学包括脱落细胞学、细针吸取细胞学（fine-needle aspiration cytology，FNA 或FNAC）和其他细胞学（如印片细胞法、外周血细胞学等）。

脱落细胞主要指各种排泄物或分泌物中的脱落细胞。脱落细胞学主要应用于肿瘤的诊断，如分泌物中是否含癌细胞等，其具有操作简单、快捷、痛苦小、费用低的特点,可反复检查,缺点在于假阴性和假阳性率均较高,故特别适用于大规模肿瘤筛查及高危人群随访观察。

FNA 的原理是采用细针吸取方法采集细胞,观察肿瘤和非肿瘤组织的细胞变化及异常以诊断疾病。FNA 是简便、经济、痛苦小、可反复进行的诊断方法,具有假阳性率低的特点,文献报道的诊断准确率为 80%~90%。主要缺点在于标本量少,无组织结构,判断肿瘤类型难度大。由于 FNA 获得的信息以细胞变化为主,往往缺乏足够的组织学形态变化信息,因此 FNA 对肿瘤的诊断往往较组织学诊断困难。

二、组织病理学检查

组织病理学检查是指通过观察细胞、组织形态学变化及异常来诊断疾病的检查方法。它是病理学检查中最重要的部分,是疾病"最终的诊断",即所谓的"金标准"。

(一)活体组织检查

活体组织检查简称"活检(biopsy)",是指通过切取(切取活检,incisional biopsy)、切除(切除活检,excisional biopsy)、钳取、搔刮、穿刺等方法获得病变组织,经一系列组织处理后镜检和 / 或行组织化学、免疫组织化学、分子病理等检查,最终对疾病做出诊断的方法。所取标本多经 10% 中性福尔马林固定、石蜡包埋切片、HE 染色等即常规石蜡切片技术处理,镜检后做出病理诊断。活检的优点是创伤较小,门诊即可完成,准确率高,达 95%~100%。缺点是不恰当的活检可能增加肿瘤转移的风险;深部病变的活检较困难且创伤大;存在活检未取到病变区的风险,可导致漏诊;活检病理诊断耗时较长(通常需 2~3 天),不适用于急需明确诊断者。

(二)手术标本检查

手术标本检查指通过手术获得组织或器官,对所获组织、器官进行镜检及其他相关病理学检查,最终对疾病做出诊断的方法。手术标本检查和活检的区别在于取得样本的方式。所获组织、器官的组织处理方式与活检相同,均采用常规石蜡切片技术。与活检相比,手术标本显示的病变区更充分、更完整,诊断准确性高。

(三)手术中病理检查

手术中病理检查指在手术过程中所进行的病理学检查。术中病理检查主要应用快速冷冻制片技术,故被称为"术中冰冻"。该检查方法最大的优点是对疾病快速做出诊断,一般在 20~30min 内完成,可作为确定手术及治疗方案的依据,避免二次手术。缺点是由于组织处理时间短,细胞、组织形态显示不佳,存在假阴性(漏诊)和假阳性可能。虽然目前冰冻切片和石蜡切片的诊断符合率在95%以上,但是对于冰冻切片病例仍需行石蜡切片获得最终的病理诊断。对冰冻诊断假阳性或假阴性病例,需施行补救措施如二次手术等。某些组织病变不适于冰冻检查,如脂肪组织、骨组织等,因难以获得满意的冰冻切片,故冰冻诊断困难。

第三节　病理学检查方法选择

1. 恶性肿瘤患者的各种体内积液,如胸水、腹水、溃疡或创面分泌物、痰液等均可选择脱落细胞学检查以寻找癌细胞,排除肿瘤可能。

2. FNA 适用于几乎所有的肿块,但考虑到穿刺难度、操作复杂性等诸多因素,建议应用于位置表浅(触手可及)的肿物,如黏膜下、皮下、浅表软组织、淋巴结、甲状腺、唾液腺等肿物。FNA 有助于鉴别囊肿、肿瘤和非肿瘤性病变以及肿瘤的良、恶性,但 FNA 对原发性肿瘤进行病理分型方面存在困难,往往需借助进一步的免疫组织化学、流式细胞术等检测,而对于原有肿瘤病史的转移灶的诊断容易明确。通常颈动脉体瘤和深部血管性病变不宜采用 FNA,可能出现一过性高血压和出血的风险。

3. 需要明确诊断的病变,例如需要明确是否为肿瘤性病变或明确肿瘤良、恶性及明确肿瘤类型等情况均可行病变组织活检。表浅或有溃疡的肿瘤可选择切取活检;皮肤或黏膜完整,肿块位于上皮下组织内体积较小的肿块可采用切除活检。如果通过切除活检方法可使肿瘤治愈,建议行切除活检。如必须明确诊断后才能制订治疗方案者则建议行切取活检。少数可造成出血或疾病播散的恶性肿瘤应慎取活检,如恶性黑色素瘤。如果切除活检后的病理诊断结果为更具侵袭性的肿瘤,则此次切除活检应视为切取活检。

4. 头颈部的深部肿瘤往往切取活检困难,可采用空芯针穿刺活检(core-needle biopsy,CNB)。CNB 采用的活检针包括内芯及外套管,通过外套管切割作用取得标本,故在整个检查过程中内芯不会与周围组织接触,有效避免了肿瘤针道种植及播散的可能。CNB 也可在超声或计算机断层扫描(CT)/ 磁共振成像(MRI)引导下进行,以保障活检样本位置选择的准确性。与 FNA 样本不同,CBN 样本采用常规石蜡制片技术,所取样本置入 10% 中性福尔马林内固定。

5. 对已明确需要手术治疗的病例,可采用术中冰冻与手术同期完成的治疗方案。可根据术中冰冻结果(如炎症或肿瘤、良恶性肿瘤、恶性肿瘤类型等)确定手术方案,但对于需行免疫组化检测或分子检测才能明确诊断的恶性肿瘤,如骨源性肿瘤、软组织肉瘤等,因冰冻诊断困难,不宜采用术中冰冻和手术同期完成的方案。术中冰冻检查还适用于：①手术切缘；②明确肿瘤扩散情况，如淋巴结转移等；③疑难病例或深部病变切取活检，明确所取标本是否满足病理诊断需要。

6. 骨源性肿瘤的术前活检可采用切取活检或 CNB。骨源性肿瘤的诊断往往需镜下表现、影像学和完整临床病史三者结合才能获得正确结果，因切取活检可能影响组织学图像，建议术前活检应在完善的影像学检查之后进行。

第四节　病理学检查注意事项

疾病正确的诊断不仅有赖于病理医师的诊断水平、诊断经验，也有赖于高质量的样本和可靠的临床信息。

一、细胞病理检查注意事项

抽出的液体应在 30min 内及时送检，不要浸入固定液内。FNA 样本应穿刺后即刻制成涂片，置于 95% 酒精中固定、送检。

二、组织病理检查注意事项

1. 表浅或溃疡性肿块若疑为恶性肿瘤，不宜采用浸润麻醉，可不用麻醉或在阻滞麻醉下进行活检。

2. 切取活检时在病变与正常组织交界处取材，活检样本应带少量正常组织。避开坏死组织及感染组织，活检创面行局部压迫止血，不必严密缝合。

3. 切取活检组织大小约 0.5~1cm，直径小于 0.5cm 的样本，建议用纱布或透明纸包裹，以免组织丢失。

4. 避免挤压，特别是深部组织钳取活检时应尽量避免机械损伤，避免使用有齿镊；不宜采用电刀切取活检；不宜使用染料类消毒剂，以免细胞变形或着色影响诊断。

5. 取材应有一定的深度。

6. 活检后标本应及时固定，固定液采用 10% 中性福尔马林溶液为佳，固定液的量应为送检标本体积的 5 倍以上。

7. 盛装标本的容器应敞口，利于标本拿取；容器宜大不宜小，以免组织变形；容器外应贴标签，标注患者姓名、性别、标本名称、住院号等。

8. 按要求逐项认真填写病理申请单，患者临床病史、辅助检查等应填写分明。

9. CNB 穿刺活检样本，重要的是需保持组织完整性，可将穿刺组织条缓慢推出至非脂溶性且透水性良好的载体（如原生棉擦镜纸等）上，包裹组织，置于标本瓶中,10% 中性福尔马林固定。

10. 因淋巴细胞易受压变形,故对淋巴结活检或结外淋巴组织增殖性病变的活检提出了更高的要求。

（1）淋巴结的活检部位:如有多个解剖区域淋巴结可供选择,应首选颈部淋巴结,其次为腋下淋巴结,尽量避免腹股沟淋巴结,因该处淋巴结易受慢性感染而影响诊断。虽然较小、表浅淋巴结易于活检,但是较大、深部淋巴结的诊断价值更高,故建议选病变区域内肿大最明显的淋巴结。

（2）活检动作应轻柔,刀片应锋利,尽可能避免组织损伤;所取样本淋巴结应尽可能完整,切忌切成小块。

（3）淋巴结活检样本应立即置于 10% 中性福尔马林溶液中固定,固定液量应是组织体积的 5~10 倍,不要采用酒精固定。

（4）淋巴结活检样本尽量不选快速冷冻检查。

第五节　口腔癌病理报告规范

口腔癌通常是指发生于口腔和舌体的黏膜鳞状细胞癌。第八版美国癌症联合委员会（American Joint Committee on Cancer,AJCC）关于口腔癌 TNM 分期标准中将侵袭深度（depth of invasion,DOI）、淋巴结外扩展（extranodal extension,ENE）等作为新增的分期指标。DOI 是指显微镜下肿瘤突破基底膜向下方软组织侵袭的深度。ENE 是指转移至淋巴结的肿瘤突破淋巴结被膜,侵犯至周围软组织。为满足临床诊疗需求,2020 年在国内 12 所院校 25 位病理、外科、肿瘤内科、放疗、放射专家共同努力下,中华口腔医学会口腔病理专委会发表了《口腔癌及口咽癌病理诊断规范》,该诊疗规范要求不仅为临床提供准确的病理诊断,而且还提供与预后判断、治疗策略选择相关的病理要素信息。

该规范将证据级别高、专家共识度高、可行性好的指标作为 I 级专家推荐,此为口腔癌病理报告的基本要求;将证据级别较高、专家共识度稍低、或可行性较差的指标作为 II 级专家推荐,此为病理报告的较高要求。

通常一份合格的口腔癌病理报告首先需提供患者的基本信息,如姓名、性别、年龄、病区及床位号、住院号 / 门诊号、家庭住址、联系电话等,其次为标本巨检、镜下描述,着重于病理诊断。病理诊断中提供口腔癌病例的病理诊断结果,包括肿瘤部位、组织学类型及分级、DOI 范围（如 ≤5mm、5mm<DOI≤10mm 或 DOI>10mm）、有无神经侵犯、有无血管及淋巴管侵犯、切缘有无肿瘤、异常增生等情况,颈清扫标本需提供送检淋巴结数目、淋巴结转移个数、有无 ENE 等病理信息（表 4-1）。

表 4-1 口腔黏膜鳞状细胞癌专家推荐规范化病理报告内容

	Ⅰ级专家推荐	Ⅱ级专家推荐
患者基本信息	姓名、性别、年龄、病区及床位号、住院号/门诊号、家庭住址、联系电话	无
巨检	送检标本所含组织情况、所附牙齿情况;肿块部位、大小、外观、切面观;切缘组织大小;颈清标本所含组织大小、外观;送检淋巴结分区、个数及直径范围	骨组织有无累及;肉眼观切缘距离
镜下所见	肿瘤细胞排列方式、分化情况、生长方式;切缘内有无肿瘤;颈清淋巴结内有无肿瘤	无
原发灶	标本类型、肿瘤部位、肿瘤大小、组织学类型及分级、DOI 范围(如≤5mm、5mm<DOI≤10mm 或 DOI>10mm)、有无神经侵犯、有无血管及淋巴管侵犯	骨组织有无累及、累犯情况、DOI 具体数值、是否有最差侵袭方式(肿瘤卫星灶,距主巢或其他卫星灶 >1mm)
切缘	有无肿瘤、上皮中或重度异常增生	肿瘤距最近切缘距离
淋巴结	送检淋巴结分区数目、淋巴结转移个数、有无 ENE	无
辅助检查(如必要)	免疫组织化学	原位杂交

(田臻 李江)

参 考 文 献

1. KUMARASWAMY K L, VIDHYA M, RAO P K, et al. Oral biopsy: oral pathologist's perspective. Review J Cancer Res Ther, 2012, 8(2): 192-198.

2. 李江. 口腔癌和口咽癌病理诊断规范. 中华口腔医学杂志, 2020, 55(3): 145-152

3. SHANTI R M, TANAKA T, STANTON D C. Oral biopsy techniques. Dermatol Clin. 2020, 38(4): 421-427.

第五章

口腔颌面头颈肿瘤的影像

1895 年伦琴发现 X 射线之后 2 周,就出现了牙科 X 线片。近 40 年随着科技的发展,涌现出越来越多现代化医学影像设备,影像学检查技术也从二维突破为三维显示,从 X 线片到螺旋 CT、CBCT、磁共振等。精准诊疗概念的提出,也使临床对影像学提出越来越高的要求,需要解决更多临床治疗方法的重要问题。口腔颌面头颈肿瘤的影像有其特殊性,除常规口腔影像学技术外,螺旋 CT、磁共振等技术也是其必要和重要的诊断方法,每种检查方法根据其原理不同,可解决不同的问题。因此,影像科医师及外科医师都需要熟悉各种检查手段,并做出最准确的诊断,从而达到精准诊疗的目的。

第一节 影像学的检查方法概论

一、X 线平片

(一) 根尖片

根据投照方式不同分为分角线投照和平行投照技术。主要用于显示上下颌牙齿的硬组织结构。根尖片分角线技术操作简单,但由于投照时 X 线中心线与牙长轴和胶片不垂直,而是根据一条假想的角平分线来调整 X 线中心线的方向,往往不够准确,因而所拍摄的牙根图像往往失真变形,这是分角线技术的最大缺点。采用平行投照技术时,X 线中心线与胶片表面垂直,而不是与一条假想的线垂直,因此在技术上容易得到保证。由于牙长轴与胶片平行,X 线中心线与牙长轴均垂直,因而拍摄出的 X 线图像可以较准确、真实地显示牙及牙周结构的形态和位置关系。

(二) 翼片

根据投射位置不同分为切牙位和磨牙位,主要显示上下颌牙的牙冠。

（三）上颌前部片

拍摄上颌前部片，X 线中心线以向足侧倾斜 65° 对准头矢状面，由鼻骨和鼻软骨交界处摄入胶片中心。该片可显示上颌前部全貌，包括切牙孔、鼻中隔、上颌窦、鼻泪管、上颌前牙及腭中缝。常用于观察上颌前部骨质变化及乳、恒牙的情况。

（四）下颌横断片

可显示下颌体和牙弓的横断面影像，常用于检查下颌骨体部骨质有无颊、舌侧膨胀，辅助诊断下颌体骨折移位以及异物、阻生牙定位等。以投照软组织条件曝光可观察下颌下腺导管结石。

（五）华特位片（Waters' position）

常用来观察鼻窦情况，尤其对上颌窦影像的显示最佳。

（六）X 线投影测量片

常用于研究分析正常及错𬌗畸形患者牙、颌、面形态结构，研究颅面生长发育及记录矫治前后牙、颌、面形态结构的变化。

二、曲面体层片

口腔颌面部体层摄影检查方法包括平面体层和曲面体层摄影。曲面体层摄影可分为上颌牙位、下颌牙位及全口牙位三种，但以全口牙位最为常用。全口牙位曲面体层片可以在一张胶片上显示双侧上下颌骨、上颌窦、颞下颌关节及全口牙齿等，常用于观察上下颌骨肿瘤、外伤、炎症、畸形等病变及其与周围组织的关系。

三、锥形束 CT（CBCT）

锥形束 CT（cone beam computed tomography，CBCT）因其所应用的 X 线束呈锥形而得名。与传统医用 CT 相比，口腔颌面锥形束 CT 具有空间分辨率高、辐射剂量低、体积小、价格便宜等优点。但是，其密度分辨率比较低，软组织成像能力差，以及金属伪影等限制了其在临床中的进一步应用。与传统医用 CT 一样，口腔颌面锥形束 CT 能够提供被检查部位的轴位、冠状位和矢状位的图像。但是与传统医用 CT 影像不同的是，口腔颌面锥形束 CT 仅能显示相应组织结构中硬组织的图像，对软组织及其间隙的成像则较差。口腔颌面锥形束 CT 的空间分辨率明显优于传统医用 CT，这使得其在显示牙齿及其相应牙槽骨等硬组织结构上尤为清晰，适用于牙齿及牙周炎的诊断和治疗。

四、CT

CT 具有断面成像和密度分辨率高的优点，能良好显示颌面部各组织结构及其之间的毗邻关系,对颌面部的肿瘤、外伤、感染、先天性等病变的诊断以及颞下颌关节病变的诊断均有价值。尤其是多排螺旋CT,具有容积采集和强大的图像后处理功能,不但可以多方位二维重建图像,同时还可以进行颌骨的三维表面重建以及容积再现,从而更加直观立体地显示颌面部病变以及与邻近结构的关系。

颌面部CT扫描,横断位一般采用听眶线作为扫描基线,范围从颅底至舌骨。冠状扫描平面应与硬腭垂直,范围从颈椎前缘至下颌颏部。腮腺的冠状位扫描后缘应达乳突尖部。

如行腮腺造影CT,需先经腮腺导管注入造影剂后,再行扫描。

颞下颌关节扫描,横断位应包括听眶线上方1.5cm至下颌切迹区域,冠状位应包括外耳道中心至下颌切迹中点范围。检查颞下颌关节盘还可行关节造影CT,即先向关节腔内引入造影剂后再行CT检查。如欲观察骨和关节细微结构,可采用高分辨率CT扫描。关于扫描层厚,颞下颌关节采用1mm;腮腺、上下颌骨以及颌面部筋膜间隙可根据需要在2~5mm范围内选择。颞下颌关节的矢状重建应采用垂直于关节的斜矢状位。颞下颌关节盘的显示可用增亮模式(blink mode)即边缘强化效应。

对于颌面部的血管性病变、占位性病变以及感染性病变,应使用增强CT检查,造影剂一般包括X-碘海醇注射液(欧乃派克,350mg I/mL,100mL)、碘佛醇注射液(320mg I/mL,100mL)、碘帕醇注射液(典比乐,300mg I/mL,100mL)及碘克沙醇注射液(320mg I/mL,100mL)。注射时速率为2.0~5.0mL(CT血管增强3.0~4.0mL,常规增强2.5~3.0mL,功能成像增强4.0~5.0mL;成人一般剂量为50~100mL,儿童使用剂量为1~3mL/kg)。

五、磁共振成像(MRI)

磁共振具有可以相当清晰地显示软组织影像,并在患者不更换体位的情况下,直接显示与身体长轴成任意角度的断面图像以及对人体无放射损害的优点,已得到广泛应用。在口腔颌面部,主要用于累及范围广泛的肿瘤及颞下颌关节紊乱病的检查。

MRI具有多参数、多方位以及组织分辨率高等优点,对颌面部、唾液腺和颞下颌关节病变诊断十分优越。颌面部的检查应包括全颅底至舌骨区域。因该部位某些肿瘤有沿神经周围侵犯的趋势,因此扫描的上方范围可根据需要适当扩大,包括颅内鞍旁、海绵窦和Meckel腔区,以探查这些部位有无被肿瘤沿三叉神经蔓延所累及。成像主要采用横断和冠状位,必要时可加矢状位。使用SE和FSE序列,做T1WI、T2WI以及脂肪抑制T2WI。层厚以5mm为宜。增强T1WI对某些肿瘤的诊断,以及肿大淋巴结与正常结构的鉴别很有价值。一般静脉注入 Gd-DTPA10mL(商品名为磁显葡胺),以 0.1mmol/kg 体重注药,进行增强扫描检查。为消除来自颈部搏动血管伪影的干扰,可在扫描范围上、下方使用预饱和脉冲序列。MRI 可以良好地显示颞下颌关节盘和关节腔的情况,是目前无创性诊断该关节病变的优良检查手段。成像方位主要采用斜矢状位、冠状位和横位。斜矢状位需做开口和闭口像。一般使用 SE 或 FSE 序列摄 T1WI 和 T2WI,无间隙扫描,层厚 2~3mm。必要时可在斜矢状位上使用 SE 的 T1WI 或梯度回波做电影成像。

六、PET/CT

PET/CT 由两部分组成,一部分将发射正电子的放射性核素(如 F-18 等)标记到能够参与人体组织血流和代谢过程的化合物上,将标有正电子放射性核素的化合物注射到受检者体内;另一部分进行常规 CT 扫描。PET-CT 的核心就是融合,即将相同或不同成像方式的图像经过一定的变换处理,可以很好地描述疾病对生物化学过程的作用,鉴别生理和病理性摄取,能在疾病得到解剖证据前检测出早期发病征兆,甚至能探测到小于 2mm 亚临床型的肿瘤,为临床正确制订放疗计划的靶区、检测治疗过程中药物和放疗效果提供最佳的治疗方案和筛选最有效的治疗药物。

第二节　口腔癌浸润深度影像学测量方法

在美国癌症联合委员会(AJCC)第八版的口腔癌分期中,明确增加了浸润深度(depth of invasion,DOI)这一概念作为新的分期指标。浸润深度是指在最邻近肿瘤的正常口腔黏膜鳞状上皮基底膜处,确立一条水平线,测量从水平线至肿瘤浸润最深处的垂直距离。

浸润深度不仅能够反映恶性肿瘤的侵袭力,对于隐匿转移淋巴结也有预测作用。舌鳞状细胞癌可通过临床和病理两类方法进行测量,其中病理学所测量的浸润深度是其评价的金标准。而临床浸润深度测量则多通过临床评估和影像学测量,因测量方法的不同,存在一定的误差,其各有一定的优点和缺点。

一、病理学评估舌鳞状细胞癌浸润深度

病理组织能够较为直观地对舌鳞状细胞癌进行测量,因此是评估浸润深度的"金标准"。首先在获取病理组织后,将病理标本从最大截面剖开后直接进行测量,这种方法操作简便,但是评价结果较为主观,对于测量医师临床经验要求较高。其次,在制取冰冻切片后,可在电子显微镜下标记癌细胞和正常组织分

界,并进行测量。最后数字病理切片扫描仪对石蜡病理进行测量,这种测量方法精度最高,但难以在术中获得结果。

值得注意的是,舌癌组织切除后均会发生不同程度的皱缩,其中溃疡型舌癌的皱缩更为严重。此外福尔马林的固定同样会造成标本体积的收缩,从而影响浸润深度的测量。针对这一情况,有研究者建议在进行福尔马林固定前先固定组织边缘,由此减少标本的皱缩,从而提高测量精度。

二、影像学方法评估舌鳞状细胞癌浸润深度

病理学对于浸润深度测量准确度高,但无法在术前获得相关数据,其对于治疗方案的制订具有很大的限制性。因此,术前的影像学评估和测量是十分重要的。常用的影像学检查方法包括:超声、CT、MRI 等。

超声作为一种软组织检查工具,具有快速、无创、廉价、无电离辐射、良好软组织分辨率等多个检查优势。得益于良好的软组织分辨率,超声测量的浸润深度与病理浸润深度具有高度的正相关性,尤其在浅表舌癌的检查中具有优势。对于浸润深度小于 5mm 的病变,超声对于组织结构显示的清晰度和浸润深度测量准确性要明显高于 CT 和 MRI,最小能够显示浸润深度 1mm 的病变。超声的实时性优势使术者能够在术中对于肿瘤切缘做出评价。但是超声也存在一些局限性,首先超声信息测量无法三维评估肿瘤结构。其次超声对于接近舌根的病变检查难度较大,容易引起患者恶心、呕吐,从而造成检查失败。超声较深的病变边界探测缺乏优势,也难以区分肿瘤与出血或上皮增生间的界限,超声探头的挤压也会造成组织形变。

MRI 具有优秀的软组织分辨率,能够很好地显示肿瘤和正常组织界限。MRI 对于浸润深度的测量同样和病理测量间具有很高的相关性。相较于超声,它在 T3、T4 期的肿瘤测量中更具优势。目前增强 MRI 广泛应用于舌癌的浸润深度测量中,结合脂肪抑制技术,在 MRI 冠状位上测量的舌鳞癌浸润深度不仅更准确,还可评价病变对舌外肌的侵犯情况。通常来说,舌鳞状细胞癌肿瘤组织在抑脂 T2WI 或抑脂增强 T1WI 序列上呈稍高信号,而肌肉组织等呈稍低信号,两者具有明显的信号对比,因此可以准确评估肿瘤范围。磁共振测量的最大不足在于无法分辨瘤周水肿或炎症和肿瘤组织间的界限,因此常常高估所测量的浸润深度,从而造成过度医疗。溃疡型的舌癌表面常常产生炎症,因此测量误差更大。对于一些浅表的病变,MRI 测量的准确率要略低于超声测量。其次,磁共振检查时间较长,且对于口腔金属伪影敏感,均会影响测量的准确率。

CT 也是浸润深度测量所常选择的检查方法之一。CT 所测量的浸润深度与病理测量的相关性略低于超声、MRI,其主要是由于 CT 的软组织分辨率不如前

两者。CT 具有扫描时间快,可三维评估等一系列的优势。基于 CT 冠状位测量的舌癌浸润深度与病理测量间仍具有较高的相关性。此外,CT 是对于有骨性侵犯的口腔鳞癌的首选影像学测量方法。

舌鳞癌浸润深度最直接而准确的测量方法是病理组织测量。超声检查对于早期舌鳞状细胞癌的测量具有优势,采用小型超声探头可获得更准确的测量结果。MRI 对于早期舌癌的浸润深度测量精度略低于超声,但对于晚期(cT3-T4)或累及舌根,且引起张口受限的舌鳞癌患者,采用 MRI 检测的准确性优于超声检查。CT 可参考用于对颌骨存在可疑侵犯的患者。

三、影像学测量浸润深度操作方法

浸润深度不同于肿瘤厚度,无法直接选择肿瘤的最大截面进行测量,测量方法正确与否将直接影响测量精度。首先医师必须明确肿瘤位置(舌缘、舌腹、舌背)和肿瘤形态(溃疡型、外生型和内生型)。对于舌腹或舌背的病变,通常选择肿瘤的冠状位图像进行测量较为准确。而对于舌缘的病变,则可选择横断位或冠状位测量。测量序列通常选择抑脂增强 T1WI 序列或抑脂 T2WI 序列,若有DWI 或者动态增强序列,则可以辅助观察瘤周水肿情况,避免误差。肿瘤的形态对于浸润深度的测量也有一定的影响。测量时首先需要寻找肿瘤上的 3 个点,即肿瘤表面与正常上皮交界的两个点和肿瘤最深处的一个点,做出表面两点的连线,与肿瘤最深处的垂直距离即为浸润深度。因此,对于外生型的肿瘤,需要减去隆起于正常上皮表面连线的部分组织的厚度;而对于溃疡型的肿瘤,则需要加上表面连线内侧结构的厚度。

第三节 口腔癌淋巴结转移的影像学表现

传统评价口腔鳞癌淋巴结转移的检查手段有 CT、MRI、超声和 PET/CT 等。这些检查手段各有各的特点和优势,并且在许多病例中起到互补作用。对于转移淋巴结的诊断,需要有正确的解剖定位,以及形态学的评估。当然,近年来出现的新技术,比如磁共振功能成像、超声弹性成像等技术可以半定量地帮助诊断转移淋巴结。但是,不论哪种影像技术,最基本的评估要点包括淋巴结的大小、均匀程度、边缘、形状、是否成簇 / 成组分布等。

一、淋巴结大小

淋巴结大小是最受关注也是临床最常用的判断淋巴结转移与否的指标。通过增强 CT/MRI、超声检查,可以明确淋巴结的大小。在既往的研究中,转移淋巴结大小的评判标准也存在一定的差异。在有明确恶性肿瘤病史的前提下,头颈部转移淋巴结临床常用的指标是横断位短径 1cm 为诊断阈值,大于 1cm 提示转移淋巴结的可能。但是在众多的研究中发现,在没有明确恶性肿瘤病史的前提下,颈部不同分区的淋巴结的诊断阈值略有不同。对于孤立的、无成簇表现的淋巴结,最大横断面直径大于 15mm(颈 Ⅰ 或颈 Ⅱ 区)、大于 8mm(咽后淋巴结)、大于 10mm(其他区域淋巴结)提示为异常,可能的诊断包括反应性增生、感染性病变、Castleman's Disease、转移性病变、淋巴瘤等。此时需结合其他影像学征象来综合判断该淋巴结是否有转移的可能。

二、内部不均质(坏死)

除了淋巴结的大小外,内部密度或信号不均匀、出现坏死是诊断转移淋巴结最可靠的征象,多项研究表明依此诊断转移淋巴结的特异性达到 100%。CT 扫描层厚薄,受部分容积效应影响小,观察起来比较直观,也是临床最常用的检查手段。出现坏死的淋巴结,在 CT 平扫时表现为淋巴结内部的低密度影,接近水样的密度,根据淋巴结坏死程度不同,随之呈现相应的低密度范围,增强 CT 扫描呈现淋巴结实质部分强化,而坏死部分不强化的特点。MRI 能够更加准确地判断淋巴结的不均质性,呈现出真正的坏死区,表现为 T2WI 明显高信号(高于淋巴结实质部分),T1WI 增强无强化。但是,对于大小在 3mm 或以下的坏死或不均质区而言,CT 和 MRI 并不能可靠地检测出来。超声可能对此种淋巴结的判断更有帮助。

三、包膜外侵犯

肿瘤细胞向淋巴结外渗透,突破淋巴结的包膜,会累及邻近的软组织,此时就是常说的包膜外侵犯(extranodal tumor extension,ENE)。发生包膜外侵犯会降低患者 5 年生存率,并且与局部复发和远处转移密切相关。目前 WHO 口腔癌淋巴结分期也引入了 ENE 的评估,因此,淋巴结包膜外侵犯不仅仅是转移淋巴结的诊断标准之一,也是淋巴结分期、临床治疗和预后评估的重要指标。

目前,影像学判断包膜外侵犯的评价指标有:增厚和 / 或明显强化淋巴结边缘、不规则的淋巴结包膜、淋巴结边缘模糊、邻近脂肪组织的渗透模糊、侵犯邻近组织结构等。这些评价指标都能提示发生淋巴结包膜外侵犯的可能,但是国内外的研究诊断 ENE 的灵敏度仅在 50%~70%,并且假阳性仍存在,例如发生感染的增生淋巴结,其边缘变得模糊,有可能会误诊为 ENE。

四、淋巴结形状

正常或反应性增生的淋巴结形态为卵 / 椭圆形或青豆形,转移的淋巴结形状会变圆,或呈球形。通常情况下,转移淋巴结的形状判断要点包括:①呈现不正常的圆形表现或者失去正常的卵圆形;②纵向长度/横断面宽度比值:比值小于2提示转移的可能。这里要注意:对于淋巴结的形状要从三维立体的角度观察,不只是横断位,因为横断位所显示的可能仅仅是淋巴结短轴的一个切面,可以呈现为圆形。

五、淋巴门

淋巴门是正常淋巴结与淋巴系统交换物质和营养物质的门户,淋巴门位于淋巴结凹陷面,淋巴门有血管神经,通过淋巴管输出,是淋巴结发生病变时首先累及的区域。在 CT 或 MRI 中,通过横断位、冠状位及矢状位的多方位观察,我们也可以观察到淋巴门的结构。特别是在增强 CT 图像上,淋巴结通常是由脂肪组织填充。淋巴门消失提示淋巴结病变,可能是转移、淋巴瘤,也可能是某些炎症。值得注意的是:在绝大多数转移淋巴结中,淋巴门的正常结构会消失,而淋巴门消失,不一定是转移淋巴结,只是表现之一。

六、淋巴结成簇/成组

淋巴结成簇或成组是指 3 个或者 3 个以上连续的淋巴结融合。通常以下情况要高度警惕转移淋巴结的可能:①出现在原发肿瘤淋巴引流区的成簇的淋巴结;②最大横断径≥8~15mm,最小横断径≥9~10mm(颈Ⅱ区)或≥8~9mm(颈部其他各区)。

近年来磁共振功能成像的发展给我们鉴别转移淋巴结提供了新的可能。扩散加权成像(DWI),所得到的半定量参数 ADC 值对于转移淋巴结的判断有一定帮助,有研究显示,转移淋巴结的 ADC 值要低于正常或反应增生淋巴结的 ADC 值。此外,还有研究通过影像组学的方法得到部分参数可以帮助鉴别转移淋巴结,但是目前尚只能作为参考,其可靠性需待进一步验证。

总之,口腔癌转移淋巴结的影像诊断需要结合解剖生理、形态学表现进行综合判断,多个指标的异常更能提升影像学诊断的准确率。

第四节　CT 引导下头颈部穿刺活检

头颈部解剖结构复杂,涉及神经外科、口腔颌面外科、耳鼻咽喉科、眼科、整形外科等多个学科,包含颅脑、颅底、颌面部、颈部等多个重要解剖区域。这些区域部分深在,且解剖结构复杂,包含重要颅神经及大血管,无论是术前活检还是手术治疗均具有较大风险。术前获得肿瘤的病理学信息对于治疗方案的确定具有重要作用。穿刺活检手术则是目前以微创手段获得病理结果的主要途径之一。

一、适应证和禁忌证

头颈部穿刺活检技术属于微创检查,因此需要严格掌握操作的适应证和禁忌证,避免造成严重不良反应。

适应证包括:①颅底、颌面深部肿瘤,需要病理诊断指导治疗方案;②开放切口活检难度大,操作困难者。禁忌证包括:①无安全进针入径,无法避开重要血管和神经;②患者有严重出血倾向且无法纠正;③患者无法配合,或存在严重精神疾患;④具有严重败血症,一般情况极差者。

二、术前图像采集和穿刺入径设计

头颈部肿瘤穿刺活检前必须先采用静脉碘剂对比剂增强的螺旋 CT 进行图像采集,明确肿瘤边界以及毗邻结构、与动静脉和神经的关系。拍摄范围需包括自颅顶至锁骨上所有的面颈部组织,避免遗漏与颅内外沟通的肿瘤边界及转移性淋巴结。为了更好地辨识肿瘤边界,并满足多平面重建的需要,CT 扫描层厚建议≤1mm。

导入影像数据后,医师需要对于病灶的边界、范围进行判断,选择合适的入针路径。CT 引导穿刺通常适用于面深部病变,从解剖位置上分类,入针路径包括:①颧弓下入路:适用于颅底、咀嚼肌间隙、咽旁间隙病变;②下颌骨后入路:适用于腮腺深叶、咽旁间隙、颈鞘病变;③上颌骨(颊间隙)入路:适用于颊间隙、咀嚼肌间隙、咽旁间隙、咽后间隙病变;④颏下入路:适用于口底、舌根、会厌病变。通过合适的定位和角度,这 4 种入针路径适用于几乎所有的颌面深部占位性病变。

三、操作流程

根据病变部位和计划的活检入路,患者可采用仰卧位、俯卧位或侧卧位,采取仰卧位患者,通常头部略侧向健侧以更好地暴露穿刺部位。首先完成一次平扫 CT 检查进一步确定进针点,层厚选择与术前 CT 影像一致。进行消毒铺巾后,采用 1% 盐酸利多卡因进行麻醉。

CT 引导的头颈部病变的经皮穿刺活检通常使用同轴针技术进行。在穿刺过程中会多次进行平扫 CT 检查以确定穿刺针是否到达目标位置。首先将一根 18 或 19 号薄壁导向针放置在目标病变附近,然后将活检针通过该针推进以获取组织样本。可使用 20~22 号细针获取抽吸物进行细胞学分析。如果必要,再使用 20 号切割针获取组织芯进行组织学评估。目前可用的小口径切割针在大多数情况下都能提供足够的高质量标本用于组织学诊断，而不会增加并发症的发生率。同轴技术的优点是可以获得多个组织样本，而不需要额外通过覆盖的组织，从而减少了操作时间、所需的图像数量、并发症风险和患者不适。使用带有钝式套管针的 Hawkins-Akins 针可以减少针道中大血管和神经损伤的风险。

四、并发症

CT 引导下头颈部穿刺活检手术的并发症较为罕见，大多数研究报道无严重并发症。轻微的并发症包括疼痛、血管迷走神经反应、轻微感染和轻微出血。小口径活检针造成大血管损伤的可能性极低。熟悉头颈部的横断面解剖和主要血管的位置，并仔细注意规划针道，以减少临床明显出血的机会。当术中出现出血时，可及时按压 10~15 分钟止血后继续操作。

（朱凌 董敏俊 宋丹丹 唐为卿 杨功鑫 陶晓峰）

参 考 文 献

1. KOO B S,LIM Y C,JIN S L,et al.Recurrence and salvage treatment of squamous cell carcinoma of the oral cavity.Oral Oncology,2006,42（8）:789-794.

2. LING W,MIJITI A,MOMING A,et al.Survival pattern and prognostic factors of patients with squamous cell carcinoma of the tongue:a retrospective analysis of 210 cases.Journal of Oral and Maxillofacial Surgery:Official Journal of the American Association of Oral and Maxillofacial Surgeons,2013,71:775-785.

3. TAN W J,CHIA C S,TAN H K,et al.Prognostic significance of invasion depth in oral tongue squamous cell carcinoma.ORL:Journal for Otorhinolaryngology and its Related Specialties,2012,74:264-270.

4. MÜCKE T,KANATAS A,RITSCHL L M,et al.Tumor thickness and risk of lymph node metastasis in patients with squamous cell carcinoma of the tongue.Oral Oncology,2016,53:80-84.

5. EBRAHIMI A,GIL Z,AMIT M,et al.Primary Tumor staging for oral cancer and a proposed modification incorporating depth of invasion.JAMA Otolaryngology-Head and Neck Surgery,2014,140（12）:1138-1148.

6. LYDIATT W M,PATEL S G,O'SULLIVAN B,et al.Head and neck cancers-major changes in the American Joint Committee on cancer eighth edition cancer staging manual.CA:A Cancer Journal for Clinicians,2017,67:122-137.

7. MAO M-H,WANG S,FENG Z-e,et al.Accuracy of magnetic resonance imaging in evaluating the depth of invasion of tongue cancer.A prospective cohort study.Oral Oncology,2019,91:79-84.

8. CHEN R,CAI Q,LIANG F,et al.Oral core-needle biopsy in the diagnosis of malignant parapharyngeal space tumors.Am J Otolaryngol,2019,40:233-235.

9. CONNOR S E,CHAUDHARY N.CT-guided percutaneous core biopsy of deep face and skull-base lesions.Clin Radiol.2008,63(9):986-994.

10. CUNNINGHAM J D,MCCUSKER M W,POWER S,et al.Accessible or inaccessible? Diagnostic efficacy of CT-guided core biopsies of head and neck masses.Cardiovasc Intervent Radiol,2015,38:422-429.

11. FERREIRA V H C,SASSI L M,ZANICOTTI R T S,et al.Core needle biopsy in the diagnosis of head and neck lesions:A retrospective study of 3 years.Eur Arch Otorhinolaryngol,2016,273:4469-4472.

12. FOWLER B Z,CROCKER I R,JOHNSTONE P A,et al.Perineural spread of cutaneous malignancy to the brain:a review of the literature and five patients treated with stereotactic radiotherapy.Cancer,2005,103:2143-2153.

13. GAO Y,WU W J,ZHENG L,et al.Diagnostic value of navigation-guided core needle biopsy in deep regions of the head and neck with focal FDG uptake on 18F-FDG PET/CT.Journal of Cranio-Maxillofacial Surgery,2020,48(5):508-513.

14. GUPTA S,HENNINGSEN J A,WALLACE M J,et al.Percutaneous biopsy of head and neck lesions with CT guidance:various approaches and relevant anatomic and technical considerations.Radiographics,2007,27:371-390.

第三篇

常见肿瘤及相关疾病的诊疗

第六章

口腔颌面头颈肿瘤及类肿瘤的临床诊断

第一节　囊肿

囊肿是指发生在机体软硬组织内的病理性囊腔,其内充满液体或半液体物质。囊肿的结缔组织囊壁通常内衬上皮,也有少数囊肿无内衬上皮,仅有纤维结缔组织囊壁,前者为真性囊肿,后者为假性囊肿。口腔颌面部囊肿较为多见,可分为软组织囊肿和颌骨囊肿,前者主要包括皮脂腺囊肿,皮样、表皮样囊肿,甲状舌管囊肿,鳃裂囊肿及唾液腺囊肿(归入唾液腺疾病章节)等;后者可分为牙源性与非牙源性囊肿。

一、软组织囊肿

(一)皮脂腺囊肿

囊壁与皮肤紧密粘连,中央可见皮脂腺开口受阻所致的小色素点。皮脂腺囊肿发生缓慢,与周围组织界限明显,质地软,无压痛,可活动。一般无明显症状,合并感染时可伴有疼痛、化脓。

(二)皮样、表皮样囊肿

皮样囊肿和表皮样囊肿源自胚胎发育时期遗留于组织中的上皮细胞,其中表皮样囊肿也可由创伤所致的上皮细胞植入而形成。皮样囊肿囊壁较厚,由皮肤和皮肤附件构成;表皮样囊肿囊壁较薄,无皮肤附件。

多见于青少年,皮样囊肿好发于口底和颏下区,多见于身体中线附近,常位于黏膜或皮下较深的部位或口底诸肌之间。表皮样囊肿则好发于眼睑、额、鼻、眶外侧、耳下等部位。囊肿呈圆形,生长缓慢,与周围组织、皮肤或黏膜均无粘连。触诊时有似面团样柔韧感。

(三)甲状舌管囊肿

甲状舌管囊肿源自胚胎时期退化不全的甲状舌管上皮残余,该残存上皮的分泌物聚积,从而形成先天性甲状舌管囊肿。

甲状舌管囊肿多见于儿童,发生于颈正中线,自舌盲孔至胸骨切迹间的任何部位,以舌骨上下最常见,有时可偏向一侧。扪诊质地柔软,界限清楚,与表面皮肤及周围组织无粘连。吞咽及伸舌时囊肿可随舌骨上下移动。多无自觉症状,位于舌根部时可影响吞咽、语音及呼吸。囊肿可经舌盲孔与口腔相通而继发感染。囊肿自行破溃或被误诊而行切开引流后,可形成甲状舌管瘘。穿刺可抽出透明、微浑浊的黄色稀薄或黏稠液体。

(四)鳃裂囊肿

鳃裂囊肿位于面颈部侧方,囊壁通常厚薄不等,含有淋巴样组织,多覆有复层鳞状上皮,少数为柱状上皮,发生炎症时,淋巴样组织可产生纤维化,使囊壁增厚、囊肿增大。囊肿穿刺可吸出黄色或棕色清亮液体,含或不含胆固醇。鳃裂囊肿可恶变,或在囊壁处检出原位癌,但原发性鳃裂癌极为罕见。

第二鳃裂囊肿常见于颈上部,大多在舌骨水平,胸锁乳突肌上 1/3 前缘附近,可突向咽侧壁。囊肿生长缓慢,常无自觉症状,发生上呼吸道感染时囊肿可增大,可伴疼痛、肿胀等表现。囊肿穿破后,可长期不愈形成鳃裂瘘,先天未闭合者称原发性鳃裂瘘,且常为包含内、外口的完全瘘,其内口通向咽侧壁,外口常位于颈中下 1/3、胸锁乳突肌前缘处。

第一鳃裂囊肿较少见,瘘管外口可在耳垂至下颌角之间的任何部位,其中耳前瘘管较为常见,瘘管向上后可经面神经深或浅面通向外耳道,内口可有可无。

第三、第四鳃裂囊肿较少见,多位于颈根部、锁骨上区,如为鳃裂瘘,内口可通向梨状隐窝或食管入口部,囊壁内可见残余胸腺及甲状旁腺组织。

二、颌骨囊肿(牙源性)

(一)根尖囊肿

根尖囊肿为最常见的颌骨囊肿,由根尖的慢性炎症、肉芽肿等刺激牙周膜内的上皮残余增生而致。增生的上皮团块中央因营养障碍发生变性和液化,形成高渗环境,不断吸收周围的组织液,逐渐形成根尖囊肿。

根尖囊肿可发生于任何年龄、任何牙位。口腔内可见深龋、残根或死髓牙,与囊肿相关的患牙已无活力,较小的囊肿临床可无症状。较大的囊肿可见到病牙区或缺牙部位颌骨膨隆。有时囊肿因感染破溃或切开引流,可在相应的口腔黏膜甚至皮肤留下瘘管。囊肿内所含囊液为草黄色透明液体,涂片镜检可见胆固醇结晶。X 线片可见根尖区一清晰圆形或卵圆形的透明阴影,边缘整齐,周围常呈现一白色明晰的骨质反应线;病灶牙的根尖不同程度位于其中,其周围的牙周膜及硬骨板影像消失。

（二）始基囊肿

始基囊肿发生于成釉器发育的早期阶段，多发生于替牙期，好发于下颌第三磨牙区及升支部。囊肿为膨胀性生长，速度缓慢，常无自觉症状，长至一定体积时才被患者注意，或因牙齿未萌出而就诊时发现。主要表现是缺牙区的颌骨膨隆，伴感染时可有疼痛。如囊肿源于正常位置的牙胚，则可引起缺牙；如源于多生牙或牙板的残余，则不会缺牙。穿刺可得草黄色囊液，在显微镜下可见到胆固醇晶体。X线片可见界限清晰的圆形或卵圆形的透明阴影，不含牙，周围也可有白色骨质反应线，多为单囊。

（三）含牙囊肿

含牙囊肿又称滤泡囊肿，发生于牙冠或牙根形成之后，在缩余釉上皮与牙冠之间出现液体渗出而形成含牙囊肿，囊肿内多含单颗牙，也有含多颗牙的，所含牙亦可为多生牙。在替牙期，恒牙基本形成即将萌出时形成的含牙囊肿也称萌出囊肿。

含牙囊肿发病年龄高峰在 10~39 岁，囊肿生长缓慢，缺牙区骨质进行性膨胀，往往造成面部畸形才引起注意。如果发生感染，可能出现疼痛等炎症表现。穿刺可得草黄色囊液，在显微镜下可见到胆固醇晶体。X线片可见圆形或椭圆形透射区，边缘清晰整齐，囊腔内含有牙冠，牙冠朝向囊腔，囊壁附着于牙颈部。多为单房性，少数为多房性。

（四）角化囊肿

角化囊肿来源于原始的牙胚或牙板残余，WHO 将其归类于始基囊肿，但角化囊肿可以含牙，囊内为白色或黄色的油脂样角化物质，生物学行为具有局部侵袭性，较易复发，组织学上其衬里上皮增殖较为活跃。这些特点有别于始基囊肿。

角化囊肿多见于青壮年，好发于下颌第三磨牙区及下颌升支，在上颌者多位于上颌结节。囊肿生长缓慢，由于颌骨的颊侧骨板一般较舌侧薄，所以囊肿大多向颊侧膨胀，可有 1/3 的病例向舌侧膨胀，并穿破舌侧骨壁。常沿颌骨长轴扩展，颌骨膨胀不如其他颌骨囊肿及成釉细胞瘤明显。角化囊肿较其他颌骨囊肿更易于继发感染，病变区拔牙后可表现为反复感染，偶尔可发生下唇麻木。穿刺抽液检验囊液多含黄、白色发亮的片状的皮脂样角化物质。X线片显示单囊或多囊性改变，有时边缘不整齐，受累牙齿的牙根可显示吸收改变，多呈斜面状吸收。除上述特点外，角化囊肿还有一定的复发性和癌变能力。

角化囊肿多发性比例较高，多发性角化囊肿如同时伴发皮肤基底细胞痣（或基底细胞癌），分叉肋、眶距增宽、颅骨异常、小脑镰钙化、脊柱畸形等，则称为"痣样基底细胞癌综合征"或"多发性基底细胞痣综合征"。如仅为多发性角化囊肿并无基底细胞痣（癌）等症状时，则称为角化囊肿综合征。基底细胞痣（癌）或角化囊肿综合征常有阳性家族史,被认为系常染色体显性遗传病。

角化囊肿易于复发的原因可能是:①角化囊肿的囊壁结缔纤维被膜内有子囊,手术时较易残留;②囊壁的衬里上皮薄而脆,在术中较易残留,尤其是当囊肿范围较大时;③囊肿的骨壁有时不光滑,呈贝壳状,囊壁不易刮净;④囊肿如已进入周围软组织,因较多伴发感染,易于和周围组织粘连,致使刮治不易彻底。

三、颌骨囊肿(非牙源性)

(一)球上颌囊肿

球上颌囊肿来源于球状突和上颌突融合缝处的残余上皮,发生于上颌侧切牙与尖牙之间,牙常被推挤而移位。

球上颌囊肿临床少见。其生长缓慢,囊肿特征性地占据上颌侧切牙和尖牙牙根之间,使两牙发生相互倾斜,而两牙牙髓活力正常。X线片显示囊肿阴影在牙根之间,而不在根尖部位。囊肿较小时,呈圆形透光区,边界清晰。随囊肿长大,最终形成一个倒置的梨形透光区,狭窄的V形部分突入侧切牙和尖牙之间的牙槽突,牙周膜不受破坏。

(二)鼻腭囊肿

鼻腭囊肿来自切牙管或腭乳头的残余上皮,位于切牙管内或附近,X线片可见切牙管扩大的囊肿阴影。囊肿位于骨内者称为鼻腭管囊肿或切牙管囊肿;位于腭乳头的软组织内者称为腭乳头囊肿。

大多数囊肿无明显临床症状,中切牙色泽和活力正常,仅在X线检查时发现腭中缝前部有透射阴影。有些囊肿表现为腭中缝前部软组织的肿胀。小的囊肿表现为上颌中切牙稍后方出现肿胀;而大的囊肿可出现腭中部和唇部的肿胀膨隆。如继发感染时,腭中缝前部软组织水肿疼痛,少数病例疼痛可放射至鼻梁和眼眶。患者可在常规X线检查中发现上颌中切牙牙根之间或上方有一边界清楚的圆形或卵圆形透射阴影,或切牙管扩大,边界清晰,病变可导致上颌中切牙牙根分离。

(三)正中囊肿

正中囊肿源于上颌或下颌中央联合缝的残余上皮,由于创伤或炎症刺激引发上皮增生从而形成囊肿,有学者认为腭正中囊肿可能是鼻腭囊肿向后延伸的结果。亦有报道下颌正中囊肿来源于多生牙的成釉器。

正中囊肿包括3种类型:位于上颌骨腭突中缝的腭正中囊肿,位于腭中缝前方的牙槽正中囊肿,以及位于下颌骨正中联合线上的下颌正中囊肿,其中下颌正中囊肿最为罕见。正中囊肿一般均无症状,多数在诊治其他牙病时偶然发现。X线片显示位于切牙孔之后,腭中缝的任何部位,颌骨中线上圆形或卵圆形透光区（下颌正中囊肿可呈不规则形），周界清晰。一些囊肿似乎累及邻牙根尖，但牙髓活力正常。囊肿可使中切牙相向倾斜。根据囊肿所在部位和牙髓是否存在活力即可做出诊断。

（四）鼻唇囊肿

鼻唇囊肿又称为鼻牙槽突囊肿、鼻前庭囊肿、鼻翼囊肿、鼻黏液样囊肿，源于上颌突、中鼻突和侧鼻突共同融合处的残余上皮，也有可能来自鼻泪管的前下部上皮，囊肿位于上唇底和鼻前庭内，在骨质的表面，X 线片显示骨质无破坏现象，在口腔前庭外侧可扪及有囊肿存在。

据报道绝大多数病例发生于 30~50 岁之间，女性占 80%，其中 12% 发生在双侧。临床可见患者上唇向外膨隆，可使鼻翼软骨移位，鼻前庭抬高，造成鼻变形甚至通气障碍。囊肿位于唇与牙槽突之间的骨质表面，可扪及波动感。上颌骨可有压迫吸收，但无骨质破坏现象。感染时可有炎症的一般表现。

（五）单纯性骨囊肿

单纯性骨囊肿又称为创伤性骨囊肿、孤立性骨囊肿，是一种良性囊肿，可含囊液或空腔，无内衬上皮。与牙组织本身无关，可能因损伤后引起骨髓内出血、机化、渗出而形成。

单纯性骨囊肿多发生于青壮年，男性多于女性，好发于下颌骨前磨牙和磨牙区，通常是单发的、单侧的病变。病史常与损伤有关，不为患者所注意的咬合创伤也可引起。临床上常无自觉症状，颌骨一般无明显膨隆，牙齿数目正常，无移位，不松动，牙髓活力正常，常为其他原因进行影像学检查时偶然发现，偶有少数病例有肿痛感及颌骨膨大。影像学上通常表现为边界清楚的透射阴影，一般无牙根吸收。

（六）动脉瘤样骨囊肿

动脉瘤样骨囊肿由骨内不同大小的、充满血液的腔隙堆积而成，周围有富于细胞的纤维结缔组织包绕，并常混有反应性编织状的骨小梁。其病因尚不明确，可能是一种原发性病变或由于原先存在的骨内病变因创伤、血管畸形等原因导致血流动力学改变，而形成逐渐增大的外渗性出血的病变。

可发生于四肢躯干的任何骨骼，以长骨和脊椎常见，发生在颌骨者较为罕见。颌骨的动脉瘤样骨囊肿多见于儿童和青少年，女性稍多见，发生部位下颌骨多于上颌骨，以下颌角区居多。临床症状主要是颌骨膨隆，通常发展较快，伴轻微疼痛，触诊时有时可及捻发音。囊肿较大时可以穿破骨皮质，可有牙齿移位和面部变形。影像学上呈单囊或多囊透射阴影，阴影范围大小不等，其内可见阻射的反应性骨小梁，边界可清楚或模糊，骨皮质通常明显膨胀并变薄，病变骨轮廓常被描述为气球状膨胀。

第二节 良性肿瘤与瘤样病变

口腔颌面头颈部的良性肿瘤及瘤样病变种类繁多,可发生在颌骨内,也可发生在口腔颌面头颈部的软组织内。颌骨内的良性肿瘤根据其组织来源,可简单分为牙源性良性肿瘤和非牙源性良性肿瘤。颌面头颈部软组织中的良性肿瘤和瘤样病变,多指由胚胎时期的中胚层发育衍化而来的组织,如纤维组织、脂肪组织、肌肉组织及脉管组织等发生的肿瘤和瘤样病变。本节着重讲述发生在口腔颌面头颈部相对常见的良性肿瘤及瘤样病变。

一、牙龈瘤

牙龈瘤多指牙龈局限性慢性炎症性增生所形成的肿瘤样病损或对损伤的一种反应性增生。根据病理表现不同,一般将其分为肉芽肿性、血管性、纤维性和巨细胞性龈瘤。女性较男性多见,常发生牙间组织局限性龈肿大,80% 位于前牙区。局部创伤和慢性刺激,特别是龈下菌斑和牙结石为牙龈瘤的主要病因。血管性龈瘤:呈紫红色包块,质软,常伴有溃疡和出血。多见于妊娠期,以前三个月多见,因此又称为妊娠性牙龈瘤。血管性龈瘤病变中炎细胞浸润明显,即可诊断为肉芽肿性龈瘤,其包块表面常常伴有溃疡形成。纤维性龈瘤:局部包块,有蒂或无蒂,颜色与附近牙龈黏膜相同或发白,质地坚实。巨细胞性龈瘤:龈上包块,有蒂或无蒂,暗红色,质地不硬。

二、纤维瘤

纤维瘤是一种全身较为常见的良性肿瘤,亦常见于口腔颌面头颈部。多见于皮下,生长比较缓慢,边界比较清楚,质地较硬,活动度可。

三、脂肪瘤

脂肪瘤是口腔颌面头颈部软组织中最常见的良性肿瘤,来源于发育成熟的脂肪细胞。颈部是脂肪瘤的好发部位,任何年龄均可发病,男性多于女性。多发脂肪瘤亦称为脂肪瘤病。常常表现为无痛性,生长缓慢的肿块,质软,边界可,大小不一,体积较大者可压迫周围器官组织,产生相应的症状。

四、牙源性良性肿瘤

牙源性肿瘤是由牙源性上皮、牙源性间充质或牙源性上皮和间充质共同发生的一组肿瘤,主要位于颌骨内,亦有少数情况发生于颌骨周围的软组织内。

（一）牙瘤

牙瘤是一类较为常见的颌骨牙源性良性肿瘤,根据其瘤体内成分,可分为:混合型牙瘤和组合型牙瘤。

（1）混合型牙瘤:多发生于儿童和青年,上下颌骨均可发生,以下颌前磨牙区和磨牙后区多见,较大者可引起颌骨膨隆。X线片可见境界清楚的放射透光区,内见放射阻射性结节状钙化物。

（2）组合型牙瘤:发病年龄较小,好发于上颌侧切牙与尖牙区,为无痛的、缓慢生长的病变。X线片可见形态及数目不一的牙样物堆积在一起。

（二）牙骨质瘤

牙骨质瘤又名成牙骨质细胞瘤,以形成牙骨质样组织为特征的良性肿瘤。好发于下颌骨,特别是与第一磨牙相关。肿瘤常围绕牙根生长,受累牙的活力不受影响。X线片可见牙根周围边界清楚的致密钙化团块,其周围可伴有一带状放射透光环绕。

（三）成釉细胞瘤

一种较为常见的牙源性上皮性肿瘤。目前,依组织病理学差异,将其细分为:实性（多囊）型、骨外（外周）型、促结缔组织增生型和单囊型。

1. 实性或多囊型成釉细胞瘤　发生于颌骨内的牙源性上皮性肿瘤,生长缓慢,但有局部侵袭性。好发人群为 30~49 岁,男女发病无差异。约 80% 发生于下颌骨,尤以下颌磨牙区和下颌升支部最常见。临床表现为无痛性、渐进性颌骨膨隆,皮质骨压迫吸收变薄,压之有乒乓球样感。表面黏膜正常,可引起受累牙松动、移位或脱落。X线片可见单房性或多房性透射影,边界清楚。

2. 骨外型或外周型成釉细胞瘤　是发生于牙龈或牙槽黏膜而未侵犯颌骨的一类亚型。发病年龄较实性或多囊型成釉细胞瘤高,男性多发。临床表现为无痛性、坚实的外生性肿物,表面光滑或凹凸不平,可压迫邻近牙槽嵴。X线片显示颌骨受累不明显。

3. 促结缔组织增生型成釉细胞瘤　成釉细胞瘤的一种变异型,具有特殊的临床、X线和组织学表现。多发于颌骨前部,X线片可见肿瘤边界不清,约 50%的肿瘤表现为透射阻射混合影。

4. 单囊型成釉细胞瘤　为成釉细胞瘤的一个亚型,表现为囊肿样。多见于青年人,性别差异不明显,好发于下颌磨牙区。近 80% 的病例与未萌的下颌第三磨牙相关。X线片可见边界清楚的单房性透射影,经常位于冠周,可发生牙根吸收。

（四）牙源性黏液瘤

一种发生于骨内的肿瘤,组织学特征为大量黏液样细胞外基质内包埋星形或梭形细胞。多发于 20~39 岁,性别差异不明显,下颌较上颌多见,常位于下颌前磨牙和磨牙区。肿瘤生长缓慢,可导致颌骨膨大、变形。下颌病例可伴有下唇麻木,常见牙松动、移位和阻生。X 线片可见多房性透射影,由大小不等的蜂窝状或囊性阴影组成,呈"肥皂泡"或"蜂房"样。牙根吸收较常见。

(五)牙源性钙化上皮瘤

一种具有局部侵袭性的牙源性上皮性肿瘤,组织学特征为肿瘤内淀粉样物质及钙化。发病年龄约 20~60 岁,发病无明显男女差异。发病部位下颌多见,尤其是前磨牙和磨牙区。临床症状以颌骨渐进性膨胀为主。X 线片可见不规则透射区内含大小不等的高密度影。

(六)牙源性影细胞瘤

牙源性影细胞瘤又名牙本质生成性影细胞瘤,是一种具有局部侵袭性的肿瘤。可发病于任何年龄,男性稍多于女性。上下颌发病无明显差异,以尖牙至第一磨牙区常见。X 线片可见透射或透射阻射混合影,边界清楚,单房性多见,邻近牙牙根吸收较常见。

五、神经源性肿瘤

(一)神经鞘瘤

一种神经鞘膜细胞发生的良性肿瘤,可发生于舌、颊、腭、口咽及颈部等处软组织。发生于任何年龄,无明显性别差异。临床多表现为孤立性肿块,边界清楚,结节状,生长缓慢,一般无症状。肿瘤生长到一定程度,可压迫周围组织,产生相应症状。

(二)神经纤维瘤

起源于周围神经鞘的良性肿瘤,可进一步分为皮肤(真皮)、皮下和丛状 3 种类型,同时也是神经纤维瘤病的主要临床表现之一。通常在青春期出现,肿瘤发展有两个关键时期,即青春期和妊娠期。临床表现为皮下橡胶样肿块,常呈弥漫性表现,大小不等,边界模糊,可伴有局部瘙痒不适。一定数量、大小的结节可影响患者美观或造成功能障碍。发生皮下者可触及,相对较深的病变不可触及,需要影像学检查才能检查到。

六、骨源性肿瘤及瘤样病变

(一)骨化纤维瘤

一种边界清楚、由纤维组织和表现多样的矿化组织构成的良性肿瘤。主要发生于 10~39 岁,女性较男性多见。好发于下颌骨后部,早期可无症状,随着肿瘤生长,可伴有颌骨膨隆,牙齿移位,咬合关系紊乱和颌面部变形等症状。X 线片显示颌骨内边界清楚的、单房性低密度区,病变中央区域密度略高。

(二)骨纤维异常增殖症

一种组织学上正常的骨组织被大量纤维结缔组织取代,形成的颌骨内增殖性病变。单骨型病例多见于年轻成人,性别无差异。多骨型病例好发于 10 岁之前的儿童,女性多见。本病发展缓慢,病程长,青春期后可停止生长,也可终生缓慢生长。上颌骨较下颌骨多见,一般表现为无痛性骨膨胀,引起颜面部不对称,牙齿移位及咬合关系改变。X 线片显示病变区域骨密度降低,呈磨玻璃样改变,病变与周围正常骨的边界不明显。

七、朗格汉斯细胞组织细胞增多症

本组疾病根据临床病理不同,可将其分为三种类型:嗜酸性肉芽肿,汉 - 许 - 克病及勒 - 雪病,三者发病年龄、病变部位及朗格汉斯细胞增生的程度不同,临床表现差异较大。

(一)嗜酸性肉芽肿

慢性局限型,好发于儿童及青少年,男性多见。多发生于骨内,病变可为孤立性或多发性。口腔病变常侵犯颌骨及牙龈,以下颌最多见。患者常因牙龈肿胀、溃疡、颌骨肿大、疼痛及牙松动就诊。临床检查牙龈呈微黄色肿胀但无脓,质地松软,触之易出血,龈缘可呈虫蚀样破坏,龈乳头糜烂消失。X 线片可见溶骨性骨破坏或穿凿样骨破坏。

(二)汉 - 许 - 克病

慢性播散型,常见于 3 岁以上的儿童,男性多见,为多骨性病变及骨外病变。本病三大特征:颅骨病变、突眼和尿崩症。病变侵犯牙龈时呈红色松软或增生状,可出现牙松动或过早脱落。X 线片显示颅骨呈不规则的穿凿样骨破坏,伴有颌骨骨破坏。

(三)勒 - 雪病

急性播散型,多发病于 3 岁以内的婴幼儿,表现为广泛的内脏器官受累。口腔症状为乳牙松动,舌组织呈巨舌样改变,颈部淋巴结肿大。X 线片显示颅骨及长骨存在明显的骨质破坏,颌骨可表现为溶骨性破坏。

第三节 恶性肿瘤与癌前病变

口腔颌面部恶性肿瘤以癌最常见,其他恶性肿瘤(如肉瘤等)较少。在癌瘤中又以鳞癌最为多见(占 80% 以上)。本节将以口腔颌面部鳞癌为主进行讨论。

一、癌前病变

（一）白斑

白斑是指发生在黏膜表面的白色斑块，不能被擦掉，也不能诊断为其他任何疾病，是口腔中最常见的一种白色病变。白斑属于癌前病变，特别是临床表现为硬结、疣状、溃疡或者红斑样者，更应提高警惕。

白斑可发生在口腔各部位的黏膜处，以颊、舌黏膜多见，男性较为多发。白斑为灰白色或乳白色斑块，边界较清楚，与黏膜平齐或略高起。临床可分为均质型和非均质型。非均质型白斑恶变危险性更高。白斑的发病部位也与恶变有重要关系，特别是发生于口底、舌腹及舌侧缘的白斑，被认为是高危险区域。

（二）红斑

红斑是指口腔黏膜上出现的鲜红色、天鹅绒样斑块，在临床及病理上不能诊断为其他疾病。红斑的含义不包括局部感染性炎症，而是指癌和癌前病变的红斑。

红斑发病男性稍多见，以舌缘、龈、龈颊沟、口底及舌腹较多见，有时出现多发病变。红斑边界清楚，范围固定，临床有不同表现：①均质性红斑，为鲜红色，表面光滑柔软，无颗粒，平伏或微隆起，边缘清楚，直径一般小于 2cm，红斑内也可包含外观正常的黏膜；②间杂型红斑，在红斑的基础上散在白色斑点，红白间杂，红斑区可以是不规则形态；③颗粒型红斑，在红斑的基础上或外周散在红色的斑点，稍高于黏膜表面，有颗粒样微小的结节似桑葚状或似颗粒肉芽状表面，这一型往往是原位癌或早期鳞癌。

典型的天鹅绒样的口腔红斑不难诊断，但间杂型口腔红斑较易误诊，因此明确诊断需根据组织病理学的检查结果。临床上，如果在消除了所有可能的创伤及感染因素后超过两周，红色病损仍无消退，应尽快活检。

（三）扁平苔藓

口腔扁平苔藓是一种常见的慢性口腔黏膜皮肤疾病，一般不具有传染性。本病为癌前状态，癌变率小于 1%。

该病好发于中年人，女性多于男性。患者多无自觉症状，常偶然发现。有些患者遇辛辣、热、酸、咸味刺激时，局部敏感灼痛。有些患者感黏膜粗糙、木涩感、烧灼感，口干，偶有虫爬、痒感。发病部位多见于颊、舌、唇及牙龈黏膜，尤以颊黏膜多见。病损大多数为左右对称，典型病损是在黏膜上出现白色或灰白色条纹，条纹之间黏膜发红，这些条纹可呈网状、线状、环状或树枝状，必要时可进行组织活检确诊。

二、癌

口腔颌面鳞状细胞癌简称鳞癌,多发于 40 岁以上中老年人,男性多于女性,部位以舌、颊、牙龈、腭、上颌窦常见。早期可为黏膜白斑,以后发展为乳头状或溃疡,也可呈菜花样,边缘外翻,基底浸入。鳞癌常向区域淋巴结转移,晚期可发生远处转移。

(一)舌癌

舌癌是最常见的口腔癌,舌前 2/3 癌属于口腔癌范畴,舌后 1/3 则属于口咽癌范畴。舌癌最常累及舌侧缘,其次为舌腹、舌背,可表现为溃疡型、外生型和浸润型。早期可无症状或仅有轻度疼痛;有些疼痛明显可反射至耳颞部。当舌癌广泛侵袭舌肌时,疼痛较剧烈,舌体运动受限,语言、咀嚼和吞咽功能均受影响。晚期舌癌可累及口底、下颌骨、舌根及扁桃体。舌癌常发生早期淋巴结转移,且转移率较高。

(二)牙龈癌

牙龈癌好发于前磨牙区及磨牙区,下颌牙龈较上颌牙龈多见。牙龈癌多为分化程度较高的鳞癌,多表现为溃疡型或外生型。早期向牙槽突骨膜及骨质浸润,可引起牙松动和疼痛。向后发展到磨牙后区及咽部时,可引起张口困难。牙龈癌可向颈部淋巴结转移,下颌牙龈癌多转移到患侧下颌下及颏下淋巴结,然后转移到颈深淋巴结;上颌牙龈癌则转移到患侧下颌下及颈深淋巴结。

(三)颊黏膜癌

按 UICC 规定颊黏膜癌的区域应在上下颊沟之间,翼下颌韧带之前,并包括唇内侧黏膜。颊黏膜癌常发生于磨牙区附近,呈溃疡型或外生型,生长较快,向深层浸润。穿过颊肌及皮肤,可发生破溃,亦可蔓延至上下牙龈及颌骨。若向后发展可波及软腭及翼下颌韧带,引起张口困难。

颊黏膜癌常转移至下颌下及颈深上淋巴结,有时也可转移至腮腺淋巴结,远处转移较少见。

(四)腭癌

硬腭鳞癌大多高度分化,发展较缓慢,主要表现是疼痛性溃疡。腭癌常侵犯腭部骨质,引起腭穿孔;向上发展可侵及鼻腔及上颌窦;向两侧发展可侵及腭侧牙龈、牙槽突而引起牙疼痛、松动。腭癌颈淋巴结转移率在 40% 左右,其中以下颌下和颈深上淋巴结多见。腭癌发生于中线或过中线者,及晚期腭癌常出现双侧颈淋巴结转移。

(五)口底癌

口底癌指发于口底黏膜的鳞癌。好发于舌系带两侧,早期表现为小硬结或红斑,后多进展为溃疡。病变易侵犯至对侧,波及牙龈、下颌骨舌侧骨板、舌腹肌、口底肌群,造成下颌骨破坏、下颌牙松动、舌运动受限等。此时,患者多有明显疼痛、流涎、进食困难等症状。口底癌侵犯下颌下腺导管时常出现下颌下腺肿大疼痛。发生在后口底的口底癌易早期侵犯下颌骨和舌腹。区域淋巴结转移率较高,多为双侧。易累及颏下和下颌下淋巴结。

(六) 唇癌

唇癌指唇红黏膜和口角联合黏膜发生的癌。

好发于男性,年龄多在 40 岁以上,易发于户外工作者。上下唇均可发生,下唇多见。常发生于下唇中外 1/3 间的唇红缘部黏膜。早期为疱疹状结痂的肿块,或局部黏膜增厚,随后出现火山口状溃疡或菜花状肿块。唇癌生长较慢,一般无自觉症状,以后肿瘤向周围皮肤及黏膜扩散,同时向深部肌组织浸润;晚期可波及口腔前庭及颌骨。下唇癌常向颏下及下颌下淋巴结转移;而上唇癌则向耳前、下颌下及颈淋巴结转移。一般唇癌的转移较其他口腔癌少见,且转移时间较迟。

(七) 口咽癌

口咽癌是发生于软腭、腭扁桃体、舌根、会厌周围及咽壁等部位的恶性肿瘤。

口咽癌好发于 50~70 岁的男性,早期症状轻微,易被忽略,常见症状为咽部不适、异物感。肿瘤增大或破溃感染后出现咽痛,进食时加重,也可因舌咽神经反射造成耳内痛。肿瘤如向咽侧侵犯,侵及翼内肌则引起张口困难。舌根部肿瘤向深部侵犯,侵及舌神经和舌下神经后出现半舌麻木,伸舌困难,言语时似口中含物。患者常有唾液带血、口臭、呼吸不畅等症状。肿瘤增大后会造成吞咽困难,呼吸道阻塞。软腭肿瘤绝大多数发生在口咽面,晚期才穿透至软腭背面。

(八) 上颌窦癌

上颌窦癌指原发于上颌窦黏膜的恶性肿瘤。

好发于 50~60 岁人群,男性多于女性。上颌窦癌初期症状无特异性,病变局限于窦腔时可无明显阳性体征,鼻塞及异常分泌物常为先驱症状,有流涕、鼻出血、嗅觉减退;继则出现牙痛、脱落等口腔症状,如牙痒、牙齿松动、牙齿脱落、出血及牙龈肿块;当肿瘤侵及翼板、翼腭窝时,张口宽度缩小,直至完全不能张口。眼部症状为突眼、流泪,结膜充血,视力障碍及复视。面部出现肿胀、疼痛、麻木、充血。少数患者可出现耳痛。常有肝、肺、骨等组织的转移。

(九) 中央性颌骨癌

中央性颌骨癌主要发生于牙胚成釉上皮的剩余细胞。这些上皮细胞可残存于牙周膜、囊肿衬里以及来自于恶变的成釉细胞瘤。在组织类型上可以是鳞癌也可以是腺性上皮癌,且以后者多见。

中央性颌骨癌好发于下颌骨,特别是下颌磨牙区。病员早期无自觉症状,以后可出现牙痛、局部疼痛,并相继出现下唇麻木。肿瘤自骨髓内向骨密质浸润,穿破骨密质后,则在相应部位颊舌侧出现肿块,或侵犯牙槽突后出现多数牙松动、脱落,肿瘤自牙槽突穿出。肿瘤也可沿下颌管传播,甚至超越中线至对侧;或自下颌孔穿出而侵犯翼下颌间隙。晚期可浸润皮肤,影响咀嚼肌而致张口受限。中央性颌骨癌可向区域性淋巴结(下颌下、颈深上群)及血循转移,预后较差。

三、软组织肉瘤

软组织肉瘤是起源于间叶组织的恶性肿瘤,好发于成年人。在口腔颌面部以纤维肉瘤、恶性纤维组织细胞瘤常见,其次为横纹肌肉瘤,其他软组织肉瘤较少见。

发病年龄较为年轻;病程进展快;多呈实质性(或分叶)肿块,表皮或黏膜血管扩张充血,晚期出现溃疡或溢液、出血;肿瘤浸润正常组织可引起系列功能障碍;一般较少出现淋巴转移,但常发生血行转移。

四、骨源性肉瘤

骨源性肉瘤是起源于骨间质的恶性肿瘤。在口腔颌面部以骨肉瘤最常见,其次为软骨肉瘤及恶性纤维组织细胞瘤。

骨源性肉瘤发病年龄较轻,多见于青少年。早期可出现患区感觉异常、麻木或疼痛。病程进展迅速,呈进行性膨胀性生长,皮肤表面常有血管扩张及充血。后期肿瘤易破溃伴溢液或出血,颌骨破坏可致牙松动脱落,巨型肿物可致患者咀嚼、呼吸障碍。骨源性肉瘤易发生血行转移,多出现于晚期。偶有淋巴结转移。

五、淋巴瘤

淋巴瘤是起源于淋巴造血系统的恶性肿瘤的总称,根据病理可分为非霍奇金淋巴瘤和霍奇金淋巴瘤两类,发生在口腔颌面部及颈部的淋巴瘤以后者居多。

淋巴瘤可发生于任何年龄,但以青壮年居多。结内型淋巴瘤常为多发性,其主要临床表现是早期无痛性淋巴结肿大。结外型的患者早期常是单发性病灶,临床表现呈多样性,有炎症、坏死、肿块等各型。肿瘤迅速生长可引起相应症状。

六、浆细胞肉瘤

浆细胞肉瘤又称骨髓瘤,来源于骨髓内浆细胞,可分为单发性和多发性两种,以多发性多见。

发病年龄较晚,多见于40~70岁中老年人。好发于胸骨、椎骨、肋骨、盆骨及颅骨,亦可单发于颌骨或口腔、口咽等软组织。局部剧烈疼痛为本病的主要症状,初期为间歇性,继为持续性,运动或压迫可加剧。位于肋骨、颅骨等表浅部位的肿瘤可使骨质膨胀,形成肿块,质硬,一般有压痛。随病情进展可出现病理性骨折。晚期患者体重减轻,出现进行性贫血、低热或恶病质。

除临床症状为主要诊断依据外,化验检查及 X 线检查有重要意义。

化验检查多有进行性贫血、红细胞减少、血浆球蛋白增加、白蛋白与球蛋白的比例倒置、血清钙增高、总蛋白量增加。多发性患者的尿中可查出称为 Bence-Jones 的轻链蛋白。骨髓穿刺涂片发现肿瘤性浆细胞可证实诊断。

X 线检查可见受累骨中多个大小不等的圆形溶骨性凿孔状(punched-out)缺损,边缘清晰,周围无骨膜反应,较大的缺损可穿破骨密质,或伴病理性骨折。

七、黑色素瘤

黑色素瘤为来源于黑色素细胞的高度恶性肿瘤,好发于皮肤,但在我国发生在口腔黏膜的黑色素瘤较颜面皮肤者多。颜面部的黑色素瘤常在色素痣的基础上发生,主要由交界痣或复合痣中的交界痣成分恶变而来。口腔内的黑色素瘤常来自于黏膜黑斑。损伤、慢性刺激、不恰当的治疗常为促使其恶变的因素。

早期表现绝大多数为皮肤痣及黏膜黑斑;发生恶变时,迅速增大,色素增多,为黑色或深褐色,呈放射状扩展;在肿瘤周围及基底有色素沉着加剧的增生浸润现象,病变内或周围出现结节,表面发生溃疡,易出血和疼痛,并出现所属区域的淋巴结突然增大。口腔内黑色素瘤多发生于牙龈、腭及颊黏膜。肿瘤呈蓝黑色,生长较快,易出现溃疡,常伴出血。黑色素瘤常发生广泛转移,约 70% 早期转移至区域淋巴结。肿瘤可经血循转移至肺、肝、脑、骨等器官。

黑色素瘤的诊断主要根据临床表现,不宜进行活组织检查,因为活检可加速肿瘤的生长并促使其转移。临床若无法确诊,可行病灶冷冻活检,并一期完成治疗。

第四节　临床诊断原则及鉴别诊断要点

一、临床诊断原则

口腔颌面头颈肿瘤及类肿瘤种类繁多,可发生在软组织及颌骨的任何部位。按照性质主要分为:囊肿(软组织、颌骨)、良性肿瘤(牙源性、非牙源性)、恶性肿瘤(癌、肉瘤等)、炎性或类肿瘤(颌骨骨髓炎、淋巴结炎、腮腺炎、血管瘤、脉管畸形等)。具体详见相关章节。

口腔颌面头颈部囊肿是常见病、多发病,分为软组织囊肿和颌骨囊肿,前者按发生率排序主要包括皮脂腺囊肿、皮样/表皮样囊肿、黏液腺囊肿、甲状舌管囊肿等;后者分为牙源性囊肿(根尖囊肿、始基囊肿、含牙囊肿等)与非牙源性囊肿(球上颌囊肿、鼻腭囊肿、正中囊肿、单纯性骨囊肿等)。口腔颌面头颈部良性肿瘤中,牙源性良性肿瘤最常见的是成釉细胞瘤。口腔颌面头颈部恶性肿瘤以癌最常见,肉瘤等其他恶性肿瘤较少。在癌瘤中又以鳞癌最多见。鳞状细胞癌简称鳞癌,多发于40岁以上中老年人,男性多于女性,部位以舌、颊、牙龈、腭、上颌窦常见。

临床表现

(1)良性肿瘤:一般无自觉症状,恶变或感染时疼痛。不发生淋巴转移,危害较小。良性肿瘤因有包膜,与周围正常组织分界清楚,一般多能移动。临界瘤:有的肿瘤病程虽长,但有局部浸润性,生物学行为介于良性和恶性之间。如唾液腺多形性腺瘤和成釉细胞瘤。

(2)恶性肿瘤:癌起初局限于黏膜内或表层之中,称为原位癌。一般呈侵袭性生长,无包膜,边界不清,肿块固定,与周围组织粘连而不能移动。口腔癌可表现为溃疡型、外生型(乳突状型或疣状型)及浸润型。①浸润型:肿瘤发展较快,早期向深部的周围组织生长,侵入黏膜下层和肌组织,表面稍隆起而粗糙不平,深部可扪及不易移动的硬块;②外生型:肿瘤迅速向表面增生,形成菜花状,常合并感染、坏死(疣状型则仅以外突为主);③溃疡型:多发生于皮肤或黏膜浅部,表面坏死脱落并向周围扩展,形成中间凹陷、边缘隆起的火山口状溃疡。口腔颌面头颈部易恶化的良性肿瘤包括:纤维瘤、成釉细胞瘤、牙源性角化囊性瘤、骨巨细胞瘤。

二、鉴别诊断要点

(一)软组织囊肿相关鉴别诊断

1. 钙化上皮瘤　表面皮肤正常或呈暗紫红色,位置浅时可呈淡蓝红色,质地可由软变硬。

2. 皮样囊肿　好发于口底和下颌下区,表面皮肤可活动,但基底常粘连固定,质较软,有波动或面团样感,内容物有时可见毛发,镜下可见脱落的上皮细胞、毛囊和皮脂腺等结构。

3. 表皮样囊肿　与皮样囊肿相比囊壁较薄,无皮肤附件,中央无色素点。

4. 脂肪瘤　好发于肩、背、颈、乳房和腹部,多见于40~60岁中年人,儿童较少见。可单发或多发,约1/3多发患者可有家族史。肿瘤柔软,边界清楚,呈分叶状,活动良好,无明显症状。

5. 皮脂腺囊肿　常见于颜面部皮脂腺丰富处,呈圆形,位于皮内,并向皮肤表面突出,皮肤颜色正常或淡蓝色,囊壁与皮肤紧密粘连,中央可见皮脂腺开口受阻所致的小色素点。

6. 异位甲状腺　异位甲状腺与甲状舌管囊肿均为甲状腺先天异常,二者在胚胎发育上密切相关。异位甲状腺常位于舌根部或舌盲孔的咽部,呈瘤状突起,表面紫蓝色,质地柔软,边界清楚,患者常有语言不清,严重者可出现吞咽、呼吸困难。由于75%的异位甲状腺为患者唯一有功能的甲状腺组织,即迷走甲状腺,若错误地将其切除,将导致其终生甲状腺功能低下的严重后果,其余为副甲状腺,即除舌根部异位甲状腺外,颈部也有甲状腺。放射性核素扫描是最有效的鉴别方法,异位甲状腺部位可见核素浓聚或颈部未及甲状腺组织即可做出诊断。

7. 颏下慢性淋巴结炎和淋巴结核　均表现为颏下肿物,淋巴结核若破溃也可形成瘘管而经久不愈。但颏下淋巴结病变多较为表浅,常为实质肿物且有压痛,可根据病史和活检结果鉴别。

8. 甲状腺腺瘤　本病多表现为颈前区、甲状腺组织内无痛性包块,质软,边界较清楚,可随吞咽活动,但不随伸舌活动,借助放射性核素扫描可鉴别。

9. 鳃裂囊肿　多位于颈侧或颈动脉三角区内,肿物多偏离中线,与舌骨无关。穿刺物内可含有皮肤附件及胆固醇结晶,需通过病理切片进行鉴别。

10. 甲状舌管囊肿　囊肿可发生于颈前正中舌盲孔至胸骨切迹之间的任何部位,以舌骨体上下最常见,有时可偏向一侧,可随吞咽及伸舌等动作而上下移动。

11. 神经鞘瘤　颈侧部的神经鞘瘤多为实质性包块,质地较韧,表面光滑,界限清楚,与周围组织无粘连,在与神经干垂直方向上可以移动,纵向活动度较小,发生黏液变后质软如囊肿,穿刺可抽出血性不凝液体。

12. 颈动脉体瘤　为副神经节瘤的一种,发生于颈总动脉分叉部位的颈动脉体,表现为颈部生长缓慢的无痛性肿块,伴或不伴压迫症状,少数患者合并颈动脉窦综合征,因体位改变,肿瘤压迫颈动脉窦引起心跳减慢、血压下降、晕厥等症状,部分肿块可扪及搏动和闻及血管杂音。

13. 静脉畸形　旧称海绵状血管瘤,发生于颈侧者,位于浅表时表面皮肤可呈蓝色,边界欠清,扪之柔软,可扪及静脉石,体位移动试验阳性,穿刺可抽出可凝固的血液。

14. 囊性淋巴管瘤　又称为囊性水瘤,常见于儿童及青年,主要发生于颈侧区,一般为多房性囊腔,彼此间隔,内有透明、淡黄色水样液体,表面皮肤色泽正常或淡蓝色,呈充盈状态,扪诊柔软,有波动感,透光试验阳性,体位试验阴性,穿刺可抽出淡黄色透明淋巴液。

15. 颈部转移癌　一侧或双侧颈侧区或锁骨上窝出现进行性增大的无痛性肿块,初起常为单发,肿块较小,质硬,活动差,随病情进展肿块增多并融合,可侵及周围组织,呈结节状,固定,有局部或放射性疼痛,晚期肿块可发生坏死,以致溃破、感染、出血、继发感染等症状。

(二)颌骨囊肿相关鉴别诊断

1. 根尖囊肿　口腔内可见深龋、残根或死髓牙,与囊肿相关的患牙已无活力。较小的囊肿临床可无症状,常在 X 线检查时才发现,有的患者在咀嚼食物时出现轻度疼痛,临床检查对叩诊敏感。X 线片显示根尖区一清晰圆形或卵圆形的透明阴影,边缘整齐,周围常呈现一白色明晰的骨质反应线。

2. 根尖周肉芽肿　根尖部边界清晰的圆形透射影,范围较小,直径一般小于1cm,周围骨质正常或稍显致密,多考虑为根尖周肉芽肿。

3. 慢性根尖周脓肿　根尖区透射影边界不清楚,形状也不规则,周围骨质较疏松呈云雾状,慢性根尖周脓肿的可能性大。

4. 非牙源性颌骨囊肿　X 线片显示与根尖周囊肿的影像相似,主要鉴别点是病变所涉及患牙的牙髓活力多为正常。

5. 角化囊肿　囊肿有沿颌骨长轴生长的特点,角化囊肿可有 1/3 的病例向舌侧膨隆,单囊或多囊性改变,有时边缘不整齐,含牙或不含牙,牙根可有斜面吸收,囊肿穿刺检查可穿出含黄、白色发亮的片状的皮脂样角化物质。

6. 残余囊肿　有拔牙史。拔牙后,如果根尖的感染组织未做适当处理,或已经存在的根尖囊肿未完整摘除,其残余上皮形成的囊肿为残余囊肿。

7. 含牙囊肿　囊肿生长缓慢,缺牙区骨质进行性膨胀。X 线片可见圆形或椭圆形透射区,边缘清晰整齐,囊腔内含有牙冠,牙冠朝向囊腔,囊壁附着于牙颈部。多为单房性,少数为多房性。

8. 始基囊肿　生长速度缓慢,一般没有症状,囊肿常长大至一定体积才被患者注意,或因牙齿不萌出而就诊时被发现。主要体征是缺牙区的颌骨膨隆。X 线片可见界限清晰的圆形或卵圆形的透明阴影,不含牙,周围也可有白色骨质反应线,多为单囊。

9. 成釉细胞瘤　典型 X 线片显示:早期呈蜂房状,以后形成多房性囊肿样阴影,分房大小不等,互相重叠,边界清晰,房间隔呈半月形切迹。肿瘤区牙可缺失,受累牙可移位。囊腔内可含牙,牙根尖可有不规则吸收,吸收面通常呈锯齿状。成釉细胞瘤大多为实质性,如囊性成分较多时,穿刺检查可抽出褐色液体。鉴别要点主要为影像学检查:囊壁边缘常不整齐,房间隔呈半月形切迹。囊腔内可含牙,牙根尖可有不规则吸收,吸收面通常呈锯齿状。穿刺检查可抽出褐色液体。

10. 球上颌囊肿 根据上颌侧切牙和尖牙相向倾斜,两牙根间倒置的梨形透光区,邻牙牙髓活力正常即可诊断。

11. 正中囊肿 X线片显示位于切牙孔之后,腭中缝的任何部位,颌骨中线上圆形或卵圆形透光区,周界清晰。

12. 鼻腭囊肿 X线检查中发现上颌切牙管内有一边界清楚的圆形或卵圆形透射阴影,或切牙管扩大,边界清晰,病变可导致上颌中切牙牙根分离。

13. 单纯性骨囊肿 通常为边界清楚的透射阴影,当病变累及多颗牙时,牙根间的透射阴影呈扇形,这一特征具有提示作用。其诊断主要依据临床、影像学表现及术中所见。

14. 动脉瘤样骨囊肿 多见于儿童和青少年,以下颌角区居多。临床症状主要是颌骨膨隆,通常发展较快,伴轻微疼痛,触诊有时可及捻发音。囊肿较大时可以穿破骨皮质,可有牙移位和面部变形。影像学上呈单囊性或多囊性透射阴影,阴影范围大小不等,其内可见阻射的反应性骨小梁,边界可清楚或模糊,骨皮质通常明显膨胀并变薄,病变骨轮廓常被描述为气球状膨胀。

15. 颌骨中心性血管瘤 早期诊断十分困难,常见的X线片征象有:①病变区密度减低,骨质稀疏,呈蜂窝状或肥皂泡样改变,界限不清,骨皮质变薄;②骨小梁增生,为日光放射状或毛刷状密度增高影像;③囊状透光区内含有小间隔,或含有斑点状密度增强的影像,可能为静脉石;④病变区呈毛玻璃样改变;⑤下颌管变粗和管壁结构的模糊,颏孔和下颌孔明显增大,病变区牙根常有吸收。颈动脉造影对该病有重要的诊断价值,血管造影能清楚地显示肿瘤的范围和周围血管分支的关系。

(三)良性肿瘤相关鉴别诊断

1. 牙龈瘤 女性较男性多见,常发生于牙间组织的局限性龈肿大,80%位于前牙区。局部创伤和慢性刺激,特别是龈下菌斑和牙结石为其主要病因。

2. 混合型牙瘤 多发生于儿童和青年,上下颌骨均可发生,以下颌前磨牙区和磨牙后区多见,较大者可引起颌骨膨隆。X线片可见境界清楚的放射透光区,内含放射阻射性结节状钙化物。

3. 组合型牙瘤 发病年龄较小,好发于上颌侧切牙与尖牙区,为无痛、缓慢生长的病变。X线片可见形态及数目不一的牙样物堆积在一起。

4. 牙骨质瘤 好发于下颌骨,特别是与第一磨牙相关。肿瘤常围绕牙根生长,受累牙的活力不受影响。X线片可见牙根周围边界清楚的致密钙化团块,其周围可伴有一带状放射透光环绕。

5. 牙源性黏液瘤 常位于下颌前磨牙和磨牙区,可伴有下唇麻木,常见牙松动、移位和阻生。X 线片可见多房性透射影,由大小不等的蜂窝状或囊性阴影组成,呈"肥皂泡"或"蜂房"样。牙根吸收较常见。

6. 牙源性钙化上皮瘤　多见于前磨牙和磨牙区。临床症状以颌骨渐进性膨胀为主。X 线片显示不规则透射区内含大小不等的高密度影。

7. 牙源性钙化囊性瘤　一种囊性的牙源性良性肿瘤,好发于上颌前磨牙区。X 线片显示边界清楚的放射透光区,单房性或多房性,可见数量不等的高密度影。

8. 牙源性影细胞瘤　男性稍多于女性,以尖牙至第一磨牙常见。X 线片显示透射或透射阻射性混合影,边界清楚,单房性多见,邻近牙牙根吸收较常见。

9. 神经纤维瘤　临床表现为皮下橡胶样肿块,常呈弥漫性表现,大小不等,边界模糊,可伴有局部瘙痒不适。

10. 骨化纤维瘤　女性较男性多见。好发于下颌骨后部,可伴有颌骨膨隆、牙齿移位、咬合关系紊乱和颌面部外形改变。X 线片可见颌骨内边界清楚的、单房性低密度区,病变中央区域密度略高。

11. 骨纤维异常增殖症　上颌骨较下颌骨多见,一般表现为无痛性骨膨胀,引起颜面部不对称、牙齿移位及咬合关系改变。X 线片显示病变区域骨密度降低,呈磨玻璃样改变,病变与周围正常骨的边界不明显。

12. 颌骨骨髓炎　颌骨炎症性病变,由细菌感染引起,病原菌经坏死的牙髓、牙周袋或暴露的伤口等途径进入骨内。病原菌的致病性及机体的防御性反应共同决定了骨髓炎的发生、发展及相应的临床表现。

13. 嗜酸性肉芽肿　口腔病变常侵犯颌骨及牙龈,以下颌最多见。多表现为牙龈肿胀、溃疡、颌骨肿大、疼痛及牙齿松动。牙龈病变呈微黄色肿胀但无脓,质地松软,触之易出血,龈缘可呈虫蚀样破坏,龈乳头糜烂消失。X 线片显示溶骨性骨破坏或穿凿样骨破坏。

14. 汉 - 许 - 克病　特征表现为颅骨病变、突眼和尿崩症。病变侵犯牙龈时呈红色松软或增生状,可出现牙松动或过早脱落。X 线片显示颅骨呈不规则的穿凿样骨破坏,伴有颌骨破坏。

15. 勒 - 雪病　内脏器官广泛受累。口腔症状为乳牙松动,舌组织呈巨舌样改变,颈部淋巴结肿大。X 线片显示颅骨及长骨存在明显的骨质破坏,颌骨可表现为溶骨性破坏。

(四)恶性肿瘤相关鉴别诊断

1. 舌癌　好发于舌侧缘中 1/3,表现为溃疡或浸润性肿块。肿瘤相应部位常有慢性刺激因素,如残根、残冠或不良修复体。疼痛明显,可放射至耳颞部及半侧头面部。肿瘤浸润至舌神经和舌下神经时,可有舌麻木及舌运动障碍,出现语言、进食及吞咽困难。淋巴结转移较多、较早,以颈深上淋巴结最多见,也可发生远处转移,以肺部转移多见。

2. 口腔黏膜溃疡　溃疡直径一般小于 1cm,常为 1~2mm,散在分布,呈此消彼长样,一般持续时间为 1 周,可自行消退,后在他处再次出现。疼痛明显。

3. 口腔创伤性溃疡　有明显创伤因素,溃疡范围和大小与创伤源一致,去除创伤源后,溃疡很快愈合。

4. 阿弗他溃疡　即复发性溃疡,可为单个或多个,直径 2~3mm,圆形或椭圆形凹陷性溃疡。周围有一圈红晕,底部覆盖有一层淡黄色假膜,伴有疼痛。溃疡可周期性发作,有自限性。

5. 牙龈癌　多为分化度较高的鳞癌,多表现为溃疡型或外生型。早期向牙槽突骨膜及骨质浸润,可引起牙松动和疼痛。向后发展到磨牙后区及咽部时,可引起张口困难。下颌牙龈癌颈部淋巴结转移较上颌多见。

6. 颊黏膜癌　好发在上下颌牙咬合线相对的颊黏膜处,靠近口角处磨牙后区。开始为溃疡,容易出血,有轻微疼痛,早期周围无硬结,短期内向深层组织浸润。白斑及扁平苔藓为常见癌前病变。

7. 腭癌　硬腭以腺癌多见。可见肿块或溃疡,鳞癌可表现为外翻的菜花状溃疡;腺样囊性癌为边界不清的肿块,可伴有局部麻木、疼痛等神经症状;黏液表皮样癌可呈淡蓝色。影像学表现为骨质破坏。

8. 口底癌　多数口底癌为中度分化的鳞癌,极少数为来自口底小唾液腺的腺上皮癌。发病年龄为 40~60 岁,多见于舌系带两侧的前口底,局部可表现为溃疡或肿块,易侵犯舌系带至对侧,并累及牙龈和下颌骨舌侧骨板、骨松质。发生于后口底者,其恶性程度较前口底高,且易早期侵犯舌腹及下颌骨。

9. 中央性颌骨癌　好发于下颌骨,可为鳞癌,也可为腺癌。早期可出现局部麻木、疼痛病史,以后出现肿块。局部有骨性膨胀,黏膜或皮肤溃疡,常伴有牙齿松动、移位及脱落,可有病理性骨折。影像学检查可见骨质呈中心性不规则破坏吸收。

10. 骨源性肉瘤　诊断主要依据 X 线、CT。其 X 线影像特征表现为:软组织影伴骨破坏,呈不规则透射影;有时有骨质反应性增生及钙化斑或块出现;牙在肿瘤中多呈漂浮状。成骨性骨肉瘤可呈典型的日光放射状排列;溶骨性骨肉瘤的骨呈不规则破坏,由内向外。

11. 淋巴瘤　主要临床表现是早期无痛性淋巴结肿大,临床表现呈多样性,有炎症、坏死、肿块等各型。肿瘤迅速生长可引起相应症状。非霍奇金淋巴瘤需与朗格汉斯细胞组织细胞增多症加以鉴别诊断。

12. 浆细胞肉瘤　局部剧烈疼痛为本病主要症状。化验检查多有进行性贫血、红细胞减少、血浆球蛋白增加、白蛋白与球蛋白的比例倒置、血清钙增高、总蛋白量增加。骨髓穿刺涂片发现肿瘤性浆细胞可证实诊断。X 线检查可见受累骨中多个大小不等的圆形溶骨性凿孔状缺损,边缘清晰,周围无骨膜反应。

13. 恶性黑色素瘤 多为黑色或深褐色,呈放射状扩展;在肿瘤周围及基底有色素沉着加剧的增生浸润现象,病变内或周围出现结节,表面发生溃疡,易出血和疼痛,并有所属区域的淋巴结突然增大。口腔内恶性黑色素瘤多发生于牙龈、腭及颊黏膜。常发生广泛转移,约 70% 早期转移至区域淋巴结,并可经血循环向远处转移。

（王磊　张士剑　肖孟　章臻）

参 考 文 献

1. 邱蔚六. 口腔颌面头颈肿瘤学. 北京:人民卫生出版社,2011.

2. 张志愿. 口腔颌面外科学. 8 版. 北京:人民卫生出版社,2020.

3. 张志愿. 口腔颌面肿瘤学. 山东:山东科学技术出版社,2004.

4. 郭传瑸,张益. 口腔颌面外科学. 3 版. 北京:北京大学医学出版社,2021.

5. 李江. 口腔颌面肿瘤病理学. 上海:世界图书出版社,2013.

6. PONTES FLAVIA SIROTHEAU CORREA,MOSQUEDA-TAYLOR ADALBERTO,de SOUZA LUCAS LACERDA,et al.Hybrid odontogenic lesions:a systematic review of 203 cases reported in the literature.J Oral Pathol Med,2022,51:5-12.

7. RAJENDRA SANTOSH ARVIND BABU.Odontogenic cysts.Dent Clin North Am,2020,64:105-119.

8. FANOUS AMANDA,MORCRETTE GUILLAUME,FABRE MONIQUE,et al.Diagnostic approach to congenital cystic masses of the neck from a clinical and pathological perspective.Dermatopathology(Basel),2021,8:342-358.

9. LIU HUAN,CHENG AOMING,WARD BRENT B,et al.Clinical manifestations,diagnosis,and management of first branchial cleft fistula/sinus:a case series and literature review.J Oral Maxillofac Surg,2020,78:749-761.

10. PHILBERT RAWLE FABIAN,SANDHU NAVRAJ SINGH.Nonodontogenic cysts.Dent Clin North Am,2020,64:63-85.

11. LIU YU,ZHOU JINHAN,SHI JUE.Clinicopathology and recurrence analysis of 44 jaw aneurysmal bone cyst cases:a literature review.Front Surg,2021,8:678-696.

第七章

口腔颌面头颈肿瘤的外科治疗

外科治疗是口腔颌面头颈肿瘤的最主要治疗手段之一。本章不仅选择两个经典手术作为"常见手术步骤"进行重点介绍,还将"术前准备""消毒铺巾"及"术后相关事项处理"等内容做详细阐述。"内镜辅助下的微创诊疗"是近些年引入我科的,这里也将简要介绍。

第一节 术前准备

手术前的准备包括在病区内进行的一般术前准备,以及患者进入手术室以后的手术前准备工作。

一、病房术前准备

患者入院后应先完善常规术前检查。如患者有系统性疾病,则要求完成相关学科的会诊及处理。医疗组内进行术前讨论并制订手术方案,评估手术风险。手术前1天,医师开术前医嘱及手术通知单,并与患者及家属进行术前宣教及谈话,签署委托书、知情同意书等相关文件。护理组执行医嘱,帮助患者完成术前准备。责任护士进行术前宣教,告知其围手术期需要配合医护的内容,并针对已掌握的患者心理状况,开展辅导工作,使患者能够建立足够信心和做好准备工作。

常规手术区要做清洁。嘱患者沐浴、刷牙、漱口、清洁鼻腔,更换病员服,不建议化妆。接受口腔内手术的患者,如口腔卫生欠佳则建议做行前牙周洁治;如有Ⅲ度松动牙齿则需拔除;如有活动义齿则需取下。

手术野常规要备皮,即去除毛发。不同的手术区,有相应的备皮范围及要求。①面部手术:整个面部,男性须剃尽胡须、剪短鼻毛,保留眉毛。②下颌下区和颏下区手术:上至下眼睑,下至舌骨水平。③颈部手术:上至下唇,下至胸骨角,两侧至斜方肌前缘。④腮腺区手术:面部、同侧耳周发际上三指及下颌下区。⑤颌颈联合根治术:包括面部及颈部区域。⑥额颞部:剃尽头发,保留眉毛;导航手术特殊备皮要求发际线上2指。⑦胸大肌、背阔肌皮瓣:锁骨上部至脐水平,前后胸壁皮肤准备范围均应超过中线5cm以上,并包括双侧腋下。⑧四肢游离穿支皮瓣:以切口为中心上下各>20cm,一般为整个肢体。⑨腹部供皮:上起乳头连线,下至耻骨联合及会阴部,两侧至腋中线,注意脐窝的清洁。⑩若涉及髂骨区、下腹部,应剃尽大腿上1/3的皮肤及阴毛,注意脐窝的清洁。

　　嘱患者术前6小时禁饮、禁食。列出准备带入手术室的物品,包括:病历夹、检查资料、器械、材料、模型等。如果需要消毒,则应提前交中心供应室消毒灭菌。手术当天,应在手术部位进行标记。

二、手术室术前准备

　　患者进入手术室后,由手术医师、麻醉医师和手术室巡回护士三方进行3次手术安全核查。前两次分别在麻醉实施前、手术开始前,共同对患者身份和手术部位等内容进行核查。麻醉实施前,由麻醉医师主持发起,按照《手术安全核查表》中的项目内容,依次口述核对患者及手术信息;第三次在手术开始切开前,由手术医师主持发起,核查无误后方可进行下一步操作。

　　手术中需要用到的器械、耗材及设备,应由手术室器械护士准备,必要时和手术医师一起准备。口腔颌面头颈肿瘤手术常用手术器械包有:颌骨包、皮瓣包、扩创包、颈清包、髂骨包、气切包、显微器械包等。常用的手术耗材有:缝线、纱布、负压引流装置、止血纱布等。常用的设备有:电刀及双极电凝、超声刀、截骨动力系统、显微镜、牙种植系统、导航设备、鼻内镜系统等。助手准备好影像学资料,手术组术前再次阅片。

　　口腔颌面头颈肿瘤手术大部分需要麻醉医师对患者施行全身麻醉。对于麻醉方式选择以及麻醉过程中需要特别注意的地方,术者与麻醉医师需进一步沟通确认(详见第二章麻醉及麻醉相关问题)。

　　患者麻醉完成后,手术医师、麻醉师、巡回护士三方要进行患者的体位摆放。不同手术的体位摆放有所不同。口腔内手术一般选择垫肩,患者头后仰,但不宜过度,患者枕部要接触手术床。如切口位于颌面颈部,则应使患者头偏向健侧。如患者要接受颌颈联合根治手术,则需要垫头圈或者上头架。如需要同期以远位组织瓣转移修复原发灶切除后的缺损,则不同供区体位有相应要求:制备前臂皮瓣,需将患者手臂充分外展,并将其放置于一张与手术台同高的条形台上操作;制备髂骨肌瓣,需以硅胶垫垫高臀部;制备股前外侧皮瓣,可用砂袋垫在患者大腿下方;制备背阔肌皮瓣,则要在切除原发灶后变换成侧卧位,待皮瓣制备完毕并关闭供区创面后再恢复初始体位。

如手术时间超过 3 小时,则需进行留置导尿操作。

体位摆放完毕,手术医师洗手后,与器械护士一同消毒铺巾(具体要求见第二节),安放器械,调试设备。

第二节　消毒、铺巾

口腔颌面头颈肿瘤外科作为外科学的分支,应该遵循外科学的各项基本原则。长期炎症不愈的创面可能导致术后放化疗的延迟,错过其最佳窗口期。据统计,手术部位感染在常见的医院内感染和并发症中位列第三,占院内感染的 13%~18%。因此术前消毒十分重要。无菌操作是预防和减少术后感染,减少并发症的重要措施。无菌操作会根据手术部位不同而发生变化:口腔颌面部存在的牙列、黏膜褶皱、窦腔等常规有细菌定植,故作为Ⅱ类切口,无法达到无菌状态,所以手术后发生感染的机会增大,但局部丰富的血供和组织愈合能力,又使得该部位有较强的抗感染能力。因此仍然需要重视并进行严格的无菌操作。手术前消毒是整个无菌操作流程中的首要环节,可以直接有效阻断外界微生物的入侵,临床各种活检、探查、清创等手术操作均需要消毒。

一、常用消毒药物

常用药物主要分为以下两类。

1. 碘类消毒剂　包括:①碘酊,也称碘酒,是碘和碘化钾的乙醇溶液,通过释放游离碘起消毒作用,可穿透破坏细胞壁和细胞膜,氧化蛋白质、脂质和巯基化合物等,使病原体内的蛋白质变性沉淀,进而杀灭微生物。具有广谱、高效、速效等优点,在临床上作为传统皮肤消毒剂一直沿袭使用多年。但其具有强烈的刺激性和腐蚀性,可灼伤伤口组织,造成不可愈合的伤口损伤,不能直接用于黏膜和伤口消毒;易使组织着色,影响样本后续的病理检查染色,消毒后必须用 75% 乙醇脱碘;不能直接用于眼、口腔黏膜、破损皮肤及碘酊过敏者的消毒。②碘伏,是一种碘与聚醇醚和聚乙烯吡咯烷酮类表面活性剂形成的络合物。常用有效碘的含量为 4.5~5.5g/L。碘伏释放游离碘,具有广谱、高效、低毒、刺激性小、药效持久、无需脱碘等特点。③复合碘消毒液,以表面活性剂为载体(氯己定类、季铵盐类等)和助溶剂(乙醇等)制成的含碘无定型复合物,表面活性剂成分可以增加碘的水溶性,延长有效作用时间,保持较长时间的杀菌作用,且表面活性剂本身也具有一定的消毒作用。其具有消毒彻底、维持时间长、刺激性小、着色浅、不致敏等优点,是目前主要应用的消毒剂。

2. 氯己定、苯扎溴（氯）铵等表面活性剂　通过与微生物膜蛋白质的强烈相互作用使之变性或失去功能，作用广谱，刺激性小。其酒精溶液消毒效果更佳。

对于小范围取样活检手术患者，为避免影响样本后续的病理检查染色，应尽量避免使用染色性的消毒剂，或消毒后及时使用生理盐水冲洗消毒创面进行清洗稀释。

对于恶性肿瘤术中需更换洁净手术器械重新消毒铺巾时，应注意无菌操作：由术区向外抽出取走原术区铺巾敷料，并对暴露创面行暂时对位缝合，避免组织外翻。

二、消毒步骤、范围及铺巾要求

患者由于肿瘤的侵犯和细菌的继发感染导致皮肤黏膜的屏障作用受损，肿瘤病损负荷、低营养状态导致机体负氮平衡，特别是部分恶性肿瘤患者术前应用了化疗免疫治疗等，造成人体免疫力降低，故术后感染的预防尤为重要。因此，选用安全、有效、简便易行的消毒方法具有重要意义。

（一）消毒步骤

非污染切口应从术区中心开始，逐步向四周环绕涂布，而污染切口则相反。肿瘤手术中若存在局部组织被肿瘤侵犯破溃形成瘘口时，按照无瘤原则，应先外周再中心，并注意病损区附近动作要轻柔，避免造成病损破溃渗出。局部组织消毒时不可留有空白，并避免消毒液流入呼吸道、眼内和外耳道内。眼裂以眼药膏封闭，并外贴无菌薄膜；耳部消毒时需注意保护耳道。多个术区的手术应分别消毒。

（二）消毒范围

头颈部手术消毒范围应至术区 10cm，四肢、躯干术区消毒则需扩大至 20cm，以保证有足够的安全范围为原则。

1. 口内手术　全部口腔以及面部：上界为眉弓上缘；下界为颈上 1/3；侧界为两侧耳前线。

2. 腮腺区手术　上界：患侧发际上缘；下界：锁骨上缘；前界：过中线 5cm；后界：耳后 5cm。因麻醉或手术需要显露口腔者则应消毒口内及全面部。

3. 下颌下区手术　上界：下颌弓上缘；下界：锁骨上缘；前界：过中线 5cm；后界：耳后 5cm。

4. 颏下区手术　上界：鼻翼；下界：锁骨上缘；侧界：两侧耳前线。

5. 颈部手术（颈清）　上界：眉弓上缘；下界：胸部乳头线；前界：过中线 5cm。双侧手术或涉及中线，双侧颈部消毒；后界：颈后三角区、同侧颈部及乳突发际上 5cm。

6. 胸部手术（包括取皮、取皮瓣、取肋骨等）　上界：锁骨上 10cm；下界：平脐；外界：过腋后线，包括全部肩关节及腋下区；内界：对侧锁骨中线。

7. 腹部手术（包括取皮、取皮瓣等）　上界：胸部乳头线；下界：耻骨联合；外界：腋后线；内界：过中线 10cm。

8. 大腿部手术（包括取皮、取皮瓣、取筋膜等）　上界：髋上 10cm；下界：髌骨下 10cm；外界：股后外线；内界：过中线 5cm。

9. 小腿部手术（包括取皮瓣、骨瓣等）　上界：髌骨上 10cm；下界：全足。

10. 上臂部手术（包括取皮瓣、取皮等）　上界：全肩部、腋下、前胸侧至乳头线；下界：肘关节下 10cm。

11. 前臂部手术（取皮瓣等）　上界：肘关节以上 5cm；下界：手全部。

12. 联合根治手术　需配合联合手术科室消毒要求，行头皮等相关术区范围消毒。

（三）铺巾要求

口腔颌面部的外形不规则，且有腔道、孔裂存在，头皮部生有头发，其手术铺巾具有一定的难度。一般应在术前行术区消毒范围备皮，长发患者束扎头发，消毒前戴帽遮发；消毒后以消毒巾包头，以防污染。常用的铺巾法有以下几种。

1. 包头法　患者头位抬高，将重叠的折叠 1/4 边向外的两块消毒巾置于头颈下手术台上，头部放下后，将上层消毒巾分别自两侧耳下或耳上向中央包绕，使头和面上部均包于消毒巾内并以巾钳固定。

2. 手术野铺巾法

（1）孔巾铺置法：将孔巾的孔部对准术区而将头面部遮盖，以巾钳固定。此法适用于门诊小手术。

（2）三角形手术野铺巾法：用三块消毒巾分别铺置，呈三角形遮盖术区周围皮肤，注意保证显露全麻患者插管部分以便术中观察插管在位情况。以巾钳固定，此法适用于口腔、鼻、唇及颊部手术。

（3）四边形手术野铺巾法：以四块消毒巾分别铺置，呈四角形遮盖术区周围皮肤，以巾钳或缝合法固定，此法适用于腮腺区、下颌下区、颈部及涉及多部位的大型手术。

使用三角形或四边形手术野铺巾法均应按手术的需要，调整其大小及形状，并保证消毒区大于术野暴露区。在术野周围铺巾后，再用消毒的中单和大单遮盖全身（术区周围最少 3~4 层，外层至少 2 层）。大单之孔裂要对准手术区。对术中有可能扩大手术范围者，应在消毒、铺巾时有所考虑和准备，避免临时再扩大消毒或重新铺巾。

第三节 常见手术步骤

手术是治疗口腔颌面头颈肿瘤最主要且有效的方法。手术时应遵循肿瘤外科"无瘤"原则,对恶性肿瘤必须完全、彻底地切除。第一次手术常常是治愈的关键,如切除不彻底则容易复发,再次手术往往不能获得满意的治疗效果。对于可能或已明确有淋巴转移的恶性肿瘤,还应同期施行颈淋巴清扫术。

一、原发灶切除,以舌癌为例

按 UICC 的分类,舌前 2/3(舌体)癌属于口腔癌的范畴;舌后 1/3(舌根)癌属于口咽癌的范畴。由于舌内肌对于肿瘤的浸润几乎无屏障性,肿瘤易于向周围组织扩散,例如向口底、扁桃体和骨浸润等。由于舌体可被拉出口外,对于相对较小的前份病损,可以经口切除;对于较大的位置靠后的病损,可应用经下颌骨入路手术;当舌癌累及口底或舌根时,应按照口底或舌根肿瘤切除的原则和入路进行手术。舌是由末端动脉供血的器官,切除时要考虑两侧舌动脉的保留与否,当两侧舌动脉均被损伤时,舌尖前部则有可能发生术后伤口不愈或坏死。对于切除后的小缺损,可直接拉拢关闭,或用邻近组织瓣修复;若切除后缺损较大,则应考虑用远位组织瓣进行舌体修复,以尽可能恢复患者语言、吞咽等功能。

(一)早期舌癌(T1 及部分 T2 期)

早期舌癌病损切除原则为:距离可触及病灶边缘外 1~2cm,设计切除范围。以美兰或电刀标记后,直接以电刀完整切除病灶,用纱布填塞止血。术者将标本移动至术区外,以手术刀"十字"剖开,评估癌肿浸润深度以及安全缘是否足够。如安全缘不够,则需要继续在可疑部位扩大切除。然后取切缘,连同原发灶一起送口腔病理科做快速冰冻检查。

术区冲洗,更换器械,重新消毒铺巾。以双极电凝彻底止血,较大出血点需要用丝线结扎或缝扎。一般情况下,早期舌鳞癌切除采用与长轴一致的梭形切除,创面可以直接以粗针粗线行"黏膜 - 肌层 - 黏膜"拉拢缝合。特殊情况可以设计邻近组织瓣修复,如"Z"字交叉瓣等(详见第十二章第二节)。必要时,可以放置一根橡皮引流条。为防止术后舌后坠,可在舌体中后人字沟前挂一针,将丝线引至口唇外,以胶布固定至口角内侧 1cm 唇白处,术后 1~2 天去除。

(二)局部晚期舌癌(T3、T4 期)

当舌肿瘤过大,或累及口底、舌根,不能直接经口腔入路切除原发灶时,则应通过下唇正中劈开至前庭沟,行下颌骨旁正中(下颌侧切牙与尖牙之间)截骨,暂时离断下颌骨,这样可以很好地暴露舌、口底、磨牙后区及口咽部。当肿瘤累及下颌骨,则需要将原发灶连同节段切除的下颌骨一起切除。

晚期的舌癌,一般要同期行颈淋巴清扫术。设计切口时,将唇部切口线与下颌下切口线相连。完成颈清,切开下唇及同侧下颌前庭沟,分离牙龈后,在下颌侧切牙与尖牙之间截骨,截骨线应形成台阶,这样有利于精确复位和固定截断之下颌骨,也可避免放疗后截骨线骨不愈合而导致钛板断裂。截骨后,向两侧掰开骨段,可以比较清晰地暴露原发灶及颈清标本。

舌体肌由舌内肌和舌外肌组成,肌束走向及其密集分布的神经血管束使舌比其他口腔组织利于肿瘤向深层侵袭。舌癌浸润生长方式是沿着肌束方向或神经血管束间隙行进的,单纯距肿瘤边缘 1~2cm 扩大切除,有时不能切到深面肌束。因此,国际上提出了"舌癌的间室外科"理念,这使得原发肿瘤和颈部淋巴组织之间潜在的侵袭途径也可以被完整切除,治疗更彻底,可以提高局控率。

原发灶的切除一般始于下颌舌骨肌、颏舌骨肌和下颌舌骨肌于舌骨骨面的离断。舌动、静脉在舌骨水平结扎后,舌动脉旁淋巴结已被暴露于手术野。此步骤允许直视下探查肿瘤是否已浸润深部舌肌,如有肿瘤浸润,受累肌肉及相应舌骨将一并切除。随后,紧贴下颌骨内侧离断下颌舌骨肌的附着,进入口底区域。舌下腺从口底黏膜分离,随即将连同舌标本一并切除。病灶未过中线者则沿舌中隔(包括舌中隔)行标准半舌切除,最后于后界人字沟切开,舌原发灶连同周围附着肌肉及颈部纤维结缔组织整块切除,完成间室切除术。如病灶超过中线则需要进行更加广泛的根治术,甚至全舌切除;如病灶向后发展接近或达到会厌,则根据具体情况考虑实施全舌全喉切除术。

原发灶扩大根治切除后,组织缺损一般较大,往往需要转移远位组织瓣来行修复重建(详见第十二章第三、第四节)。

二、颈淋巴清扫术,以肩胛舌骨上清扫为例

颈淋巴清扫术是根治口腔颌面头颈恶性肿瘤的一种不可或缺的、有效的方法。在临床上常根据患者癌瘤的具体情况选择不同的颈淋巴清扫术式。从解剖学出发,颈淋巴清扫术可以分为以下三类:经典根治性颈淋巴清扫术(Ⅰ~Ⅴ区),改良功能性颈淋巴清扫术(Ⅰ~Ⅲ区),区域性颈淋巴清扫术。现以区域性颈淋巴清扫术中最常用的"肩胛舌骨上清扫"为例,介绍颈淋巴清扫术的大致手术步骤。

1. 设计下颌下弧形切口　切口后起乳突,前达颏下中点,其中部最低点在下颌骨下缘 2~3cm(相当于舌骨平面),可以适当下移。以美兰笔画线标记。

2. 切开　沿设计好的切口线,切开皮肤后,逐层切开皮下组织及颈阔肌。

3. 翻颈阔肌瓣　在颈阔肌层下,仔细翻瓣。翻瓣的范围:上界为下颌骨下缘上方,下界为肩胛舌骨肌上缘,前界为颏下区到对侧二腹肌前腹,颈上区到中线,后界为斜方肌前缘。

4. 按照"由前向后,自下而上"的原则清扫　先清扫双侧颏下区,再清扫下颌下三角。在下颌角前方下缘,解剖显露并保护面神经下颌缘支,分别切断、结扎面前静脉及面动脉远心端。分离、切断、结扎下颌下腺导管。觅得舌神经,切断下颌下神经节。切断面动脉近心端,需要修复重建时,应保留一定长度,双重结扎之。在肩胛舌骨肌上后方,肩胛舌骨肌与胸锁乳突肌交点水平,先自下而上,自前向后,逐步打开颈动脉鞘,显露颈动脉、迷走神经及颈内静脉,将颈部整块组织往后翻。接着,沿下颌骨下缘延长线切断腮腺下极;沿胸锁乳突肌内侧面解剖,在胸锁乳突肌上中份前缘,找到并解剖、保护副神经。保护舌下神经,分别清扫ⅡB及ⅡA区。最后,在椎前筋膜浅面,清扫Ⅲ区深面残余部分。完整拿下颈部整块组织。

5. 止血,冲洗,放引流,关创　麻醉师对患者升血压后,以双极电凝对创面进行彻底止血,必要时用丝线结扎或缝扎,缝扎腮腺下极。止血后,以温热蒸馏水冲洗创面。在下颌下、颈部共放置负压引流管2根,并固定。分三层(颈阔肌、皮下、反肤)关闭创面。

5. 手术台下,助手按颈部解剖区域分拣淋巴结,行病理学检查。

7. 术毕,经术者、麻醉师、巡回护士核对信息并签字后,患者入PACU。

三、腮腺浅叶肿瘤区域性切除术

发生于腮腺的肿瘤良恶性比约8∶2,大部分发生于腮腺浅叶。因此,腮腺浅叶肿物区域性切除也是最常见的腮腺术式之一。由于仅切除肿瘤及其周围部分腺体,因此适用于腮腺的良性及低度恶性肿瘤的切除,同时能够保留大部分腮腺组织和面神经的功能。

1. 沿耳前及下颌角后下方设计"S"形切口,切口上端位于耳屏前,下端延伸至下颌角下方,切口长度根据肿瘤大小和位置调整。以亚甲基蓝笔画线标记切口线。

2. 切开皮肤、皮下组织至颈深筋膜浅层及腮腺咬肌筋膜。

3. 翻颈阔肌瓣,在颈阔肌层下,仔细翻瓣。翻瓣范围,上界为耳屏前平颧弓,下界为下颌角下方2cm,前界为腮腺前缘,后界为胸锁乳突肌前缘。

4. 自下而上分离腮腺后缘与胸锁乳突肌前缘及外耳道软骨,显露腮腺后界。在此过程中于胸锁乳突肌表面保护颈外静脉及耳大神经。

5. 向后牵拉分离胸锁乳突肌并显露二腹肌后腹,于二腹肌后腹深面、外耳道软骨前份、茎突浅面寻找面神经总干,沿总干向前寻找颞面干、颈面干及各级分支并加以保护。

6. 根据肿瘤的具体部位,分离保护毗邻的面神经,并将肿瘤及周围部分腺体切除。

7. 冲洗创腔、充分止血:待血压升高后使用双极电凝,对于穿行于腮腺内的知名血管分支予以丝线结扎。

8. 置负压引流管 1 枚引流术区,缝扎腮腺残端以预防唾液腺瘘,对于腮腺被膜缺损严重者、可植入生物补片预防味觉出汗综合征的发生。

9. 分层严密缝合创口。

四、气管切开术

气管切开术是一种通过切开颈部气管前壁,建立临时或永久性气道通路的手术,气管切开术是口腔颌面外科医师必备的临床技能之一。常用于紧急气道管理、长期通气支持,颌面部重度多间隙感染或急性出血等情况。

1. 在颈部正中线,环状软骨下方约 1~2cm 处设计长度约 2~3cm 的水平切口或纵行切口。以亚甲基蓝笔画线标记切口线。

2. 沿切口线切开皮肤、皮下组织至气管前壁。

3. 在颈阔肌层下,沿颈白线向深面钝性分离,并用小拉钩向两侧牵拉带状肌,暴露气管前壁。此过程中偶见甲状腺下极,可向上游离牵拉,如仍遮挡气管前壁者可将甲状腺于中线处剖开缝扎,以显露气管前壁。

4. 触摸确认气管位置,必要时用注射器穿刺确认。在第 2~4 气管环之间行一横向或"T"形切口。

5. 根据患者情况选择合适的一次性气管套管。将气管套管插入气管切口,确认位置正确。

6. 将气管套管缝合固定在颈部皮肤上,防止滑脱。并连接呼吸机或氧气供应设备。

第四节　术后相关事项处理

一、气道处理

对于在口腔颌面头颈肿瘤的手术后需留置的鼻插管或气管套管,其相关参数如表 7-1 所示。

表 7-1　一次性气管套管相关参数　　　　　（单位：mm）

Jackson 标准	ISO 标准	外套管内径	外套管外径	内套管内径	长度
4	6.5	6.5	9.4	5.5	62
5	7.0	7.0	10.1	6.0	68
6	7.5	7.5	10.8	6.5	74
7	8.0	8.0	11.4	7.0	77
8	8.5	8.5	12.2	7.5	79
9	9.0	9.0	12.7	8.0	79
10	10.0	10.0	13.8	9.0	79

　　金属气管套管的内径数值（毫米）与其 ISO 标号相对应，例如 10 号气管套管内径即为 10mm，以此类推。在术后需注意以下问题。

（一）**保持鼻插管或气管套管的位置及通畅**

　　术后可能因呛咳或其他原因导致鼻插管或气管套管固定松脱，甚至脱出气道，应注意观察。气管套管固定线通常采用 1 号线，当固定线断裂、松脱或污染，应及时予以更换，重新固定，气管套管也可用固定绳于颈部两侧分别打结固定，打结固定时应注意松紧度，避免太松导致固位不牢而引起气管套管脱出；也避免太紧造成压迫，尤其是游离皮瓣的患者，避免对血管蒂造成压迫导致血管危象。松紧度以能在固定绳和颈部之间放入一指为佳。维持鼻插管和气管套管的通畅非常重要，相关注意事项及处理方法在护理章节会进一步详细介绍。

（二）**气切口出血的处理**

　　气切口如果出现出血情况，应尽可能明确出血部位，予以确切的止血处理，必要时进入手术室麻醉状态下止血。如无法明确出血部位，可考虑用碘仿纱条填塞气管套管与颈阔肌、皮下组织之间的间隙，进行填塞压迫止血，同时密切注意气切口的出血情况以及颈部的肿胀情况变化。

（三）**鼻插管或气管套管的拔除**

　　时间：在术后一定的时间，根据全身及局部情况，充分评估后，可考虑拔除鼻插管或气管套管。一般鼻插管在 2~5 天拔除，气管套管至少在术后 7 天以上拔除；当患者需术后放疗，应在拔管前与放疗医师沟通，评估放疗对局部区域肿胀的影响，如预估会对上呼吸道产生明显影响，建议在放疗过程中保留气管套管，且至少在放疗后 1 个月经过充分评估通过后，再拔除气管套管。

　　气管套管的更换：气管套管更换时间上一般在术后 5~7 天以上，此时气切口的瘘道已经形成,更换操作相对安全,如气切口有出血情况,可适当延长换管时间。在拔除气管套管前 24 小时应该将气管套管外口封闭,嘱患者平卧状态下心电监护观察其氧饱和度等生命体征变化,如有异常应及时去除外口封闭装置;如无异常一般在封闭一定时间后考虑拔除气管套管,拔除前可结合患者的血气分析指标进行综合评判。

更换气管套管应由两名医师和一名护士协同完成(其中一名医师建议为高年资住院医师及以上级别的医师),在心电监护下,将气切包准备好,如新套管有套囊,应将套囊充气,检查套囊是否漏气。先将患者口腔、鼻腔、气管套管内的痰液及分泌物吸净,待患者各项生命体征平稳的前提下,将气管套管固定线剪断,抽尽气管套管气囊内气体,使用气切包内的拉钩,将气切口两侧的组织拉开,充分暴露气切口,拔出旧套管后应尽快将新套管置入,确认气管套管位于气管内后予以缝线固定或固定绳打结固定。如有气囊,应注入适量气体。

充分评估符合拔除气管套管条件后,拔除气管套管的前期准备工作同上,拔管时,保持吸引管头超出气管套管内口外 1cm,一边吸引,一边连同气管套管慢慢退出,避免气管套管内口处的痰痂在拔管过程中遗留在气道内形成堵塞。气管套管拔除后,再一次把口腔内分泌物吸净,鼓励患者咳嗽咳痰。局部可用凡士林纱布覆盖或填塞,再予以纱布覆盖,表面可用胶布减张粘贴。嘱患者在咳嗽、说话时局部给予适当压迫,防止痰液外渗出,影响气切口愈合。每天更换局部敷料,并用干盐水棉球擦拭气切口内壁分泌物,以利气切口闭合。同时在拔管后,应密切注意患者的呼吸情况及氧饱和度变化。

二、伤口处置

口腔颌面头颈肿瘤的手术切口涉及口腔颌面、颈部、胸部、手臂、腹部、大腿及小腿等诸多部位。其中大多数的颌面颈部、胸腹部、手腿部创口为Ⅰ类创口;口内创口或与口内相通的创口为Ⅱ类创口即污染创口;少部分炎症、坏死、脓性创口为Ⅲ类创口即感染创口。针对不同类型创口的处理将分为:创口情况的观察、创口的清洁换药和缝线的拆除三部分。创口情况的观察包括皮瓣的观察,头颈部创口的观察,供区创口的观察。皮瓣观察的相关内容见第十九章第二节。

(一)头颈部创口的观察

口腔颌面头颈部创口的观察主要是观察创口的渗出情况、肿胀情况和愈合情况。在手术的最初几天,创口可能会有渗出,负压引流管内渗出物的性质一般以淡红色血性最常见。而后渗出量会逐步减少,性状由血性向组织液、浆液性渗出转变。如术后 5 天渗出量仍较多,要明确渗出液来源。如渗出液的性状出现浑浊,甚至脓性或伴有异味,要考虑口内外瘘或创口内感染的存在,如发现瘘口,应尽早探明源头,分析原因,同时留取渗出液做细菌培养及药敏实验,针对性调整抗生素,同时充分引流,冲洗创口。如渗出量较多,且为鲜红色,同时伴有术创局部肿胀,血凝块形成,应考虑创面出血,需采取必要的措施进行止血清创。

若局部有创面皮肤或黏膜充血红肿、皮温增高、皮纹消失、触痛等症状,应考虑局部创口感染,需明确感染产生的原因,如创口肿胀伴有明显的波动感,说明局部有积液积脓,应及早打开并充分引流,必要时给予局部清创冲洗。

对于骨重建术后的患者,要观察牙齿的咬合情况,如发现咬合关系紊乱,应采用颌间结扎、制备斜面导板等措施及时予以纠正;如患者术后有张口困难或者需颌间结扎,应密切关注患者的呼吸状态。

(二)皮瓣或植皮供区创口的观察

观察内容包括:敷料的松紧度、创口的渗出肿胀情况、愈合情况,并做出相应处理。要避免包扎过紧,影响供区局部血液供应而产生缺血性改变或回流障碍。松紧度适中的标准为包扎好后观察局部组织的充盈情况。

要关注供区的愈合情况,供区创面大多存在不同的张力,对于张力大的创面要严密观察,必要时拆除部分缝线减张,避免因局部张力过大导致组织缺血坏死,甚至骨筋膜室综合征的产生,如局部出现缺血坏死的情况,在解除张力的情况下,对坏死的组织要择期进行清创换药,以利创口愈合。

(三)创口的清洁换药

当手术创口有明显渗出、分泌物集聚、敷料松脱或过紧引起疼痛时,应该对创口进行清洁换药。根据创口类型的不同,创口清洁换药的要求也不一样,换药时应先移除原有敷料,操作时应该从两侧向切口方向揭开,以免创口撕裂。如遇敷料粘连严重时,切勿强行撕下,应局部进行适当湿敷后再行移除。对于体表的创口,一般使用酒精或含碘消毒液进行消毒,对于口内或组织深部的创面、气管套管的清洁一般使用盐水棉球,擦拭时应该遵循由内向外,由中心向四周的原则,避免逆向消毒操作。换药的频率按照创面渗出的情况而定,一般为1~2天一次,对于渗出较多的创面,也可一日多次清洁换药。

对于供区,如发现敷料渗出明显,应及时更换,以防渗出干燥后形成硬结,对创面及植皮区形成压迫,影响移植皮片的成活。加压包扎的敷料如明显松脱,也应去除松脱敷料,清洗创口后,重新加压包扎,如发现所植皮存在水泡或坏死部分,应将水泡内的液体抽出,局部凡士林纱布覆盖;如存在坏死部分,应该视情况将坏死区域修剪掉。

换药时应注意保护患者隐私,有爱伤观念,操作动作要细致、准确、轻柔。如存在多处手术创口,应先换无菌创口,再换污染创口,最后换感染创口。每给一位患者换药后,医师应该消毒洗手,避免交叉感染。换药完成后,器械、敷料以及其他相关物品应按照要求放在规定区域。对于特殊感染者,器械应专门消毒灭菌。

(四)缝线的拆除

缝线的拆除时间:颌面皮肤表面的缝线一般在术后 7 天左右拆除,6-0 的缝线拆线时间略晚,一般在术后 10 天左右拆除;口内的缝线拆线时间一般在 7~10 天,口内皮瓣的缝线可延迟到术后 2~3 周拆除;对于前臂的创口,一般在术后 10 天可拆除大部分缝线;对于胸腹部、背部、腿部、手臂其余的缝线,一般在术后 2 周拆除;对于局部张力较大或患者体质较弱、低蛋白血症导致创口愈合能力不佳的患者,可适当延迟拆线时间;对于面颈部愈合较好的创口或出现严重缝线反应的创口,可考虑提早至 5~7 天拆除缝线。

患者的全身情况也是术后观察的重点之一,包括氧饱和度、呼吸、心率、心律、实验室指标等内容。

三、引流装置、碘仿纱条的处理

(一)引流装置的观察

引流装置的观察内容包括两部分,即引流装置是否在位有效;引流物的性状、量。引流装置包括:各种规格的负压引流管、引流皮条、烟卷引流等。负压引流物性状及量的观察:根据手术部位、时间的不同,引流量也不相同,术区引流量在手术当天及术后第一天最多,随后应逐步递减,同时还应结合观察引流区的肿胀、引流物的性状情况,如引流量较大,伴有引流区的肿胀,创面渗血,引流物以血性为主或有血凝块,要考虑局部出血、血肿形成,应采取必要的止血、清除措施;如引流物清亮,要考虑腮腺腺体的唾液腺瘘,应给予腮腺组织的加压,必要时可局部放射线照射;如引流物为乳白色,要考虑胸导管损伤引起的乳糜漏,应给予禁食,同时在颈内静脉角外侧进行加压,对于有游离皮瓣的患者,应尽量避免加压,加压后要注意局部的肿胀情况以及患者呼吸情况,以防乳糜液进入胸腔、纵隔,影响呼吸;如引流物浑浊,伴有异味,提示口内外瘘发生或局部炎症发生,如考虑口内外瘘发生,应采取相应措施,尽量消除口内外交通,如考虑局部炎症,应留取负压引流物进行细菌培养和药敏试验,再行局部创面冲洗;如术后 1~2 天,引流量很少甚至为 0,要检查引流管是否通畅,引流球是否能形成负压,必要时及时更换。

(二)引流装置的拔除

拔除时间:橡皮引流片一般在术后 48 小时内撤除,在撤除前应评估局部引流情况,必要时重新置入新的引流皮片或其他引流装置。对于有脓性分泌的创面,橡皮引流片应在 24 小时内更换。负压引流应该根据引流量来决定拔管时间,一般引流量在 20mL/d 以下,且稳定 2~3 天,即可考虑拔除;如引流量持续较多,可适当延后拔管时间,但一般不建议超过 10 天,以免产生局部粘连;对于血管瘤、或引流区位置深在,拔除后无法重新建立有效引流的创面,可适当延后拔管时间;对于局部引流物较多的创面,在拔除负压引流装置后,应重新放置橡皮引流片或其他引流装置。

拔除操作步骤:首先用酒精或碘酊棉球消毒局部,再剪断引流装置的固定线,继而解除负压引流的负压状态,将引流管缓慢、轻柔地拉出体外,尽量将引流管内的血凝块、引流物连同引流管一起拔出,避免遗留在体内,引起感染。操作尽量轻柔,避免粗暴操作引起血管或其他组织的损伤。拔除引流装置后,可适当挤压局部组织,将残余引流物排出,进一步消毒引流口,敷料覆盖。仔细检查拔除的引流装置是否完整,避免遗留在体内。然后将拔除物放置到医疗废弃物指定放置区域。

(三) 碘仿纱条的处理

拆除时间:上颌骨次全切、颌骨开窗口以及暴露组织面的碘仿纱条,一般在术后 7 天予以拆除;植皮区的碘仿纱条一般在术后 10 天拆除;如创面深部用于压迫止血作用的碘仿纱条,一般可在术后第 3、5、7 天或术后第 4、6 天分阶段撤除。如局部肿胀、疼痛等碘仿刺激症状明显或出现发热,且考虑由碘仿引起,应及早拆除碘仿纱条。

拆除步骤:先用盐水棉球或酒精棉球消毒局部创面,再剪断碘仿的固定线,可考虑局部使用利多卡因喷雾剂进行表面麻醉,减轻患者疼痛。血管钳夹住裸露在外的碘仿纱条,轻轻旋转数圈后,用两把血管钳,交替将纱条缓缓抽出,待到合适长度后剪断,注意不要暴力将纱条直接迅速抽出,导致患者疼痛和创面开裂,同时记录抽出碘仿纱条的长度,计算并记录留存纱条的长度,局部适当加压,避免出血。对于上颌骨次全切除术后的碘仿纱条,可将表面凡士林纱布轻轻揭开后,将其内的碘仿纱条分根抽出,最后用盐水棉球将最底层的纱条或凡士林纱布轻轻与创面剥离,避免纱条整体移除时导致的疼痛和出血。完全拆除碘仿纱条后,应仔细检查创面,进一步确认无碘仿纱条残留于创面内。

第五节　内镜辅助下的微创诊疗

一、内镜概论

内镜旧称内窥镜,是一种可以将照明光线和适当的器械导入人体自然或人为管道和腔隙的手术工具。内镜与显微镜的不同之处在于,显微镜只能直线观察和操作,而内镜可以多角度的观察和操作,还可以是软管内镜弯曲地进入深部和隐蔽的管腔或者手术区域。内镜下进行的操作统称为内镜技术。随着当今医学对功能性和微创外科的要求越来越高,口腔颌面头颈部又与耳鼻咽喉紧密相邻,内镜技术也通过耳鼻咽喉扩展到了口腔颌面外科和口腔颌面头颈肿瘤的诊断与治疗。

内镜技术具有准确、精细和微创的特点。临床中,以小切口剥离出手术腔隙,插入内镜镜头和各种精细器械,通过肉眼观察监测显示屏幕可以完成切开、剥离、电凝、冲洗、缝合、修复等一系列手术操作,与传统的手术野直视下手术相比具有如下优势:①手术切口隐蔽,瘢痕少,皮神经损伤小;②通过内镜的放大系统,解剖层次清晰,避免因盲视下操作导致血管神经的损伤;③手术损伤小,并发症少,术后反应轻;④术后恢复快,住院时间短。目前内镜技术已广泛应用于各类辅助诊断和微创手术中。当然,内镜技术也有其不足之处,包括:①手术时间略有增加,手术费用相对较高;②机器设备投入多,需要经过特殊技术培训;③内镜系统虽有不同角度,但受到器械和操作空间的限制,仍有一些手术无法在内镜下完成,还需通过传统开放式手术完成。总之,我们可以在内镜下完成很多手术和操作,但它并非万能,要掌握好适应证,必要时结合导航技术和机器人,将为口腔颌面头颈肿瘤的诊断与治疗带来诸多便利。

口腔颌面头颈部的有些肿瘤位置比较深在和隐蔽,如舌根部、咽后和咽旁间隙、翼腭窝与颞下窝等,常规开放式的手术有时会受到不同程度的限制或者需要较大的创伤来完成。这时可通过内镜技术来达到目的。内镜辅助下的微创诊疗在口腔颌面头颈肿瘤中的应用主要分为辅助诊断和辅助手术两个方面。

二、内镜辅助诊断

(一)舌根肿瘤辅助诊断

舌根肿瘤是口腔颌面颈部常见的肿瘤,内镜检查的主要目的是明确肿瘤的范围、与周围组织的关系和活检明确性质等。电子喉镜(或者纤维喉镜)因具备实时成像特点及可弯曲的外形,配合窄带成像技术,可以清楚地动态观察口咽和喉咽部病变范围,发现一些黏膜及黏膜下的早期病变,对于一些可疑病变,可采取黏膜表面麻醉下局部微创活检来明确诊断。

舌根肿物内镜检查或活检的操作要点:检查时患者可采取坐位或平卧位,坐位时检查者立于患者对面;平卧位时位于患者头位。电子喉镜选择鼻腔较通畅的一侧进入,也可于鼻腔内滴血管收缩剂呋麻滴鼻液减轻鼻黏膜肿胀,内镜管径顺鼻咽部向下到达口咽部,观察病变范围,黏膜表面色泽,有无溃破、出血、坏死、伪膜等变化,肿块与周围组织结构的关系。对怀疑口咽部恶性病变的患者可通过电子喉镜下的 NBI 技术,观察黏膜表面血管变化,一般出现褐色斑点状分布或血管扩张扭曲成蛇形分布考虑恶性可能较大。选用适当角度开口的活检钳或异物钳在病变黏膜处多点进行组织采样,术后 2 小时禁食禁水,当天宜温凉半流饮食,避免引起活检部位出血。

（二）口腔颌面头颈部潜在腔隙和间隙内以及位置深在肿瘤的辅助诊断

一些口腔颌面头颈部位置深在或者潜在腔隙和间隙内的占位性病变,在确定手术方案前需要明确其性质,有时穿刺也有一定困难,这时我们可以考虑用内镜辅助技术来进行微创手术活检。由于病灶位置较深,多需全麻,少数病例如为相对较容易达到的部位也可局麻,如有些上颌骨或上颌窦的肿瘤侵入鼻腔者,可局麻经鼻内镜直接活检。术前准备主要包括详细的病史,三维 CT 或者 MRI,内镜与导航仪器及手术器械和其他常规手术前准备。手术径路以就近便利原则进行选择,可以经鼻、经口腔、Caldwell-Luc 径路并经过上颌窦,或者颈部小切口内镜辅助。通过这些途径可以用内镜技术（有时辅助导航）对鼻腔、张口困难的口腔深部、咽后间隙、咽旁间隙、翼腭窝与颞下窝及上颌骨升支内侧的病变予以精确定位的活检。

三、内镜辅助手术

内镜辅助手术适用的口腔颌面头颈肿瘤,主要以良性肿瘤为主,也可用于少数较小的可以达到安全切缘的恶性肿瘤。内镜辅助的主要目的是在同样切除肿瘤的基础上减小创伤和达到美容要求。

（一）上颌骨囊肿

上颌骨囊肿由于发病位置较深,早期多无症状,就诊时往往囊肿已巨大、突入到鼻腔或上颌窦腔内,患者出现面颊部、唇龈部明显隆起肿胀,并对周围骨质形成压迫吸收。传统手术方式多为经牙龈翻瓣径路或前庭沟径路,术中需广泛分离面部软组织,切除部分上颌骨前部骨质,手术创伤大,术后患者面部肿胀、麻木,且易出现上颌窦瘘及囊肿复发等并发症,对于巨大颌骨囊肿,采取开窗治疗还会严重影响患者饮食。随着内镜技术的发展,内镜下鼻内开窗治疗上颌骨囊肿获得了较好的疗效。内镜技术比开放式入路的重建技术简单,避免了经口开放手术相关的后遗症,包括牙列改变、口腔鼻窦瘘、慢性鼻窦炎和较长的恢复期,还可通过门诊内镜进行监测。

手术径路的选择和操作过程　多种内镜术式已用于上颌骨囊肿的治疗,大体上说,内镜下上颌窦窦口径路适用于囊肿位于上颌窦后外侧壁的患者;内镜下下鼻道开窗径路适用于上颌窦内壁、下壁的囊肿;内镜下鼻底开窗适用于上颌骨囊肿突至鼻底,但尚未进入上颌窦的患者;内镜下泪前隐窝径路适用于大部分的上颌骨囊肿患者,尤其是囊腔内含牙或牙根以及囊肿与上颌窦存在明显间隔的患者。术前必须完善颌面部 CT 检查,明确囊肿与上颌窦各壁的位置关系,选择合适的径路。病情复杂,例如需要同时处理牙齿或者需要修复牙槽瘘管等情况,可采用鼻腔、口腔联合径路治疗。

内镜下上颌骨囊肿手术的要点是要充分利用 30°、45° 和 70° 成角内镜对上颌窦进行全景观察,实现病变的广泛暴露,再选用不同方向带角度的弯头上颌窦钳切除突入生长在上颌窦腔内的囊壁组织。为保证引流通畅,可用动力系统扩大上颌窦自然开口,如行下鼻道开窗,尽量向前、向下开放以保护鼻泪管开口。对于囊肿累及的牙齿应从患者年龄、恒牙/乳牙、前牙/后牙、病牙/受累健牙、牙髓活力、松动度、囊肿性质和随访条件等多方面综合考虑。如含牙囊肿中的恒前磨牙或切牙应尽可能保留。未萌出的第三磨牙、倒置阻生牙或多生畸形牙常需拔除。若受累恒牙妨碍了囊肿的完全切除或严重松动,也可在囊肿手术中一并拔除。最后术腔的填塞常用带水囊的 Foley 尿管填塞于窦腔内压迫止血,一端经上颌窦口引出于鼻腔外,套上橡皮指套,便于观察引流物容量和色泽。鼻腔填塞常用可降解纳西棉。术后 2~3 天根据引流量放水囊,抽出 Foley 尿管。术后 7~10 天内镜下清理鼻腔填塞物。

(二)咽旁间隙、翼腭窝与颞下窝肿瘤

咽旁间隙、翼腭窝、颞下窝位置较深,结构复杂,故手术难度较大。传统的手术径路主要分为经口、颈侧、腮腺及颌颈径路等。传统的经口径路无面部瘢痕,但术野暴露差,损伤大血管及神经的风险较大。颈外径路虽术野好,但创伤较大,恢复慢,若术中行下颌骨截骨则会对患者术后的咀嚼功能产生一定影响。将内镜应用于此类肿瘤切除术,如经口内镜辅助径路,可以在内镜直视下将肿瘤与重要的血管神经仔细解剖分离,减少颅神经损伤的发生率且更容易发现小的出血点,术中解剖与止血同时进行,有效避免传统口内径路手术中盲目操作造成正常组织损伤的情况。传统的颈外径路亦可采用内镜辅助手术,充分发挥内镜视野好,可以放大图像的优势,将深部难以窥清的组织和一些细微的结构全部变为直视下的放大图像,对减小手术创伤(如减小颈部手术切口,不切断下颌骨和面神经)及缩短手术时间极为有利。

根据肿瘤大小、侵及范围及与周围血管神经的关系可分别采用以下两种内镜辅助手术径路:经口内镜辅助径路和经颈内镜辅助径路。

(1)经口内镜辅助径路:肿瘤距离颈部皮肤较近者、来源于腮腺组织或体积巨大者可采用经颈内镜辅助径路。手术具体方法:于下颌缘下方 2cm 处平下颌缘行一长 3~4cm 切口,切开皮肤和颈阔肌,电刀分离皮下组织直至暴露咽旁间隙。内镜辅助下用血管钳钝性分离组织至肿瘤表面,寻找并解剖颈动脉、颈内静脉及第Ⅸ~Ⅻ颅神经,在内镜直视下用超声刀沿肿瘤边缘完整切除肿瘤。术中若发现肿瘤为起源于第Ⅸ~Ⅻ颅神经的鞘瘤或恶性肿瘤,且与血管神经粘连严重甚至完全包绕时,可酌情结扎与肿瘤粘连的血管与神经。

（2）经口内镜辅助径路:距离口腔较近且为有包膜的良性肿瘤行经口内镜辅助径路。手术具体方法:患者仰卧位,撑口器打开口腔,用电刀于口内肿瘤最凸起处做一纵形切口长 3~4cm,若扁桃体阻碍术野则先行扁桃体全切术。在内镜直视下用血管钳钝性分离咽上缩肌和翼内肌,进入解剖间隙,在探明肿瘤与血管神经的位置关系后沿包膜完整剥离肿瘤。

（三）内镜下甲状腺切除术

传统的甲状腺切除术主要以颈部横切口为主,但此种术式遗留的手术瘢痕会严重影响患者颈部的美观。近年来,微创手术逐渐进入临床并取代传统的大创口手术,内镜下甲状腺切除手术也逐渐应用于临床。利用皮肤穿孔代替原有的手术切口,用内镜放大术野,便于识别血管,保护喉返神经,有效降低出血、感染等并发症的发生。同时内镜手术缩小了手术切口,缩短术后恢复时间,避免术后瘢痕带来的心理影响。目前内镜下甲状腺切除术主要分为两大类:一类是内镜辅助下甲状腺切除术,另一类是全内镜下甲状腺切除术。

1. 内镜辅助下的甲状腺切除术 该术式基于传统手术方式,以内镜提供手术视野,利用精细的微创手术器械进行甲状腺肿物切除。具体方法:在胸骨上切迹 1~2cm,平行颈纹做一长 1.5~2.0cm 切口。分离皮瓣上至甲状软骨水平,下至胸骨上切迹水平,两侧达胸锁乳突肌外缘。无需充气,提拉皮瓣,置入内镜,在内镜视频辅助下进行甲状腺手术,手术中辅以超声刀技术。

2. 全内镜下甲状腺切除术 该术式常见的手术入路包括自上而下的经口入路、自下而上的经胸乳入路和侧方的经锁骨下及经腋窝入路。

经口入路内镜手术是在口腔前庭正中做一 1.5cm 切口置入内镜 Trocar,在两侧尖牙与第一磨牙之间的位置分别做一切口,置入操作 Trocar。从口腔前庭分离至胸骨上切迹作为操作腔隙。经胸乳入路内镜手术于乳晕连线中点上方 1~3cm 做一切口置入内镜 Trocar,在双侧乳晕做弧形切口,置入操作器械。手术腔隙由 CO_2 气体支撑。经锁骨下入路内镜手术于两锁骨中线下 3cm 处各取一切口,分别作为 30° 内镜入口和主操作器械口,并于患侧颈部取一切口作为辅助器械操作口。经腋窝入路内镜手术患侧上臂屈 135°、外展 45°、肘关节屈曲 90° 充分暴露腋窝。Trocar 切口为距腋窝 4cm 腋前线上,两个操作 Trocar 位于内镜的上下 3cm 位置,手术腔隙由 CO_2 气体支撑。

（张陈平 周晌辉 石润杰 刘剑楠 谈亦然 刘浏 江晨艳）

参 考 文 献

1. 王宇,胡宇慧.西京手术室临床工作手册.西安:第四军医大学出版社,2012.

2. 李敏.手术室管理规范与操作常规.北京:中国协和医科大学出版社,2018.

3. 钟玲,陈吉,刘世喜.图解耳鼻咽喉-头颈外科手术配合.北京:科学出版社,2015.

4. 李六亿,刘玉树.医院感染管理学.北京:北京大学医学出版社,2010.

5. 王兴,张志愿.口腔颌面外科临床解剖学.济南:山东科学技术出版社,2011.

6. 张志愿,石冰,张陈平.口腔颌面外科学.8版.北京:人民卫生出版社,2021.

7. 张陈平.舌癌的间室外科.中国癌症杂志,2013,23(12):937-940.

8. 张志愿.口腔颌面外科学.7版.北京:人民卫生出版社,2019.

9. 邱蔚六.口腔颌面外科理论与实践.北京:人民卫生出版社,1998.

10. 韩德民,周兵.鼻内镜外科学.2版.北京:人民卫生出版社,2012.

11. 刘政,易彬,江晨艳,等.内镜辅助下咽旁隙肿瘤切除术的临床应用.中国耳鼻咽喉颅底外科杂志,2019,25(02):183-187,192.

12. 姜舒文,孙鹏,关炳生,等.腔镜甲状腺手术的发展历程与进展腹腔镜外科杂志,2018,23(04):241-244.

13. JAIN K,GOYAL P.Endoscopic surgical treatment of maxillary odontogenic cysts.Int Forum Allergy Rhinol,2015,5(7):602-604.

14. MARINO M J,LUONG A,YAO W C,et al.Management of odontogenic cysts by endonasal endoscopic techniques:a systematic review and case series.Am J Rhinol Allergy,2018,32(1):40-45.

15. ISERI M,OZTURK M,KARA A,et al.Endoscope-assisted transoral approach to parapharyngeal space tumors.Head & Neck,2015,37(2):243-248.

16. RUSSELL J O,NOURELDINE S I,AL KHADEM M G,et al.Minimally invasive and remote-access thyroid surgery in the era of the 2015 American Thyroid Association guidelines. Laryngoscope Investig Otolaryngol,2016,1(6):175-179.

第八章

口腔颌面头颈肿瘤的内科治疗

头颈肿瘤的内科治疗包括化学治疗（chemotherapy）、分子靶向治疗（molecular targeted therapy）、免疫治疗（immunotherapy）等系统治疗方法。不同于外科治疗和放射治疗，内科治疗属于全身性抗肿瘤手段，在头颈肿瘤治疗中发挥重要作用，尤其对于复发转移性、不可切除的局部晚期头颈肿瘤，内科治疗是主要的治疗方法。

第一节　口腔颌面头颈肿瘤内科治疗概述

一、肿瘤内科治疗的目的

1. 对于局部晚期的患者，通过药物治疗可以降低肿瘤负荷，达到可切除肿瘤降期或不可切除肿瘤转化为可切除的目的，便于后续的手术切除和放射治疗，以最大限度保存功能，根治肿瘤。

2. 通过药物治疗可以抑制肿瘤活性，消灭亚临床灶，减少肿瘤局部复发和远处转移概率。

3. 对于极晚期患者，通过内科药物治疗，可以控制肿瘤生长，改善全身症状，提高生活质量。

二、肿瘤内科治疗的原则

1. 根据肿瘤的病理类型选择最有效的药物。一线用药失败后，可根据药物敏感性检测结果选择较敏感的药物治疗，以取得最大疗效。

2. 除了不能耐受药物毒性外，应采用多药联合方案治疗，不主张单药化疗。即选择几种作用机制不同、对细胞增殖周期作用互补、毒副作用相异的几种药物联合治疗，通常不超过四种药物。

3. 内科药物治疗要与其他抗肿瘤方法有机结合,取长补短,依靠其间的协同效应增加疗效。如联合外科手术、放疗、热疗等局部或分子靶向治疗、免疫治疗等全身治疗方法。

4. 兼顾药物的最大疗效和毒性耐受,既要达到杀灭肿瘤的目的,也要尽量降低药物的不良反应,以最大限度保证患者的生活质量。

三、肿瘤内科治疗的适应证

口腔颌面头颈部的解剖结构复杂,涉及多个器官,多种病理类型,以及不同的病理分期,实施内科药物治疗的目的和指证是有所区别的。目前,化疗是肿瘤内科治疗的基础,根据需要往往要与分子靶向药物或免疫检查点类药物联合使用,化疗的选择应考虑以下几个方面。

1. 根治性化疗(definitive chemotherapy)　以治愈为目的的化疗,如头颈部恶性淋巴瘤和多发性骨髓瘤等淋巴造血系统肿瘤,对化疗较敏感,通过单纯化疗或化疗联合靶向、免疫治疗,就可达到较高的完全缓解率和远期生存率,对这类肿瘤实施的化疗要充分考虑到药物的剂量强度和治疗周期,以及后期的维持治疗。

2. 诱导化疗(induction chemotherapy)　又称新辅助化疗(neoadjuvant chemotherapy)或初始化疗(initiative chemotherapy),指在未经过任何治疗之前实施的化疗,其目的是通过化疗为后续的治疗创造条件,以提高局部可控率或远期生存率。如局部晚期的口腔癌、口咽癌、鼻咽癌等,在手术前、放疗前所采取的化疗都属于此列。

3. 辅助化疗(adjuvant chemotherapy)　手术或放疗后对于恶性程度高、易发生局部复发或远处转移的肿瘤,可考虑进一步实施化疗,如软组织肉瘤、骨肉瘤、恶性黑色素瘤等。其主要目的是通过消灭机体内残余的微转移灶和亚临床病灶,降低发生远处转移和局部复发率。

4. 姑息性化疗(palliative chemotherapy)　发生远处转移或局部复发已无手术指征的恶性肿瘤,为了减轻痛苦,控制病灶发展,提高生活质量所采取的化疗。要权衡药物疗效和毒性之间的关系,更注重获得较高的生活质量。

5. 介入性化疗　属于化疗药物的局部应用,借助 DSA 技术经肿瘤的供血动脉直接向肿瘤区输注化疗药物,短时间内使靶区达到超高的药物浓度,从而增加对肿瘤细胞的杀伤率。对于脉管畸形的硬化治疗或某些抗肿瘤生物制剂,也可以采用直视下的瘤腔药物注射,应严格选择药物和掌握注射技巧,但对于恶性肿瘤不主张瘤腔内注射化疗药物。

6. 头颈部鳞癌的分子靶向药物主要是表皮生长因子受体(EGFR)抑制剂,

如西妥昔单抗、尼妥珠单抗、阿法替尼等,这类药物联合化疗用于复发转移性头颈鳞癌的一线治疗。抗肿瘤血管生成类药物可作为唾液腺肿瘤、软组织肉瘤、黑色素瘤的联合治疗或二线治疗。其他的分子靶向药物仅在基因测序的基础上,在标准治疗失败的复发转移性头颈部恶性肿瘤中尝试使用。

7. 免疫检查点抑制剂 PD-1　单抗联合化疗适用于复发转移性头颈部鳞癌的一线治疗,在 PD-L1 表达阳性,即联合阳性指数(CPS>1)的患者,也可以采用 PD-1 单抗单药治疗。

8. 营养支持治疗。

第二节　内科治疗肿瘤的一般流程

内科治疗肿瘤的抗肿瘤药物普遍具有毒性,医师需经严格的专业训练才能使用,治疗方案的选择应遵循有关指南,并充分考虑患者的个体差异,疑难病例还应经 MDT 讨论。通常肿瘤的内科治疗遵循以下工作流程。

一、治疗前评估

(一)肿瘤情况评价

为明确治疗目的、制订治疗方案提供可靠依据,获取基线数据为疗效评价提供有效信息,包括临床分期、病理类型、肿瘤标志物和基因检测结果等。

(二)全身状况评估

全身状况评估包括各系统一般状况评估和体能状态评估,明确基础疾病情况,判断对治疗的耐受程度,为治疗计划制订提供参考。记录各脏器功能基线值,为可能出现的药物相关不良事件判定提供依据。

1. 治疗前常规检查　包括一般检查(血尿常规、肝肾功能、血糖、胸部 CT、心电图或心功能、肺功能、甲状腺功能等);深静脉血栓风险评估;感染性疾病的相关检查;育龄期妇女的妊娠试验。

2. 患者体能状况评价　体力状况(performance status,PS)是肿瘤内科治疗前评价患者一般健康状态的重要指标,用于初步评价患者对治疗的耐受能力,常用的评价系统有以下 2 个。

(1)Karnofsky 功能状态评分:为百分制计分法,得分越高,则健康状况越好,一般 70 分以上才能考虑化疗(表 8-1)。

(2)Zubrod-ECOG-WHO 评分:为五分制计分法,评分越低,则健康状况越好,通常不大于 2 分才能考虑化疗(表 8-2)。

表 8-1　Karnofsky（KPS，卡氏）功能状态评分标准

体力状况	评分
正常，无症状和体征	100
能进行正常活动，有轻微症状和体征	90
勉强可进行正常活动，有一些症状和体征	80
生活可自理，但不能维持正常生活和工作	70
生活能大部分自理，但偶尔需要别人帮助	60
常需人照料	50
生活不能自理，需要特别照顾和帮助	40
生活严重不能自理	30
病重，需要住院和积极的支持治疗	20
危重，临近死亡	10
死亡	0

表 8-2　Zubrod-ECOG-WHO 评分标准

身体状况	评分
正常活动，与起病前活动能力无差异	0
症状轻，生活自理，能自由走动及从事轻体力活动，包括一般家务或办公工作，但无法从事较重体力活动	1
能耐受肿瘤的症状，能自由走动及生活自理，白天卧床时间≤50%	2
肿瘤症状严重，白天卧床时间>50%，但还能起床站立，部分生活自理	3
病重卧床不起，生活不能自理	4
死亡	5

（三）治疗前与患方沟通

应充分交代预后、不同治疗方法可能达到的疗效及可能引起的不良反应或风险，了解患方治疗意愿及预期、经济承受能力等。

（四）肿瘤内科病史采集记录要点

除记录既往手术、放疗史外，需着重依时间顺序、按疗程依次记录内科治疗方案、药品名称、单次剂量、给药途径、治疗效果等；是否发生治疗相关不良反应和不良反应种类、时间、程度及后续处理情况；计算体表面积。

二、治疗计划的制订及治疗前准备

（一）制订治疗计划

明确治疗指证排除禁忌证后制订治疗计划,包括:治疗目的、治疗类型、预计疗程、每疗程间隔时间、应用药物名称、单次剂量、给药途径等。

（二）告知及签署知情同意书

使患者了解预期治疗效果和风险,排除因未知、恐惧而产生的焦虑,保障治疗顺利进行。

（三）治疗通路的建立

需采用中心静脉导管（如股静脉置管、外周导入中心静脉导管）或植入式静脉输液港等中心静脉通路输注。

（四）其他建议及准备

建议治疗开始前戒除烟酒;女性尽量避开经期,育龄期患者需避孕;治疗前做好全身及口腔清洁。治疗环境清洁、温度适宜、安静舒适,室内紫外灯消毒,每日开窗通风,避免感染。

三、治疗的实施

治疗实施期间,医师需填写化疗观察表;核实治疗前准备是否就绪;开具治疗处方及用药医嘱;核实医嘱执行情况及给药进度;核实化疗毒性解救药物的剂量和使用时间,监测血药浓度;观察毒副反应,一旦出现及时处理。

四、不良反应的监测及处理

不良反应的监测及处理见本章第五节。

五、疗效评价及方案更改

疗效评价见本章第四节,根据评价结果决定该阶段治疗方案是否继续使用或需做出更改。

第三节　常用药物及治疗方案

近年来,口腔颌面头颈肿瘤内科治疗药物迅猛发展,化疗药物更加多元化,同时还相继涌现了分子靶向药物以及免疫检查点抑制剂等,大大改善了晚期口腔颌面部恶性肿瘤的预后。同时,临床医师可选择的组合方案更加丰富,既可以多种化疗药物联合使用,也可以化疗联合靶向或免疫,还可靶向联合免疫治疗等多种组合,都显示出良好的疗效。

一、化疗药物

(一)烷化剂

作用机制:能和细胞的功能基因起烷化反应的一类药物。

代表药物:环磷酰胺、异环磷酰胺、氮芥等。

作用特点:细胞周期非特异性药物。

(二)抗代谢类

作用机制:主要是通过干扰核酸代谢而影响 DNA 合成。

代表药物:5- 氟尿嘧啶(5-Fu)、甲氨蝶呤(MTX)、培美曲塞、吉西他滨。

作用特点:细胞周期特异性药物,主要作用于 S 期。

(三)植物类

药物来源:来源于天然植物的抗肿瘤药物。

代表药物:长春新碱、依托泊苷、多西紫杉醇、紫杉醇、羟基喜树碱。

作用特点:主要抑制肿瘤细胞必需蛋白质的合成。

(四)抗肿瘤抗生素类

药物来源及作用机制:一类微生物培养液中提取的,通过直接破坏 DNA 或嵌入 DNA 而干扰转录的抗肿瘤抗生素。

代表药物:放线菌素 D、阿霉素、表柔比星、平阳霉素、博来霉素。

作用特点:阻止肿瘤细胞的转录过程,抑制 DNA 及 RNA 合成。属周期非特异性药物,但对 S 期细胞有更强的杀灭作用。

(五)激素类

作用机制:通过特异性与激素受体结合而发挥作用。

代表药物:性激素、肾上腺皮质激素(地塞米松、强的松)。

作用特点:抑制肿瘤细胞 DNA 的复制与细胞分裂,从而影响细胞的生理功能。

(六)杂类(铂类)

作用机制:独特的抗癌机制和广泛的抗癌谱。

代表药物:顺铂、奈达铂、卡铂、洛铂、奥沙利铂。

作用特点:属于细胞周期非特异性药物,主要通过进入肿瘤细胞后与 DNA 形成 Pt-DNA 复合物,从而介导肿瘤细胞坏死或凋亡。

二、分子靶向药物

(一)以 EGFR 为靶点的药物

例如:尼妥珠单抗、西妥昔单抗以及阿法替尼等,主要用于头颈部鳞癌。

（二）以 CD20 为靶点的药物

例如：利妥昔单抗，主要用于 CD20 阳性的 B 细胞型恶性淋巴瘤。

（三）以血管通路分子为靶点的药物

例如：恩度、贝伐单抗、安罗替尼、阿帕替尼等，主要用于恶性黑色素瘤、难治性肉瘤及腺癌等高转移性恶性肿瘤。

（四）其他分子靶向药物

包括达拉非尼、吉非替尼、伊马替尼等，主要用于复发或转移性头颈部恶性肿瘤的治疗，且必须通过基因检测证实相应靶点突变。

三、免疫检查点抑制剂类药物

免疫检查点抑制剂主要包括细胞毒 T 淋巴细胞相关抗原 -4（CTLA-4）抑制剂、程序化细胞死亡蛋白（PD-1）抑制剂以及程序化细胞死亡配体 -1（PD-L1）抑制剂等。

（一）CTLA-4 抑制剂

目前只用于晚期头颈部恶性黑色素瘤。

（二）PD-1 抑制剂

用于复发或转移性头颈部鳞癌（帕博利珠及纳武利尤单抗）；恶性黑色素瘤（特瑞普利、帕博利珠及纳武利尤单抗）；难治性肉瘤、腺癌等的末线治疗等。

（三）PD-L1 抑制剂

目前暂无药物获批用于头颈部肿瘤。

四、口腔颌面头颈常见肿瘤的常用内科治疗方案

（一）头颈部鳞癌（一线）：TPF 方案

1. T：多西他赛，P：顺铂，F：5- 氟尿嘧啶，N：尼妥珠单抗，E：西妥昔单抗。

2. 用法用量　多西他赛、顺铂 75mg/m² 静脉滴注 1 天，5- 氟尿嘧啶 750mg/m² 连续泵注 120h。

3. 类似方案　N（E）-TPF/N（E）-TP/N（E）-PF/TP/PF。

4. 二线方案　MTX：甲氨蝶呤单药，20mg/m² 静脉滴注 1 天，每周维持直至无法耐受或疾病进展。

（二）头颈部非霍奇金恶性淋巴瘤（一线）：CHOP 方案

1. C：环磷酰胺，H：阿霉素，O：长春新碱，P：强的松，R：利妥昔单抗。

2. 用法用量　环磷酰胺 750mg/m² 静脉滴注 1 天，阿霉素 50mg/m² 静脉滴注 1 天，长春新碱 1.4mg/m² 静脉推注 1 次，强的松 100mg/d，连续口服 5 天。

3. 与靶向药联合方案　R-CHOP。

4. 二线方案　DICE 方案,顺铂 25mg/m^2、异环磷酰胺 1g/m^2(美司纳解救)、依托泊苷 60mg/m^2、地塞米松 10mg,第 1~4 天静脉滴注。每 21 天重复 1 个周期。

(三)霍奇金恶性淋巴瘤(一线):ABVD 方案

1. A:阿霉素,B:博来霉素,V:长春新碱,D:达卡巴嗪。

2. 用法用量　阿霉素 25mg/m^2 静脉滴注 1 天,博来霉素 10mg/m^2 静脉滴注 1 天,长春新碱 1.4mg/m^2 静脉推注 1 次,DTIC 375mg/m^2 静脉滴注 1 天,2 周后重复一次,4 周为一个周期。

(四)口腔黏膜恶性黑色素瘤(一线):CVD 方案

1. C:顺铂,V:长春新碱,D:达卡巴嗪,E:恩度。

2. 用法用量　顺铂 75mg/m^2 静脉滴注 1 天,长春新碱 1.4mg/m^2 静脉推注 1 次,达卡巴嗪 375mg/m^2 静脉滴注 4 天,恩度 210mg 连续泵注 72h,3 周为一个周期。

3. 与靶向药联合方案　E-CVD。

4. 二线方案　白蛋白紫杉醇 260mg/m^2,静脉滴注 1 天,3 周为一个周期。

(五)骨肉瘤(一线):Hi-MAP 方案

1. M:甲氨蝶呤,A:阿霉素,P:顺铂,E:恩度。

2. 用法用量　顺铂 60mg/m^2 静脉连续滴注 2 天,阿霉素 75mg/m^2 静脉滴注 1 天,甲氨蝶呤 8~12g/m^2 静脉滴注 1 天(1 周 1 次,连续 2 周),恩度 210mg 连续泵注 72h,4 周为一个周期。

3. 与靶向药联合方案　E-MAP。

(六)头颈部软组织肉瘤

头颈部软组织肉瘤种类繁多,根据是否对化疗敏感,可分为高、中、低敏感性,本手册主要介绍高敏感性软组织肉瘤的一线化疗方案。主要为以蒽环类药物为基础的化疗方案:多柔比星,表柔比星,多柔比星脂质体,AD(多柔比星、达卡巴嗪),AIM(多柔比星、异环磷酰胺、美司钠),MAID(美司钠、多柔比星、异环磷酰胺、达卡巴嗪)。

第四节　疗效评价标准

对于口腔颌面头颈肿瘤的疗效评价标准,首先需要基线水平确定可测量病灶的大小和数量,规范测量方法,在治疗和随访中通过靶病灶的改变评判疗效,主要参考实体瘤的 RECIST 1.1 评价标准。近些年随着免疫治疗的兴起,诞生了 i-RECIST 评价标准。i-RECIST 评价标准避免了因免疫治疗出现假性进展而停止治疗的情况。

一、RECIST 1.1 评价标准

肿瘤病灶基线的定义:分为可测量病灶和不可测量病灶。

1. 可测量病灶　肿瘤至少在一个方向上可以准确测定,最长直径≥10mm,记录最长直径;对于可疑淋巴结,短轴必须≥15mm,记录短轴大小。大小通过CT 或 MRI 扫描确定。

2. 不可测量病灶　包括小病灶(短径小于 15mm 的淋巴结)和无法测量的病灶(如腹水、积液等)。

3. 靶病灶　对所有的可测量病灶在治疗前进行记录、测定和编号,定义为靶病灶。单个器官的可测量病灶最多为 2 个,全身所有可测量病灶最多可达到5 个。

4. 非靶病灶　所有其他的可测量病灶以及确定的不可测量病灶(数量没有限制)。

5. 疗效评价　标准如表 8-3 所示。

表 8-3　RECIST 评价标准

疗效等级	描述
完全缓解(CR)	所有靶病灶消失;无非靶病灶;无新发病灶
部分缓解(PR)	靶病灶的直径之和较基线减少≥30%;非靶病灶未转移;无新发病灶
疾病进展(PD)	肿瘤缩小未达到部分缓解,增加又未达到疾病进展
疾病稳定(SD)	靶病灶的直径之和较基线增大≥20% 或出现新发病灶或非靶病灶明显的进展;上述三者靶病灶之和绝对值增长≥5mm

二、i-RECIST 评价标准

1. 可测量和不可测量病灶的定义、靶向病灶的数量与位置与 RECIST 1.1相同。

2. RECIST 与 i-RECIST 评价标准主要的差异在于 PD 的确认,详见表 8-4。

3. 新增免疫待确认的疾病进展(immune unconfirmed progressive disease,iUPD)(治疗期间出现的新发病灶)以及已证实的疾病进展(immuneconfirmed progressive disease,iCPD)(下次评估发现更多新发病灶或原有新发病灶增大(新发靶病灶之和≥5mm,或新发非靶病灶增大)。

4. 在此评价模式下,iUPD 之后可再次出现 iSD、iPR 或 iCR,即只要 iCPD 未得到证实,就要循环持续评价并记录未证实的原因。

表 8-4 RECIST 与 i-RECIST 评价标准差异

	RECIST	i-RECIST
新病灶与 PD 关系	出现新病灶即定义为 PD	新病灶定义为 iUPD
PD 确认	不需要	需要 4 周后再次肿瘤评估,如出现靶或非靶病灶大小增加、新病灶增加≥5mm、新的非靶病灶进展及出现另外的新发病灶,则定义为 iCPD
治疗情况	出现 PD 即停止治疗	只有出现 iCPD 才停止治疗

第五节 常见不良反应的预防及处理

化疗药物最常见的不良反应是血液毒性、消化道毒性。靶向药物也存在一些显著的毒性反应,如西妥昔单抗的皮肤毒性。免疫检查点抑制剂具有广泛的免疫相关不良反应。这些都可造成治疗中断、延迟,进而影响疗效,严重者甚至引起死亡,因此不良反应的预防和处理在抗肿瘤治疗中具有重要意义。

一、血液系统毒性的预防及处理

骨髓抑制是化疗药最主要的剂量限制性毒性,主要表现为白细胞减少、贫血、血小板减少。白细胞减少主要表现为中性粒细胞减少,中性粒细胞减少性发热(FN)是其最主要的并发症。

中性粒细胞减少症:应采用粒细胞集落刺激因子(G-CSF)进行治疗。对于 FN 发生风险高的化疗方案,和 FN 中度发生风险的方案伴有患者相关因素(如年龄超过 65 岁、既往化疗史、近期外科手术史、FN 史、体力状况差等)者,建议预防性使用 G-CSF。

贫血:可使用促红细胞生成素(EPO)治疗。血红蛋白降至 60g/L 以下或经 EPO 治疗未好转者,可进行输血治疗。

血小板减少:可通过注射白细胞介素 -11(IL-11)、促血小板生成素(TPO)进行治疗。当血小板低于 10×10^9/L 或患者伴有出血倾向时,可输注血小板。

二、消化道反应的预防及处理

1. 恶心呕吐 止吐治疗的原则是预防,即在呕吐发生之前预防性使用止吐药。针对高致吐性化疗方案(如 TPF 方案、CVD 方案等),推荐使用奥氮平、NK1

RA、5-HT3 RA 和地塞米松联合进行预防性治疗,控制急性/迟发性呕吐。预防性治疗后仍可出现需要解救的突破性呕吐,其治疗原则是在原方案中增加不同类型的止吐药。预期性呕吐预防的关键是每次化疗都充分做好止吐,治疗主要依靠情绪放松、催眠、音乐等行为疗法。

2. 食欲不振 停药后可较快恢复,一般无需特殊处理。亦可给予助消化的药物,或孕酮类药物改善食欲。

3. 腹泻 腹泻每日超过 5 次或出现血性腹泻,应停止化疗并给予止泻药,减低胃肠蠕动(如洛哌丁胺)。必要时行抗感染治疗。宜补充营养,维持电解质平衡,注意纠正低钾血症。

4. 便秘 注意大便的次数及性状,避免干酪性食物和精制食物,进食富含纤维素的食物,多饮水,恰当应用粪便软化剂或缓泻剂,必要时进行灌肠处理。

三、泌尿系统毒性的预防及处理

肾毒性是顺铂的剂量限制性毒性,顺铂单次剂量大于 $40mg/m^2$ 时应进行水化利尿。甲氨蝶呤亦可通过碱化尿液、水化利尿预防肾损伤。异环磷酰胺和环磷酰胺可导致出血性膀胱炎,通过美司钠进行预防。

四、心脏毒性的预防及处理

化疗的心脏毒性发生率低,但易出现不可逆性改变,应充分预防。蒽环类药物具有较强的心脏毒性,如阿霉素累积剂量应控制在 $450\sim550mg/m^2$ 以内,宜延长静脉点滴时间。可使用表柔比星、吡柔比星等心脏毒性较低的蒽环类似物,或使用脂质体包裹的阿霉素以降低心脏毒性。一旦发现心功能的异常改变应立即停药。

免疫治疗引发的心脏毒性虽罕见,但其导致的心肌炎死亡率高达 50%,及时识别并使用糖皮质激素进行治疗通常有效。如激素治疗 24h 无反应,可加用其他免疫抑制剂(如英夫利昔单抗等)。

五、肺毒性的预防及处理

化疗的肺毒性是一种严重不可逆的远期毒性,尚无有效治疗手段,必须充分预防。用药前应对患者身体状况全面评估,严格控制肺毒性药物的使用剂量,如博来霉素累积剂量应控制在 300~450mg 以内。肺毒性一旦发生应立即停药,并及时应用大剂量激素救治,必要时配合抗生素预防感染。

肺毒性是免疫检查点抑制剂相关不良反应中死亡率最高的,占比约 35%,一旦出现应暂停免疫治疗,必要时请呼吸内科会诊。发生重度免疫治疗相关性肺炎应永久停止免疫治疗。

六、神经系统毒性的预防及处理

化疗药物的神经系统毒性发生率较低,其防治主要是促进药物排泄和应用特定药物解毒。水化、利尿等措施可促进药物快速排出体外。出现严重的神经精神症状应立即停药。

免疫治疗的神经毒性较罕见,包括重症肌无力、格林-巴利综合征、周围神经病变、无菌性脑膜炎、脑炎和横贯性脊髓炎等。出现中重度神经毒性,建议请神经内科会诊,必要时暂停或永久停用免疫治疗。

七、皮肤黏膜毒性的预防及处理

抗癌药物可对皮肤、黏膜造成毒害作用,引起全身或局部的毒性反应。

皮肤毒性一般可逆,无需特殊处理。部分药物发生皮肤过敏反应的概率较高,应做必要的过敏试验,出现过敏应立即停药,可预防性或治疗性使用抗过敏药物(如糖皮质激素和抗组胺类药物)。化疗引起的脱发多可逆,无需特殊处理,亦可以通过止血带和戴冰帽的方法减少毛囊对化疗药物的摄取。

西妥昔单抗最常见的不良反应为痤疮样皮疹。1级皮疹无需特殊处理。2级皮疹可外用抗生素凝胶;病变位于头皮的患者可使用2%红霉素洗剂;如病变以脓疱为主,可口服抗生素。出现3级皮疹应暂停西妥昔单抗,经治疗好转后方可继续用药(治疗方法同2级皮疹)。

抗癌药物直接引起的口腔黏膜细胞损伤称为直接性口腔炎,预防措施主要有:保持口腔卫生,减少对口腔黏膜的不良刺激,摄入足量液体。其治疗原则是减轻痛苦、避免恶化、防止感染、改善进食。由化疗导致骨髓抑制产生的继发性口腔黏膜炎症称为间接性口腔炎。间接性口腔炎的细菌性感染可通过口腔漱洗或全身应用抗生素治疗。真菌感染可应用抗真菌药,或碳酸氢钠溶液漱口。病毒感染的处理原则为缓解症状、避免继发细菌感染、促进愈合,可局部外涂红霉素软膏,或氯己定漱口。血小板减少引起的间接性口腔炎可造成黏膜出血或血肿,可局部应用止血药并对症治疗血小板降低。

八、内分泌系统毒性的预防及处理

内分泌毒性发生率低,多为一过性,不必特殊处理。糖皮质激素类药物的应用可造成血糖升高,需限制饮食,必要时用胰岛素治疗。

免疫治疗相关的内分泌毒性通常较轻,其毒性常不可逆,后续需长期行内分泌替代治疗。治疗中出现内分泌异常症状时应暂停免疫治疗,通过合适的替代性内分泌治疗达到症状改善后,可重新开始免疫治疗。应警惕肾上腺危象、甲状腺危象、严重低钙血症和酮症酸中毒等潜在致死性疾病的发生。

第六节　围肿瘤内科治疗期的营养治疗

肿瘤内科治疗可在根本上改善头颈肿瘤患者的营养不良,特别是利于部分患者治疗后吞咽困难疼痛症状的缓解,及营养状况的相应改善。但抗肿瘤药物的消化道相关毒性反应又会影响患者的营养状态,降低了对治疗的耐受程度,导致治疗减量、中断甚至中止,影响疗效。因此围肿瘤内科治疗期间,需对患者营养状况进行管理,适时尽早营养治疗,降低因营养不良导致的剂量减低或治疗中断风险,改善生活质量。

一、围肿瘤内科治疗期患者营养状况的评估

营养状况的评估由营养筛查、营养评估及综合评价三个层次逐级进行。

(一)营养筛查

入院 24 小时内进行,目前应用最广的是营养风险筛查 2002(NRS 2002)。NRS 2002<3 分者,每疗程结束后需再次筛查。

(二)营养评估

入院 48 小时内完成,建议治疗中多次评估,营养干预前亦需评估。目前首选工具是患者主观整体营养状况评估量表(PG-SGA),每疗程后应重新评估。

(三)综合评价

NRS 2002≥3 分和 / 或 PG-SGA 评价为重度营养不良的患者,需综合评价进一步了解营养不良的原因、程度及类型,入院 72 小时内由专业人员主导完成。

(四)营养状态的定期动态评估

患者营养状况随时间及治疗过程变化,治疗期间应定期动态评估,以便早期发现干预。营养治疗中也应进行评估,以了解疗效,并及时调整方案。

二、围肿瘤内科治疗期的营养治疗

(一)营养干预的时机

评估为营养不良或营养风险者应及时营养治疗。治疗绝对指征:体重丢失≥20%,PG-SGA 定性评估为重度营养不良,PG-SGA 评分≥9 分的非终末期患者;相对指征为:体重丢失在 10%~19%,PG-SGA 定性评估为中度营养不良,PG-SGA 评分 4~8 分。

治疗期间如每日摄入能量低于60% 目标需要量超过 1~2 周,或预计 7 天及

以上不能进食,或因摄入不足致体重丢失时,建议营养治疗。

（二）营养治疗途径

1. 营养教育和膳食指导　贯穿治疗全程,包括计算能量和营养素,建议食物性质或营养素组成等。建议少食多餐,增加进餐频率,保证摄入营养总量,鼓励摄入高能量、高蛋白质的食物。

2. 肠内营养（EN）　经营养教育与膳食指导后,进食量仍不满足营养需要时需营养治疗,遵循"只要肠道功能允许,应首先使用肠道途径"原则,勿盲目使用肠外营养。

（1）口服营养补充（ONS）:治疗期间出现经口摄入减少所致营养不良时,结合 ONS 可改善能量和蛋白质摄入,提高生活质量并稳定体重,改善生存期。

（2）管饲营养:头颈肿瘤患者因吞咽困难及疼痛,严重口腔黏膜炎等导致经口摄入不足时,可管饲肠内营养。

3. 肠外营养（PN）　当严重黏膜炎或严重胃肠道功能受损,经口进食和肠内营养仍无法满足营养素需求时可联合肠外营养。肠内营养完全不可行或耐受不良的可全肠外营养。肠外营养建议全合一或预装工业化多腔袋制剂。

（三）围治疗期体力活动

体力允许范围可选择合适的运动方式和运动量,或在专业教练指导下行体能锻炼,适量有氧和/或抗阻训练可帮助维持肌肉量。

（四）营养治疗相关的吞咽困难

吞咽困难的患者应在康复指导下吞咽练习。经管饲肠内营养治疗期间,鼓励继续锻炼保持吞咽功能,功能恢复后尽快脱离管饲。

（五）围肿瘤内科治疗期常见营养相关不良反应的预防和处理

治疗期间应对影响患者食物摄入的症状进行干预,除药物外,对一些围肿瘤内科治疗期间常出现的症状,也可从饮食营养方面予以调节。

（1）食欲缺乏:给予有营养的小份膳食。

（2）味觉迟钝:增加食物色香味。

（3）口干:增加多汁饮食,必要时使用人工唾液。

（4）吞咽困难:调整食物质地分量,采用利于吞咽的体位。

（5）口腔黏膜炎:进食柔软光滑的常温食物,可辅助漱口液。

（6）腹胀:少量多餐,餐后适当行走,避免肥腻、产气食物及奶制品和碳酸饮料。

（7）腹泻:开始可仅食液体,逐步至无渣、低渣软食,再至正常饮食。忌油腻辛辣、刺激过冷及纤维素多的食物,必要时药物治疗。

（8）便秘:增加新鲜蔬菜水果、全谷制品,必要时药物治疗。

（任国欣　马旭辉　吴云腾　宋浩　郭伟）

参 考 文 献

1. 鞠侯雨,郑家伟,孙沫逸,等.口腔颌面头颈部鳞癌超声热化疗中国专家共识[J].中国口腔颌面外科杂志,2020,18(3):193-198.

2. Burtness B,Harrington K J,Greil R et al.Pembrolizumab alone or with chemotherapy versus cetuximab with chemotherapy for recurrent or metastatic squamous cell carcinoma of the head and neck(KEYNOTE-048):a randomised,open-label,phase 3 study.[J].Lancet,2019,394: 1915-1928.

3. 倪军,张力.肿瘤免疫治疗相关不良反应研究进展.中华内科杂志,2021,60(1):84-89.

4. 华雨薇,赵林.免疫治疗相关不良反应研究进展.中华肠胃外壳杂志,2022,25(3):271-276.

第九章

口腔颌面头颈肿瘤的放射治疗

放射治疗（简称放疗）是利用放射线杀灭肿瘤细胞的一种局部治疗手段。大约 60%~70% 的恶性肿瘤患者需要以放疗作为根治性治疗手段或放疗作为综合治疗的组成部分。放疗也是口腔颌面头颈肿瘤的重要治疗方式之一。

第一节 放疗的指征和原则

目前常用的放疗射线种类包括不带电的光子线（X 射线和 γ 射线）和带电的粒子线（电子线、质子、重离子等）。多种高精度的放疗技术，如三维适形调强放疗（IMRT）、图像引导放疗（IGRT）、立体定向放疗（SRS/SBRT）等已广泛应用于临床。先进的放疗设备如 TOMO、赛博刀、质子 / 重离子加速器等也层出不穷。目前最常用于口腔颌面头颈肿瘤临床治疗的是直线加速器光子线的调强适形放疗技术。

调强适形放疗技术是精准放疗技术的一种。它通过调整照射野形状和照射野内不同位置放射线的输出剂量强度，不仅使放疗高剂量区与肿瘤病变（靶区）在三维位置和形状一致（位置适形），亦可以实现肿瘤靶区内部和表面各点的等剂量均匀照射（剂量适形）。调强放疗不仅可以对肿瘤靶区进行高剂量精确的照射，而且可以对周围的正常组织和器官进行最大限度的保护（图 9-1）。调强放疗的实施流程包括以下步骤：①放疗模具制作以确保治疗时体位的固定和正确性（如制作口腔支架或口模保护牙龈和黏膜；采用热塑面罩、发泡垫等固定体位），后进行 CT 扫描定位；②放疗医师精确勾画肿瘤照射范围（靶区）及周边正常器官组织，并确定靶区剂量；③医学物理师进行计划设计，尽可能达到肿瘤剂量完全覆盖的同时并保护周围正常器官功能；④治疗计划的审核和验证；⑤放疗计划的实施。每一个环节和步骤需要放疗团队进行严格的质控，以保证整个放疗流程的精确实施。

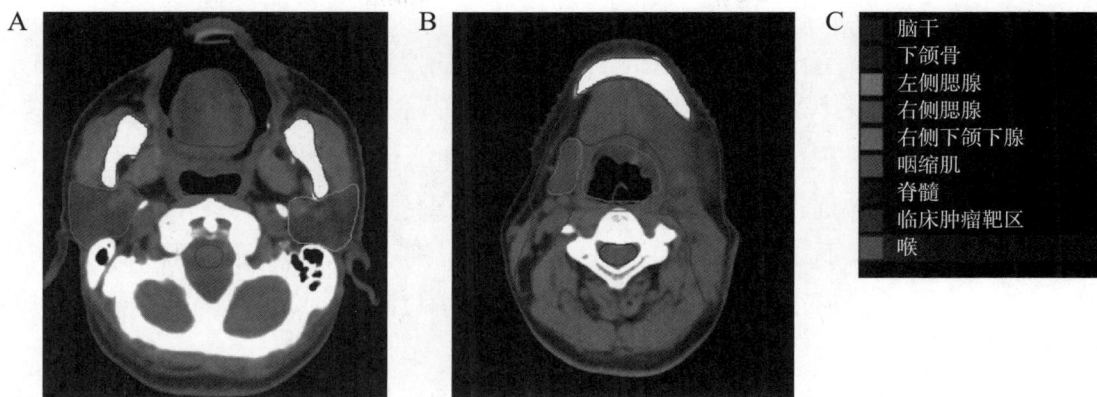

图 9-1　放疗的靶区与正常组织勾画示意图
A. 舌体层面的临床靶区及正常组织勾画示例
B. 口底层面的临床靶区及正常组织勾画示例　C. 临床靶区及正常组织命名

一、放疗指征

　　放疗是口腔颌面头颈恶性肿瘤治疗的重要组成部分。对于口腔癌、口咽癌以及唾液腺癌，手术联合术后辅助放疗是主要的治疗方式；对于选择非手术治疗的口咽癌，根治性放疗是主要的治疗模式；对于晚期患者，姑息性放疗也是常用的治疗选项。下面将分述三种治疗模式中放疗的指征。

（一）术后辅助放疗

　　局部晚期（Ⅲ~Ⅳ期）口腔癌、口咽癌患者均应接受术后放疗。口腔癌应首选术后辅助放疗而非根治性放化疗。一项研究分析了美国国家癌症数据库中6 900 例接受术后辅助放疗或根治性放化疗的头颈部鳞癌患者，研究结果显示：相对于根治性放化疗，手术联合术后辅助放疗能够带来更好的生存获益。

　　术后辅助放疗应在术后 6 周内进行，具有一般危险因素者（T3、T4，N2、N3，淋巴结位于Ⅳ区或 V 区，脉管侵犯，周围神经浸润），建议术后单纯放疗。切缘阳性 / 不足或淋巴结包膜外侵者建议同期放化疗。美国放射治疗协作组（RTOG）9501 和欧洲癌症研究与治疗组织（EORTC）22931 两项国际多中心、随机对照临床试验均对比了局部晚期头颈鳞癌接受术后放疗，联合大剂量顺铂同期化疗或术后单纯放疗的疗效。对两项研究的联合分析显示，针对切缘阳性和 / 或淋巴结包膜外侵的高危患者，术后同期放化疗会带来明显的生存获益。铂类是最常用的同期化疗药物。局部晚期（Ⅲ~Ⅳ期）的唾液腺癌患者均应接受术后放疗，术后放疗的指征如下。

　　（1）T3、T4 患者，术前已有神经侵犯症状（如有麻木、面瘫等），肿瘤邻近或侵及面神经（包括面神经保留术式），瘤体最大径 >4cm。

（2）术后复发患者的挽救性手术,复发率高。

（3）病理报告有下列一项或多项指征者:①切缘阳性;②肿瘤近切缘（<5mm）;③神经及周围侵犯;④骨或软骨侵犯;⑤大血管及周围组织侵犯;⑥淋巴结转移;⑦淋巴结包膜外侵犯或淋巴管内见癌栓;⑧病理恶性程度高、高度侵袭性（如高度恶性黏液表皮样癌、未分化癌、鳞癌、唾液腺导管癌等）。

（4）术中有以下 1 项或多项指征:①无瘤原则不够,如切破肿瘤;②手术怀疑有肿瘤残留;③肿瘤仅部分或大部分切除;④中、高级别腮腺恶性肿瘤未做腮腺全叶切除。

对于 T1、T2N0 的早期腺样囊性癌,国内外指南均推荐进行术后放疗。其他早期唾液腺癌术后病理或组织学检测提示有危险因素（肿瘤高级别、切缘阳性、脉管侵犯、周围神经浸润等）,同样推荐行术后放疗,剂量通常为 60~66Gy。对于术后具有高危因素的唾液腺癌,仍无足够证据表明是否同期放化疗会优于单纯放疗。北美放射治疗协作组针对这一热点问题设计了相关的多中心、随机、Ⅱ期临床试验 -RTOG 1008,以期明确术后放疗联合同期化疗对比目前标准治疗手术 + 术后放疗能否进一步提高具有高危因素的唾液腺肿瘤患者的疗效。这项研究的结果还未发表。

（二）根治性放疗

对于口咽癌患者,同期放化疗或诱导化疗联合同期放化疗是重要的治疗选项。目前尚缺乏手术（通常需要联合术后放疗或放化疗）与根治性放化疗比较的前瞻性随机对照研究。治疗方式的选择应基于肿瘤的大小、位置、手术后可能的功能障碍、手术或放疗医师的治疗水平和经验,因此建议多学科综合治疗团队对生活质量和治疗结局做出完整评估（治疗的有效性、功能维持、并发症等）后共同决定。早期和局部晚期的口咽癌均可选择根治性放化疗。局部病灶较大的患者（T3、T4）或手术有可能造成重要功能缺失时,可考虑同期放化疗。放疗剂量通常为 66~70Gy,可联合顺铂（80mg/m²,每 3 周 1 次,连续 3 次）。对于放 / 化疗后肿瘤残留或局部复发的患者,推荐接受挽救性手术。

HPV 感染与部分口咽癌发病相关,且 HPV 相关口咽癌较 HPV 非相关患者预后较好,虽然有一些临床研究提示对 HPV 相关口咽癌采用低强度治疗也能获得比较好的肿瘤控制,但目前指南推荐,除了参加临床试验的患者以外,临床上对这两类肿瘤仍采用相同的治疗方法。

（三）姑息性放疗

对于不适合手术及根治性放化疗的口腔颌面头颈肿瘤患者,以及复发转移患者,可以选择姑息性放疗以缓解患者的症状,减轻患者的痛苦,延长生存。临床上姑息性放疗又可分为高度姑息和低度姑息两种。高度姑息性放疗用于一般状况尚好的患者,所给剂量为根治量或接近根治量。低度姑息性放疗用于一般状况较差或病已到晚期,期望减轻症状的患者,剂量仅为根治量的 1/2 或 1/3,例如对骨转移灶的姑息止痛放疗。

二、放疗准备

为了放疗的顺利实施,并使患者得到最大化的获益,患者及医师需要进行多方面的准备。

(一)术后放疗的时机

头颈鳞癌患者推荐在术后 6 周内开始放疗。为了能在适宜时间段开始放疗,患者需在手术 3 周后开始行放疗准备工作,包括患者的一般情况评估、口腔及全身检查、术后影像学及实验室检查、进食吞咽及气道的处理、放疗定位等。

对存在病理高危因素的患者最好尽早开始放疗,否则会增加复发机会。除非患者全身情况差不能耐受放疗,否则即使伤口部分愈合不良、皮瓣部分愈合不良、气管插管或鼻饲管未拔,均不应推迟放疗时间超过 8 周,以免影响预后。

(二)放疗前影像学评估

术后颌面部增强 MRI 或 CT 的评估对于制订放疗计划和早期发现、早期复发特别重要,术后增强 MRI 为首选的检查方法。另外,影像学检查还可以评估术区有无积液等情况,帮助评估患者术后恢复情况。可进行胸部 CT 及腹部 B 超以评估是否存在远处转移。

(三)放疗前口腔处理

放疗前预估会出现张口困难的患者,应记录其最大张口限度,鼓励坚持开口训练并辅助理疗,以保持最大张口度和下颌动度,必要时使用开口器,逐渐增大开口度。开口训练有必要坚持至放疗结束后 3~6 个月。

为预防放射性骨坏死、减轻口腔反应及保证放疗剂量的准确性,放疗前应充分评估患者的口腔情况。有无金属(和其他在 CT 上产生伪影的材料)义齿或牙冠、龋齿、牙髓病、牙周炎、残根及无功能牙等。对可修复的龋齿应予充填治疗,磨光尖锐粗糙的牙尖和填充物,去除不良修复体。对无法保留的牙应予拔除,拔牙后对过高的牙槽嵴缘或骨尖应修平,并给予抗生素防止感染。对位于照射野内的金属义齿也应尽量拔除。活动义齿需在放疗终止一段时间后再使用,以免损伤口腔黏膜。放疗前拔牙手术与放疗至少相隔 1 周以上,以利于伤口愈合。

(四)气切管和鼻饲管的处理

长期的气管插管增加了气道黏膜损伤,增进了肺部感染机会,还会导致患者自主咳嗽、排痰及吞咽能力下降。现代的放疗技术造成放疗期间喉头水肿的风险很低,故放疗定位前能口鼻正常自主呼吸的患者应尽量拔除气切管。若考虑可能的窒息风险无法拔除时,应避免金属气切管,改为非金属材质。

鼻饲管也应尽量去除,嘱患者尽快恢复经口进食,以保证充足的营养及恢复吞咽功能。对于年龄较大(>65 岁)、营养状况较差或耐受性较差的患者,建议进行胃造瘘(详见第二十章第二节)。

(五)头颈部重要器官的保护

在放疗定位时,可以应用口模增加放疗靶区与周边正常组织的距离,以期减少正常组织的放疗剂量,从而可以减轻相应组织或器官的放疗副反应。常用的口模包括:前牙区口模、前牙区口模 + 偏侧压舌板以及定制化的口模。硬腭癌、软腭癌、上牙龈癌患者要定制前牙区口模,以减少口腔舌体放射剂量和副反应;同理,舌癌、舌根癌的患者也需要应用前牙区口模,以减少硬腭、软腭的放疗剂量。对于偏侧肿瘤如颊癌,可以应用前牙区口模 + 偏侧压舌板,可以减少舌及牙龈的放疗剂量(图 9-2)。

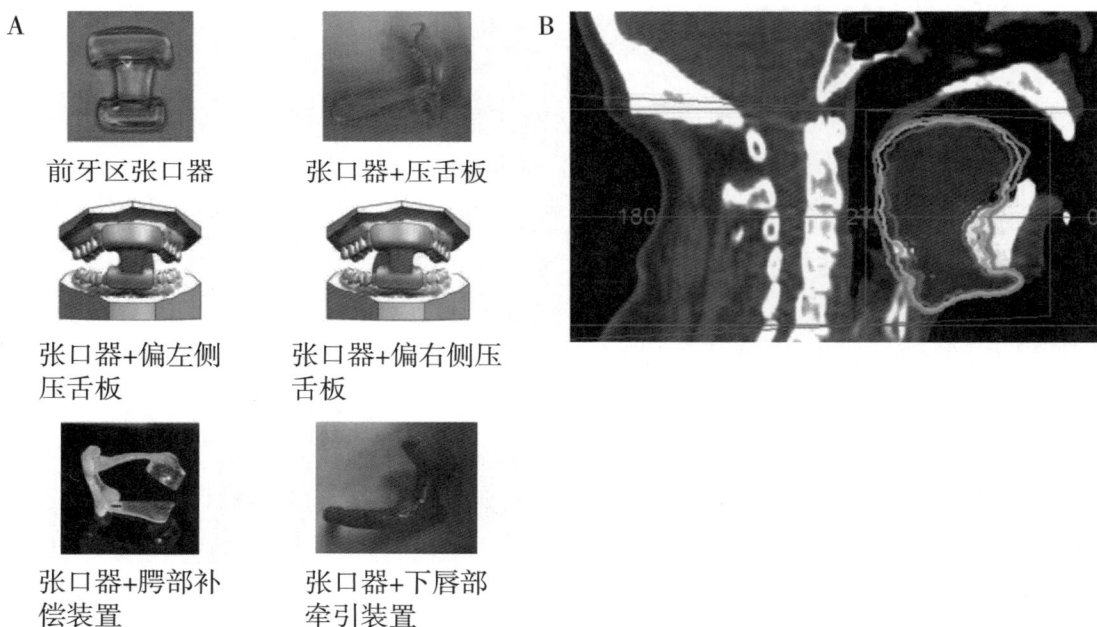

A

前牙区张口器　　　张口器+压舌板

张口器+偏左侧　　　张口器+偏右侧压
压舌板　　　　　　舌板

张口器+腭部补　　　张口器+下唇部
偿装置　　　　　　牵引装置

B

图 9-2　不同口模及应用
A. 不同种类的口模　B. 一例舌癌患者定位时配戴前牙区口模,
放疗计划显示可以避开软、硬腭等部位的照射

在制订放疗计划的时候应该注意危及器官的限量,主要危及的器官包括脑干、脊髓、视交叉、视神经、唾液腺、咽缩肌等。其中,咽缩肌包括上、中、下咽缩肌3 组,收缩时共同缩小咽腔,推食物入食管。放疗后局部肌肉可出现炎症、纤维化、水肿等,致使一些隐窝结构、管状结构消失,食物输送困难,引起吞咽困难、误

吸入气道等。在制订放疗计划时,对咽缩肌进行勾画并进行剂量限制,可以明显减少吞咽困难的发生率,并减轻其严重程度。

第二节　放疗相关不良反应及预防

放疗相关的不良反应虽然难以避免,但是可以通过预防及积极的处理来最大程度降低其严重程度,并推迟其发生时间。近年来,由于放疗技术及综合治疗的进步,毒副反应已经大幅降低。常见的放疗相关不良反应如下。

一、急性不良反应

1. 口腔黏膜炎(oral mucositis,OM)　OM 是头颈部肿瘤放疗中最常见的急性毒性反应,发生率高达 89%~100%,3~4 级 OM 的发生率可达 34%~57%。严重的口腔黏膜炎会影响患者的经口进食、睡眠、生活质量等,并可能导致放化疗中断、放化疗的剂量降低,进而影响放化疗疗效以及需要长期经静脉补液等导致医疗费用增加。口腔黏膜炎一般在第 2 周出现,从红斑发展到小点状溃疡,放疗中后期可融合成大片溃疡,患者会出现吞咽疼痛,影响进食和营养。患者需要在放疗期间注意口腔卫生,每天做好口腔清洁工作;对症处理疼痛,营养支持,预防合并感染。放疗开始时,患者可使用碳酸氢钠溶液漱口,该溶液能溶解黏液,松散食物残渣,维持口内的弱碱性环境,预防真菌感染的发生。含局麻药物的黏膜溃疡制剂有助于缓解口腔局部溃疡的疼痛。口腔黏膜炎一般在放疗结束后 2~3 周左右恢复正常。

2. 放射性皮炎　表现为表皮发红、色素沉着、干性脱皮和湿性脱皮。患者应保持放疗局部皮肤的清洁干燥,预防感染;充分暴露放射野皮肤,避免摩擦,穿着柔软、宽松的无领或低领纯棉衣物;放射野皮肤禁用刺激性清洁剂,不可贴胶布,禁止注射;避免日晒、红外线或激光照射等;切忌抓挠、搓揉放射区域皮肤。如出现瘙痒,只可轻轻拍打;采用药物预防或减轻放射性皮肤损伤的发生。皮肤反应在放疗结束后 2~3 周左右也会逐渐恢复。

3. 口干　口腔颌面部肿瘤放疗时大唾液腺通常与放疗靶区邻近,导致放射线对唾液腺的损伤,患者会出现口干症状。口干症可能严重损害患者的生活质量。这是因为口干症可能导致语音、味觉改变,营养不良、咀嚼和吞咽困难。口腔黏膜干燥也会改变口腔 pH 值,增加患者黏膜溃疡、龋齿和口腔感染的风险。采用减少唾液腺照射的放疗方案,有助于预防口干。使用人工唾液、嘱患者多饮水湿润口腔、针灸、中药等多种手段在一定程度上可以缓解口干。在放疗结束 1 年后多数患者的口干症状会基本恢复。

二、远期不良反应

1. 龋齿　放疗后数月,受照射牙周组织可发生萎缩,产生牙根暴露和牙本质过敏。唾液分泌减少使得口腔的自我清洁能力下降。牙冠变脆、易破裂,折断也较常见。放疗后如果需要拔牙或其他口腔问题处理均应及早实施。放射性龋与牙齿受照射剂量和放疗后口腔卫生密切相关。减少放射性龋的发生关键在于预防。

2. 张口困难和吞咽困难　此与咀嚼肌和吞咽相关的肌肉或颞下颌关节受照射有关。目前尚无有效治疗方法,因此重点在预防和早期进行康复训练。相关的功能训练应贯穿于放疗前、放疗后,并尽可能坚持下去,这可显著改善患者张口及吞咽困难症状,提高患者生活质量。

3. 放射性颌骨坏死　详见第十五章第一节。

（朱国培　嵇圣金）

参 考 文 献

1. SPIOTTO M T,JEFFERSON G,WENIG B,et al.Differences in survival with surgery and postoperative radiotherapy compared with definitive chemoradiotherapy for oral cavity cancer:a national cancer database analysis.JAMA Otolaryngol Head Neck Surg,2017,143(7):691-699.

2. BERNIER J,COOPER J S,PAJAK T F,et al.Defining risk levels in locally advanced head and neck cancers:a comparative analysis of concurrent postoperative radiation plus chemotherapy trials of the EORTC(#22931)and RTOG(# 9501).Head Neck,2005,27(10):843-850.

3. COOPER J S,PAJAK T F,FORASTIERE A A,et al.Postoperative concurrent radiotherapy and chemotherapy for high-risk squamous-cell carcinoma of the head and neck.N Engl J Med,2004,350(19):1937-1944.

4. BERNIER J,DOMENGE C,OZSAHIN M,et al.Postoperative irradiation with or without concomitant chemotherapy for locally advanced head and neck cancer.N Engl J Med.,2004,350(19):1945-1952.

5. CHOW L Q M.Head and neck cancer.N Engl J Med,2020,382(1):60-72.

6. MOSLEMI D,NOKHANDANI A M,OTAGHSARAEI M T,et al.Management of chemo/radiation-induced oral mucositis in patients with head and neck cancer:a review of the current literature.Radiother Oncol.,2016,120(1):13-20.

7. GREWAL A S,JONES J,LIN A.Palliative radiation therapy for head and neck cancers.Int J Radiat Oncol Biol Phys.,2019,105(2):254-266.

第十章

口腔颌面头颈肿瘤的生物免疫治疗

随着细胞生物学、分子生物学及基因技术的迅速发展，包括免疫治疗在内的肿瘤生物治疗在基础和临床研究方面都取得了巨大进步。特别是以西妥昔单抗（centuximab）靶向表皮生长因子受体（EGFR）的靶向治疗，以及以针对程序性死亡-受体1/细胞程序性死亡-配体1（PD-1/PD-L1）的免疫治疗，在过去数十年间取得了巨大的成功，使得生物免疫治疗的观念被广泛接受，成为除手术、化疗及放疗之后治疗口腔颌面部肿瘤的第四种肿瘤治疗模式。祖国传统医学中医中药作为一种肿瘤治疗的辅助手段，结合手术治疗和放化疗发挥着良好的调理作用，将一并在本章介绍。值得一提的是，本章所介绍的是已经经治疗指南推荐的药物及治疗策略，而众多具有前景的药物或方案的临床试验数据仍未公布，我们将在再版中更新相应的研究结果。

第一节　基因治疗

基因治疗（gene therapy）是指将遗传物质导入患者体内细胞，进行疾病的治疗和预防。针对口腔颌面头颈肿瘤的基因治疗基于癌变组织遗传改变及基因突变逐渐积累的生物学特点，通过在肿瘤细胞内进行基因导入，恢复正常的基因功能或阻断异常基因功能的发挥，逆转由于相应基因突变导致的细胞恶性表型。本节介绍目前常用及临床较有前景应用于口腔颌面头颈肿瘤的治疗药物或方案。

一、EGFR 抑制剂

单克隆抗体：西妥昔、尼妥珠、帕尼单抗。

小分子酪氨酸激酶抑制剂：阿法替尼、厄洛替尼、吉非替尼、拉帕替尼。

二、VEGFR 抑制剂

VEGFR 抑制剂：阿帕替尼、仑伐替尼、德立替尼、帕唑帕尼、阿昔替尼、雷莫芦单抗。

三、细胞周期蛋白依赖性激酶 4/6 抑制剂

细胞周期蛋白依赖性激酶抑制剂（cyclin dependent kinase，CDK）是一种丝氨酸 / 苏氨酸蛋白激酶，共有 13 个成员，包括 CDK1-CDK 13，其与细胞周期蛋白（cyclin）协同，成为调控细胞周期的重要因子。CDK4/6（cyclin dependent kinase 4/6，CDK4/6）的特异性激活与肿瘤的增殖密切相关，大约 80% 的人类肿瘤中存在 cyclin D-CDK4/6-INK4-Rb 通路的异常。CDK4/6 抑制剂可通过 G1 期细胞周期阻滞，阻止癌症的进展。

目前已上市的 CDK4/6 抑制剂包括帕博西尼（Palbociclib）、阿贝西利（Abemaciclib）、瑞博西尼（Ribociclib）、达尔西利（Dalpiciclib）、曲拉西利（Trilaciclib）等，目前该类药物适应证均为乳腺癌，但尚未获批用于头颈部肿瘤。该类药物的常见不良反应包括中性粒细胞计数降低、白细胞计数降低、贫血、血小板计数降低、皮疹、肝酶升高、恶心、淋巴细胞计数降低、骨骼肌肉疼痛、口腔黏膜炎、乏力及血肌酐升高。

p16 缺失是 HPV 阴性的头颈部鳞癌患者的标志性事件，而 p16 失活将导致 CDK4/6 过度激活，使得 CDK4 理论上是 HPV 阴性的头颈部鳞癌的一个潜在靶点。已有临床试验显示，CDK4 抑制剂在 HPV 阴性的头颈部鳞癌患者的治疗中具有良好的应用前景。

在黏膜恶性黑色素瘤中，CDK4/6 相关基因异常也高达 70% 左右，包括 CDK4、CCND1 的扩增和 CDKN2A 的缺失。因此也有学者将 CDK4/6 抑制剂在黏膜恶性黑色素瘤中进行了相关探索，在上海交通大学医学院附属第九人民医院张志愿院士及任国欣教授共同牵头开展的一项单臂、单中心的 II 期临床研究中，纳入了 16 例 CDK4 扩增的晚期口腔黏膜恶性黑色素瘤的患者，给予 Dalpiciclib 单药治疗，结果显示患者的客观缓解率为 12.5%，疾病控制率达到 81.25%，显示了 CDK4/6 抑制剂对口腔黏膜恶性黑色素瘤的治疗潜力。目前无论是头颈部鳞癌还是黏膜恶性黑色素瘤，该类药物均还处于临床试验阶段。

四、磷脂酰肌醇 -3- 激酶抑制剂

磷脂酰肌醇 -3- 激酶抑制剂（phosphatidylinositol 3 kinase，PI3K）家族是一类特异性催化磷脂酰肌醇 3 位羟基磷酸化，并产生具有第二信使作用的肌醇脂

物质的一类激酶。PI3K 及其下游分子信号蛋白激酶 B(AKT)/雷帕霉素靶蛋白(mTOR)所组成的信号通路,在导致细胞增殖、存活和血管生成的众多血液瘤或实体瘤中发挥着关键作用。在头颈部鳞状细胞癌(HNSCC)中,由于 EGFR 活化、编码 p110 a 催化亚基的基因(PIK3CA)突变(8.6%)、扩增(14.2%)和 PI3K 过表达(27.2%),导致 PI3K/AKT/mTOR 信号通路在超过 90% 的 HNSCC 中被激活。

PI3K 抑制剂(Buparlisib)作为一款泛 PI3K 抑制剂,已经完成了 HNSCC 患者的初步临床验证。BERIL-1 是一项多中心、随机、双盲、安慰剂对照的Ⅱ期研究,该研究结果显示,Buparlisib 组的 mOS(中位生存期)及客观反应较安慰剂组显著提高,主要不良反应为皮疹、高血糖、腹泻、无食欲、情绪改变、恶心、乏力、瘙痒、黏膜炎和焦虑。Buparlisib 也凭借在Ⅱ期临床研究中的出色表现,获得了美国 FDA 授予的快速审批通道资格,目前正在进行全球多中心的Ⅲ期临床试验。

五、神经营养因子受体络氨酸激酶抑制剂

神经营养因子受体络氨酸激酶(neurotrophin receptor kinase,NTRK)基因超家族中任何一个基因如果和其他的基因发生了融合突变,将导致 Trk 激酶激活,细胞不再受到神经生长因子配体的调节和控制,会驱动肿瘤的发生发展。在分泌性唾液腺癌中,NTRK 融合基因的发生率在 75% 以上,并被作为临床诊断的一个非常重要的标志,其中 ETV6-NTRK3 融合占绝对主导地位。

拉罗替尼(Larotrectinib,VITRAKVI,LOXO-101)是世界上首款获批用于治疗 NTRK 突变患者的 NTRK 抑制剂。2021 年一项研究结果表明拉罗替尼治疗客观缓解率高达 92%,其中 13% 为完全缓解,79% 为部分缓解,常见副作用包括疲劳、恶心、咳嗽、便秘、腹泻、头晕、呕吐以及肝脏中 AST 和 ALT 酶血液水平升高。目前拉罗替尼已被美国 FDA 批准应用于 NTRK 突变的实体瘤,国内目前正在开展相应的临床试验。

六、其他药物

尚处于研究中的头颈部肿瘤基因治疗药物,特别是阻断突变基因的靶向药物,它们的研究效果尚待临床试验结果的进一步证实。现简介如下。

(一)法尼基转移酶(FT)抑制剂 Tipifarnib

Ras 蛋白需经法尼基化修饰,才能结合细胞膜并发挥其信号传导的作用。在头颈部鳞癌(HNSCC)肿瘤中,Ras 基因容易发生突变,使其持续处于活化状态,导致癌症发生。Tipifarnib 作为一种法尼基转移酶(FT)抑制剂,靶向 Ras 蛋白,使其不能被法尼基化修饰,故有抗肿瘤作用。美国 FDA 授予法尼基转移酶(FT)

抑制剂 Tipifarnib（Zarnestra）突破性疗法认定（BTD），用于治疗携带 HRAS 基因突变的头颈部鳞状细胞癌（HNSCC）患者。

（二）BTK 抑制剂依鲁替尼（Ibrutinib）

BTK 是一种连接 BCR 信号、Toll 样受体（TLR）信号和趋化因子受体信号的关键分子，可促进细胞增殖、抗体分泌和促炎性细胞因子的产生等，是自身免疫性疾病和 B 细胞恶性肿瘤的重要治疗靶点。依鲁替尼（Ibrutinib）是 BTK 的 first-in-class 抑制剂，2013 年被 FDA 批准作为 B 细胞恶性肿瘤突破性疗法的首个有效的选择性 BTK 抑制剂。第二代 BTK 抑制剂阿卡替尼（Acalabrutinib）和泽布替尼（Zanubrutinib）（BGB-3111）分别于 2017 年和 2019 年获得批准，治疗复发性或难治性 MCL。目前，许多临床前和临床研究都在评估 BTK 抑制剂作为单一药物或与其他标准化疗、免疫治疗或靶向药物联合治疗头颈癌等其他肿瘤的疗效，以拓宽适应证和市场。

（三）EZH2 抑制剂 Tazemetostat

蛋白赖氨酸甲基转移酶（EZH2）靶点是近年表观遗传抗肿瘤领域研究的热门靶点，作为多梳抑制复合物 2（PRC2）的三个核心亚基之一，是催化组蛋白 3 第 27 位赖氨酸（H3K27）的甲基化关键酶蛋白，H3K27 的甲基化会导致抑癌基因的转录沉默，使得肿瘤细胞生长。Tazemetostat 是一款 EZH2 抑制剂，可通过抑制 PRC2 中 EZH2 酶的活性恢复抑癌基因的表达，达到肿瘤抑制作用。目前，美国 FDA 批准 Tazemetostat 治疗 16 岁及以上患有转移性或局部晚期不可切除的成人或儿童上皮样肉瘤患者。2020 年 6 月，Tazemetostat 再获美国 FDA 加速批准，用于治疗 2 种不同的 FL 适应证：①肿瘤经 FDA 批准的检测方法证实为 EZH2 突变阳性，且先前接受过至少 2 种系统疗法的复发或难治性（R/R）FL 成人患者；②没有令人满意的替代治疗选择的 R/R FL 成人患者。目前，Tazemetostat 正被开发用于多种类型的血液系统恶性肿瘤和基因定义的实体肿瘤（上皮样肉瘤、滑膜肉瘤、INI1 阴性肿瘤、去势抵抗性前列腺癌、铂耐药实体瘤等）。在头颈鳞癌中的应用仍在探索中。

（四）ATR 激酶抑制剂 Ceralasertib

ATR 全称为共济失调毛细血管扩张突变基因 Rad3 相关激酶（ataxia telangiectasia and Rad3-related）。在细胞发生 DNA 损伤时，可被募集至 DNA 损伤部位介导 DNA 修复，从而避免细胞凋亡。由于肿瘤细胞的多种 DNA 修复通路异常，因此相对于正常细胞，部分肿瘤细胞更依赖 ATR 修复通路，这使"合成致死"途径 -ATR 激酶成为潜在的肿瘤治疗靶点。目前，全球及国内有多家药物公司布局研发 ATR 抑制剂，已有部分药物处于临床阶段，全球处于临床Ⅱ期的 ATR 抑制剂主要有 Berzosertib、Ceralasertib、RP-3500、ART-0380、ATRN-119；处于临床Ⅰ期的品种主要有 M-4344、M-1774、Elimusertib。

（五）PARP 抑制剂 Olaparib

聚腺苷二磷酸核糖聚合酶（PARP）是一类负责将 ADP- 核糖基团转移至靶蛋白质,从而影响各种细胞过程的蛋白质超家族,在维持基因组稳定性和调节信号通路等方面发挥着不可替代的作用。2005 年首次证实了 PARP 抑制剂与乳腺癌易感基因（BRCA）1/2 突变之间存在"合成致死"效应,而成为备受关注的肿瘤治疗靶点。目前,已经有四种 PARP 抑制剂在中国获批上市,分别是奥拉帕利（Olaparib）、Niraparib（尼拉帕利）、Fluazolepali（氟唑帕利）以及帕米帕利（Pamiparib）。奥拉帕利是由阿斯利康开发的全球第一个获批上市的 PARP 抑制剂,已被 FDA 批准用于卵巢癌、乳腺癌、前列腺癌、胰腺癌患者,并在其他肿瘤中的作用也逐渐被发现,有望成为一种广谱的抗肿瘤药物。PARP 抑制剂对于头颈癌的治疗作用也逐渐被发现并积极探索。

（六）MRG003

抗体偶联药物（antibody drug conjugate,ADC）是通过一个化学链接将具有生物活性的小分子药物连接到单抗上,单抗作为载体将小分子药物靶向运输至肿瘤细胞上的一类药物。其主要结构由抗体、有效载荷和化学接头组成,目前已成为肿瘤治疗不可忽视的一类新药。MRG003 是新一代的 ADC 药物,它主要由三部分组成:①抗 EGFR 单克隆抗体,JMT101;②强效细胞毒小分子:甲基澳瑞他汀 E（MMAE）;③蛋白酶可降解的连接单抗和小分子药物的连接体,valine-citruline（vc）linker。MRG003 通过特异性地识别并结合肿瘤细胞表面的 EGFR,通过 EGFR 介导的内吞进入胞内,经过溶酶体内蛋白酶降解释放 MMAE,从而抑制微管蛋白聚合而抑制肿瘤增殖。在一项 2022 年 5 月份公布的 MRG003 治疗晚期实体瘤患者的Ⅰ期非随机临床研究中,MRG003 在头颈部鳞癌患者中的客观缓解率达到 40%,肿瘤控制率达到 100%,中位缓解时间为 5.6 个月,中位总生存期达到 11.8 个月,展示出了十分有前景的抗肿瘤活性。目前关于 MRG003 在复发 / 转移的头颈部鳞癌患者中的全国多中心、Ⅲ期临床试验正在开展中。

第二节　免疫治疗

口腔颌面头颈肿瘤的发生除与吸烟、酗酒和人类乳头状病毒感染等环境致癌因素有直接联系外,免疫缺陷也在肿瘤发生发展中扮演着重要角色。许多研究证实晚期头颈癌患者的外周血和肿瘤微环境中存在免疫细胞功能失调。这些改变使得免疫系统不能及时清除肿瘤细胞,最终导致肿瘤的持续增长。

近年来,肿瘤免疫治疗领域得到了迅猛发展,开创了癌症治疗的新纪元。随着现代细胞生物学和分子生物学技术与肿瘤免疫治疗的密切结合,免疫检查点单抗药物治疗、CAR-T 细胞疗法、个性化肿瘤疫苗治疗快速投入临床,免疫治疗的概念深入人心,治疗效果也逐步获得认可。本节介绍口腔颌面头颈肿瘤领域常用及较有前景的免疫治疗药物及方案,并简介其原理。

一、PD-1 单抗

帕博利珠单抗(pembrolizumab),纳武利尤单抗(nivolumab),康瑞珠单抗联合特瑞普利单抗(camrelizumab toripalimab)。

二、PD-L1 单抗

阿特珠单抗,度伐利尤单抗,阿维鲁单抗(atezolimumab durvalumab avelumab)。

三、CTLA-4 抑制剂

T 淋巴细胞(T 细胞)相关抗原 4(cytotoxic T lymphocyte-associated antigen-4,CTLA-4)抑制剂 CTLA-4 是 T 细胞上的一种跨膜受体,通过与 CD28 竞争性结合抗原呈递细胞上的 B7 分子,中断 CD28 信号,从而抑制 T 细胞的活化,导致肿瘤细胞免疫抵抗。世界上首个针对 CTLA-4 的单克隆抗体伊匹单抗(ipilimumab),目前被批准用于不可切除或转移性恶性黑色素瘤。常见的不良反应包括:皮疹、腹泻、疲乏、皮肤瘙痒、头疼、体重减轻、恶心、发热、结肠炎、食欲减退、呕吐、失眠。在多种实体瘤中也进行了相应的探索和尝试。在头颈部鳞癌中,百时美施贵宝(BMS)公布了一项随机、开放标签、多中心、全球性的Ⅲ期临床研究 CheckMate-651 的结果。CheckMate-651 旨在评估纳武利尤单抗(nivolumab,抗 PD-1 单抗)联合伊匹单抗(ipilimumab)对比标准疗法西妥昔单抗 + 顺铂或卡铂 + 5-氟尿嘧啶(EXTREME),在一线治疗复发性或转移性 HNSCC 的疗效和安全性。尽管双免联合组合在肿瘤表达 PD-L1 且综合阳性评分(CPS)≥20 的患者中显示出明显的总生存期积极趋势,但研究没有达到主要终点。另一种 CTLA-4单抗替西木单抗(tremelimumab)也在头颈鳞癌进行了相关探索。KESTREL 研究旨在评估度伐利尤单抗(durvalumab,抗 PD-L1 单抗)单药或度伐利尤单抗(durvalumab)联合替西木单抗(tremelimumab)对比标准疗法西妥昔单抗 + 顺铂或卡铂 +5-氟尿嘧啶(EXTREME),在一线治疗复发性或转移性 HNSCC 的疗效和安全性。研究结果表明,与标准疗法相比,度伐利尤单抗(durvalumab)单药治疗未达到延长患者总生存期的主要终点,而联合治疗组也未显示出总生存期有所获益。

四、IDO 抑制剂

IDO 全称吲哚胺 2,3- 双加氧化酶（Indoleamin-2,3-Dioxygenase,IDO），可降解 T 细胞活化的必需氨基酸——色氨酸，从而抑制 T 细胞功能及抑制免疫系统识别能力，进一步促进肿瘤免疫逃逸。针对 IDO 的抑制剂已经有艾卡哚司他（epacadostat）、吲哚昔莫德（indoximod）、GDC-0919 和 BMS-986205 进入临床试验阶段，但 IDO 抑制剂单药效果有限，联用 CTLA4 抑制剂能出现协同效果。常见的副作用包括疲劳、关节痛和转氨酶升高等。直至目前，尚未有 IDO 抑制剂在头颈肿瘤领域有效治疗的报道。

五、LAG-3 抑制剂

LAG-3 在肿瘤患者耗竭的 T 细胞中表达上调，在多种肿瘤中发挥免疫调节作用，包括白血病、非小细胞肺癌、结肠癌、胰腺癌以及头颈部细胞癌等。2021 年 FDA 授予可溶性蛋白 IMP321 快速通道用于治疗复发性或转移性头颈鳞癌患者的二线治疗。IMP321 在头颈鳞癌和低 PD-L1 表达的患者中，缓解率为 25.0%。从中期数据可以得出，即使在对治疗无反应的 PD-L1 低表达的患者中，IMP321 联合帕博利珠单抗仍可导致 HNSCC 患者产生深远而持久的反应，常见不良反应包括皮疹 / 瘙痒、胰腺炎和甲状腺炎 / 甲状腺功能减退等。基于 TACTI-002 试验的结果，一项Ⅲ期临床试验（TACTI-003）正在探索该组合作为 HNSCC 的一线治疗方法。

六、CD47 抑制剂

莫洛利单抗（magrolimab）、Evorpacept。CD47 又称为整合素相关蛋白（integrin-associated protein,IAP），可与 SIRPα 结合，阻断吞噬细胞吞噬肿瘤细胞。此外，也可通过 DC 及 NK 细胞等促进肿瘤细胞的免疫逃逸。CD47 抗体疗法主要分为三个研究方向：单药、联用治疗性抗体药物以及联用 T 细胞检查点抑制剂。临床试验针对该靶点的适应证包括非霍奇金淋巴瘤（NHL）、急性髓性白血病（AML）等血液系统恶性肿瘤，以及结肠直肠癌、卵巢癌、乳腺癌、膀胱癌和头颈癌等实体瘤。从目前数据来看，CD47 靶点在头颈癌早期响应在 20% 左右。

七、4-1BB 抑制剂

4-1BB 又名 CD137，是一种激活型免疫检查点分子，可激活共刺激信号诱导 CD4+ 和 CD8+ T 细胞活性，促进其增殖。此外，4-1BB 与 4-1BBL 结合也可刺激巨噬细胞产生多种炎症细胞因子，增强抗肿瘤免疫。目前，辉瑞和 BMS 均布局了 4-1BB 单抗,但单抗的疗效和安全性数据并不理想。鉴于此,4-1BB 单抗尝试与 PD-1 或 PD-L1 抑制剂联用方案,已有数据显示,针对 PD-L1 阳性的黑色素瘤患者,BMS 的 4-1BB 单抗乌瑞鲁单抗(urelumab)联用纳武利尤单抗实现了 50%的 ORR;对于 PD-L1 阴性患者,联用的 ORR 达 47%,疗效优异。但是,联用方案在非小细胞肺癌、大 B 细胞淋巴瘤和头颈部鳞癌中表现并不乐观,针对这三种疾病的客观缓解率均不足 5%。

八、免疫治疗的疗效判定

抗肿瘤治疗的疗效评价标准 RECIST,自提出后在临床上发挥了重要作用,成为国际上最权威的实体肿瘤疗效评价标准。然而,按照传统的疗效评价体系来评价肿瘤免疫治疗的疗效,往往会由于没有明显的瘤体改变而做出治疗无效的结论,因此影响了对肿瘤免疫治疗疗效的准确解读和客观评价。免疫治疗发挥临床疗效时间较长,主要有延迟反应、假性进展、混合缓解等。延迟反应:免疫疗法历经从肿瘤特异性 T 细胞诱导活化到浸润肿瘤组织,再到机体产生免疫应答的过程需要几周甚至数月的时间,这就是免疫治疗的延迟反应。假性进展:免疫治疗的假性进展是根据传统评价标准评为疾病进展(progressive disease,PD)的患者在继续接受治疗后出现疾病缓解。混合缓解:按照传统的评价标准评价未达到客观有效,但患者确实获益的临床类型称为免疫治疗的混合缓解,主要表现为不同部位的肿瘤病灶缩小、稳定或增大同时存在,这可能是由于不同器官对免疫治疗的敏感性不同造成的。

九、irRC 标准和 irRECIST 标准

学者们基于肿瘤免疫治疗的特点,对 WHO 标准进行了修改并升级为免疫相关疗效标准(immune-related response criteria,irRC)和 irRECIST 标准。irRC 标准的评价参数发生了改变,对肿瘤直径的测量从原先的每个器官 5 个可测量病灶增加到每个内脏器官 10 个病灶或者 5 个皮肤病灶,将所有测量结果相加以获得患者总肿瘤负荷进行比较。其创新之处在于将可测量的新病灶计入总的肿瘤负荷中,另外还提出连续两次评价(至少间隔 4 周)肿瘤负荷增加 25% 时才可以评价为 PD。而对于肿瘤负荷缓慢持续下降的病情稳定(stable disease,SD)情况,该标准认为临床同样受益。基于 irRC 标准,2014 年欧洲内科肿瘤年会上首次提出了 irRECIST 标准,irRECIST 标准需要综合评价靶病灶、非靶病灶以及新病灶的变化。该标准最大的变化是重新采用了单经测量方法,不过与这一标准相关的临床试验始终无法获得令人满意的效果。

第三节　联合治疗策略

越来越多的证据表明,无论是基因治疗或是免疫治疗,对于头颈部肿瘤的治疗效果有限。本节介绍本科室采用或即将开展的、具有较好前景的联合治疗方案。

一、CDK4 抑制剂联合 EGFR 单抗

在头颈部鳞癌中,目前探索 CDK4 抑制剂(哌柏西利,palbociclib)与西妥昔单抗(EGFR 单抗)联合使用,适用于复发/转移性、无手术指征的 HPV 阴性的头颈部鳞癌的二线治疗。

二、CDK4 抑制剂联合 PD-1 抑制剂

在口腔黏膜恶性黑色素瘤中,CDK4 抑制剂也进行了相应的探索,单药应用时适用于 CDK4 扩增的不可切除或转移性口腔黏膜恶性黑色素瘤;在联合用药方面,CDK4 抑制剂可与 PD-1 抑制剂(帕博利珠单抗/纳武利尤单抗)或抗血管生成类靶向药物(阿昔替尼等)用于不可切除或转移性口腔黏膜恶性黑色素瘤。

三、PI3K 抑制剂联合 EGFR 单抗

目前研究探索 PI3K 抑制剂(布帕尼西,buparlisib)与西妥昔单抗(EGFR 单抗)联合使用,适用于复发/转移性、无手术指征的头颈部鳞癌的二线治疗,但尚无数据公布。

四、CTLA-4 抑制剂联合 PD-1 抑制剂

目前研究探索 CTLA-4 抑制剂与 PD-1 抑制剂(帕博利珠单抗/纳武利尤单抗)联合使用,适用于复发/转移性、无手术指征的头颈部鳞癌的二线治疗。

五、伊匹单抗联合 PD-1 抑制剂

在口腔黏膜恶性黑色素瘤中,目前伊匹单抗(ipilimumab)已被 FDA 批准可用于不可切除或转移性恶性黑色素瘤,伊匹单抗(ipilimumab)还可与 PD-1 抑制剂(帕博利珠单抗/纳武利尤单抗)联合用于不可切除或转移性恶性黑色素瘤。

(陈万涛　胡镜宙　严明　鞠侯雨)

参 考 文 献

1. HAMILTON E,INFANTE J R.Targeting CDK4/6 in patients with cancer.Cancer Treat Rev.2016 Apr;45:129-138.

2. BILLARD-SANDU C,TAO Y G,SABLIN M P,et al.CDK4/6 inhibitors in P16/HPV16-negative squamous cell carcinoma of the head and neck.Eur Arch Otorhinolaryngol.2020 May;277(5): 1273-1280.

3. ZHOU R,SHI C,TAO W,et al.Analysis of mucosal melanoma whole-genome landscapes reveals clinically relevant genomic aberrations.Clin Cancer Res.2019 Jun 15;25(12):3548-3560.

4. AKBARI D N,SAFAROGHLI-AZAR A,POURBAGHERI-SIGAROODI A,et al.The PI3K/AKT/ mTORC signaling axis in head and neck squamous cell carcinoma:possibilities for therapeutic interventions either as single agents or in combination with conventional therapies.IUBMB Life.2021 Apr;73(4):618-642.

5. SOULIÈRES D,FAIVRE S,MESÍA R,et al.Buparlisib and paclitaxel in patients with platinum-pretreated recurrent or metastatic squamous cell carcinoma of the head and neck(BERIL-1):a randomised,double-blind,placebo-controlled phase 2 trial.Lancet Oncol.2017 Mar;18(3):323-335.

6. HO A L,BRANA I,HADDAD R,et al.Tipifarnib in head and neck squamous cell carcinoma with HRAS mutations.J Clin Oncol.2021 Jun 10;39(17):1856-1864.

7. ZI F,YU L,SHI Q,et al.Ibrutinib in CLL/SLL:from bench to bedside(Review).Oncol Rep.2019 Dec;42(6):2213-2227.

8. DUAN R,DU W,GUO W.EZH2:a novel target for cancer treatment.J Hematol Oncol.2020 Jul 28;13(1):104.

9. LECONA E,FERNANDEZ-CAPETILLO O.Targeting ATR in cancer.Nat Rev Cancer.2018 Sep; 18(9):586-595.

10. O'CONNOR M J.Targeting the DNA damage response in cancer.Mol Cell.2015 Nov 19;60(4): 547-560.

11. BOREL C,JUNG A C,BURGY M.Immunotherapy breakthroughs in the treatment of recurrent or metastatic head and neck squamous cell carcinoma.Cancers(Basel).2020 Sep 21;12(9): 2691.

12. FERRIS R L,HADDAD R,EVEN C,et al.Durvalumab with or without tremelimumab in patients with recurrent or metastatic head and neck squamous cell carcinoma:EAGLE,a randomized,open-label phase Ⅲ study.Ann Oncol.2020 Jul;31(7):942-950.

13. LIN D J, NG J C K, HUANG L, et al.The immunotherapeutic role of indoleamine 2, 3-dioxygenase in head and neck squamous cell carcinoma: a systematic review.Clin Otolaryngol.2021 Sep; 46 (5): 919-934.

14. MARUHASHI T, SUGIURA D, OKAZAKI I M, et al.LAG-3: from molecular functions to clinical applications.J Immunother Cancer.2020 Sep; 8 (2).

15. VEILLETTE A, CHEN J.SIRPα-CD47 immune checkpoint blockade in anticancer therapy. Trends Immunol.2018 Mar; 39 (3): 173-184.

16. LAKHANI N J, CHOW L Q M, GAINOR J F, et al.Evorpacept alone and in combination with pembrolizumab or trastuzumab in patients with advanced solid tumours (ASPEN-01): a first-in-human, open-label, multicentre, phase 1 dose-escalation and dose-expansion study.Lancet Oncol.2021 Dec; 22 (12): 1740-1751.

17. CHESTER C, SANMAMED M F, WANG J, et al.Immunotherapy targeting 4-1BB: mechanistic rationale, clinical results, and future strategies.Blood.2018 Jan 4; 131 (1): 49-57.

18. SEGAL N H, LOGAN T F, HODI F S, et al.Results from an integrated safety analysis of Urelumab, an agonist Anti-CD137 monoclonal antibody.Clin Cancer Res.2017 Apr 15; 23 (8): 1929-1936.

19. AK M, ELENEEN Y, AYOUB M, et al.Cancer imaging in immunotherapy.Adv Exp Med Biol.2021; 1342: 431-447.

20. ADKINS D, LEY J, NEUPANE P, et al.Palbociclib and cetuximab in platinum-resistant and in cetuximab-resistant human papillomavirus-unrelated head and neck cancer: a multicentre, multigroup, phase 2 trial.Lancet Oncol.2019 Sep; 20 (9): 1295-1305.

21. FERRIS R L, HADDAD R, EVEN C, et al.Durvalumab with or without tremelimumab in patients with recurrent or metastatic head and neck squamous cell carcinoma: EAGLE, a randomized, open-label phase III study.Ann Oncol.2020 Jul; 31 (7): 942-950.

第十一章

口腔颌面头颈肿瘤的其他治疗

外科手术、化疗和放疗作为肿瘤治疗的基本方法,已广泛应用于各种肿瘤的治疗,并取得了一定的疗效。但对于一些特殊类型的疾病往往需要一些相应的其他治疗方式进行治疗或者配合治疗。在特殊疾病的治疗中,这些治疗方式也显示出来一定的优越性和良好的疗效,改善了患者的生存质量。

第一节 激光治疗

一、激光医学概论

激光(laser)是指受激辐射光放大原理产生的高相干性、高强度的单色光。激光在医学上的应用主要分三类:激光生命科学研究、激光诊断、激光治疗。1917年,爱因斯坦提出了受激辐射的理念,奠定了激光的理论基础。随后被应用在医学领域,开创了激光的新技术革命。选择性光热作用理论即"光热分离"理论,成为激光医学特别是激光美容医学发展史上的里程碑。随着技术的发展,激光治疗越来越多应用在医学领域。

激光治疗是光对生物体的各种作用的结果,由于激光的高强度,可以产生强烈的热效应、光化学反应、光压和电磁场等作用,根据这些作用可应用于医学诊断和治疗中。

二、常见激光器的种类

(一)固体激光器(晶体和玻璃)

工作物质一般具有良好的热性能和机械性能,窄的荧光谱线。常用的激光晶体有红宝石($Cr:Al_2O_3$,波长6 943埃)、掺钕钇铝石榴石($Nd:YAG$,波长1 064nm)、氟化钇锂($Nd:YLF$,波长1 047nm或1 053nm)等。

（二）气体激光器

输出光束具有较好的方向性、单色性和较高的频率稳定性。分为原子气体激光器、离子气体激光器、分子气体激光器。

（三）液体激光器

常见的是染料激光器，波长覆盖范围为紫外到红外波段（321nm~1.168μm），主要应用于光谱光、光化学、同位素分离、光生物学等方面。

（四）半导体激光器

具有效率高、体积小、重量轻且价格低等特点。常用工作物质有砷化镓（GaAs）、硫化镉（CdS）、磷化铟（InP）、硫化锌（ZnS）等。

（五）自由电子激光器

代表了一种全新的产生相干辐射的概念。自由电子激光器一般由电子加速器、摆动器和光学系统构成。

三、激光在口腔颌面部的常见适应证

（一）血管型疾病

很多颌面部皮肤血管类疾病位置表浅，分布范围广泛，手术创伤大，难以修复，激光由于选择性高以及创伤小而成为其最佳适应证。

1. 鲜红斑痣　方法一：常用595nm染料激光治疗，1次/月，治疗次数10~30次可完全清除。治疗后治疗区域形成紫癜7天左右消退，局部伴有微微肿胀。注意皮肤护理，避水3天左右。方法二：光动力治疗，以海姆泊芬为光敏剂静脉注射给药，532nm光源LED光照射，治疗次数5~15次左右可完全清除。治疗后治疗区域微肿胀，注意抗炎消肿1周，3天避水，避光10天。

2. 婴幼儿血管瘤　常规血管瘤可选择单一激光治疗，1次/月，3~5个疗程。卡梅氏型或肿瘤型血管瘤常激光联合激素治疗，激光剂量同普通型，口服用激素为5mg/kg体重，po，qd，30天为一个疗程，停药前最后3天剂量减半服用。

3. 静脉畸形　位于皮肤的静脉畸形常规使用长脉宽1 064nm治疗，位于口腔黏膜的静脉畸形常建议使用半导体980nm光线激光治疗，局麻下局部照射至病损萎缩，1次/月，分次治疗。位于腮腺区较深区域者可进行翻瓣半导体980nm激光治疗。治疗后治疗区域微肿，注意保持伤口清洁。

（二）损容型病损

1. 面部毛细血管扩张、玫瑰痤疮以及敏感性肌肤　常推荐使用595nm脉冲染料激光，治疗后皮肤无明显紫癜，1次/月，5~6个疗程。

2. 炎症性痤疮　炎症性痤疮直径小于3mm，常采用595nm脉冲染料激光；直径大于3mm，常采用长脉宽1 064nm治疗；脓疱型痤疮建议采用光动力治疗，以 ALA 为光敏剂外敷渗透进入皮肤内,532nm 光源 LED 光照射,1 次 / 月,3~5 个疗程。

(三) 色素型疾病

1. 表皮性色素增生性疾病　此类疾病中大部分为影响面容的病损,有先天的,也有后天因素导致的。包括晒斑、雀斑、咖啡斑等表皮性斑块。此类疾病常常采用调 q755 激光治疗,2 个月治疗一次。晒斑和雀斑疗程为 3 次,咖啡斑次数不等,7~40 次。每次治疗后微微结痂,3 日避水,注意防晒。

2. 真皮性色素增生性疾病　此类疾病中最常见的为胎记类的面部太田痣、蓝痣,以及后天形成的褐青色斑。此类疾病建议采用调 q755 激光治疗,4 个月治疗一次。太田痣治疗次数为 8~10 次,蓝痣的治疗次数为 15~16 次,而褐青色斑的治疗次数为 6 次。每次治疗后微微结痂,3 日避水,注意防晒。

3. 难治性面部皮肤色素异常疾病(黄褐斑及皮肤黑变病)　此类疾病常由于多种致病因素诱发,往往为单一激光治疗或者联合药物,均能得到很好改善。单一激光治疗常选用调 q1064 治疗,参数设置为中光斑,中能量。黄褐斑剂量设置为 $4.5J/cm^2$,4mm 光斑;黑变病设置为 $5.0J/cm^2$,4mm 光斑。注意防晒。

(四) 皮肤黏膜增生性疾病

1. 面部皮肤和黏膜赘生物　常见的种类为皮肤和黏膜的乳头状瘤、纤维瘤、丝状疣、寻常疣,肿瘤靶向免疫治疗后血管肉芽肿以及化脓性血管肉芽肿等。此类疾病为外生型,基底部较窄小,CO_2 激光气化后,不出血,无需缝合,伤口较小,不易留瘢痕,是常见适应证。

2. 皮肤附属器增生性疾病　常见疾病为皮脂腺痣、疣状痣,以及淋巴血管畸形、异味皮脂腺、鲜红斑痣增生结节等,此类疾病常选择手术或者激光治疗。发生在颌面部区域且范围较小的可优先选择 CO_2 激光治疗,然而此类疾病因其发病范围以及病损深度,激光治疗效果往往也并不十分满意,常会有治疗次数多,瘢痕以及色沉色减等问题。

3. 色素痣及毛表皮痣　发生在真皮层的真皮痣或者交界层的交界痣建议手术治疗。发生在表皮以及真皮浅层的色素痣以及毛表皮痣,可以使用 CO_2 激光治疗,面积较小的色素痣一般一次可以清除,而面积稍大的病损则需要十几次,且分次治疗。

4. 口腔黏膜癌前病变　口腔黏膜癌前病变常以局部异常增生为主,由于面积弥散,其增生常局限于表皮层,手术常常会造成组织缺损量较多,因此 CO_2 激光剥脱成为比较好的选择。对于范围较大的增生性黏膜,可进行分次治疗。

(五) 增龄性病损

1. 老年性静脉畸形　老年性静脉畸形又称为静脉湖,常发于唇黏膜或舌部黏膜。激光往往优于手术治疗。常建议使用半导体 980nm 光纤激光治疗,局麻下 1~2 次可治愈。

2. 脂溢性角化病　脂溢性角化病往往为增龄性的皮肤病损,过度的增生常常会导致基底细胞癌。但由于其病损局限于上皮层,CO_2 剥脱激光可彻底气化病变组织,保留正常组织边界。

3. 早期肿瘤　皮肤及黏膜原位癌以及无远处转移的局部浸润性肿瘤,使用 CO_2 剥脱激光彻底气化病变组织,保留正常组织边界,可以保留更多的功能与美观。

(六) 瘢痕

1. 早期瘢痕　早期手术后新鲜瘢痕(如腮腺手术、唇腭裂手术),拆线后为新鲜红色伤口,激光早期干预可以有效预防瘢痕形成。可使用 595nm 脉冲染料激光低剂量连续 7 天照射,可有效预防瘢痕形成。

2. 萎缩性瘢痕　瘢痕形成后皮肤纹理改变常凹凸不平,形成萎缩性瘢痕,剥脱性点阵激光已经成治疗此类瘢痕的第一选择,3 个月一次,8~10 个疗程治疗后皮肤得到重建,皮肤纹理逐渐恢复正常。

3. 增生性瘢痕　增生性瘢痕常行激光联合药物治疗,CO_2 激光将增生的组织磨除以后,曲安奈德等激素局部注射后点阵激光治疗,3 个月一次,常需要 8~10 个疗程。

4. 瘢痕疙瘩　此类瘢痕激光效果较差,常需要手术 /CO_2 激光切除后,进行浅层 X 线照射治疗。

(七) 其他

1. 病理活检　对于口腔颌面部皮肤和黏膜的浅表外生型肿瘤,使用 CO_2 激光切取活检,也更加微创,不出血,减少了缝合过程,并且因为 CO_2 激光的高温作用,也减少了肿瘤的转移。

2. 黏液囊肿　口腔黏膜黏液囊肿由于病理特点和缝线损伤周围黏液腺等原因,复发率较高,CO_2 激光手术治疗黏液囊肿可以减少周边腺体的损伤,减少了复发率。由于操作简单,局麻下就可进行,为比较好的适应证。

3. 鲜红斑痣唇部增厚唇型修整术　鲜红斑痣唇部往往由于微静脉过度增生而增厚,影响唇形美观,由于其微静脉丰富导致手术困难增大,以及增生速率较快使其容易复发。CO_2 激光由于高温凝血效果较好以及操作简便,也成为此类疾病唇修复术的较好适应证。

4. 口腔系带成形术　唇系带、舌系带过短,CO_2 激光在局麻下可进行消融磨除,完成成形术,具有出血少,无需缝合等优点。

5. 皮瓣脱毛　腓骨肌皮瓣或者头皮皮瓣修复面部缺损后常常有毛发存留,影响美观,长脉宽 755nm 激光可以有效脱毛。6 周一次,需 6~8 个疗程。

四、激光治疗的优缺点及不良反应和并发症

(一)激光治疗的优缺点

1. 优点　由于激光目标靶的吸光性较强,可以保护周围正常组织,因此具有微创,出血少,瘢痕风险低甚至不留瘢痕,恢复期短及特异性疾病疗效显著等优点。

2. 缺点　激光的光穿透性有限,因此治疗范围很多都局限在表皮和真皮浅层,因此很多疾病治疗疗程长,且次数多,在肿瘤治疗中只能作为辅助治疗手段。

(二)激光治疗的不良反应及并发症

常见不良反应包括红斑、水肿、干燥、疼痛、渗出、结痂、皮肤感染、色素改变、瘢痕等,大部分的不良反应均可在治疗后 1~2 周后缓解或消失,也可以通过术后正确护理得到避免或者改善。

第二节　介入诊断和治疗

一、介入诊断

(一)颈动脉体瘤的诊断

颈动脉体瘤在 CT 上表现为形态规则、边界清楚的肿块,平扫时呈等密度或略高密度。增强后可见肿块有明显的强化,较大的颈动脉体瘤也可向颅侧生长,侵及颅底引起骨质破坏。在颈动脉分叉处的颈动脉体瘤,可见颈内动脉与颈外动脉"分离"。

(二)颈内动脉 TBO 评价

球囊阻断导管在血管内暂时性阻断颈内动脉(temporary balloon occlusion,TBO),然后结合其他辅助手段,评价阻断过程中神经功能变化和脑血流代偿状态。TBO 开始之前应行标准的神经系统检查作为其基准,ICA 阻断持续 30 分钟或 45 分钟,其间连续严密观察患者的神经系统症状和体征,一旦出现头痛、呕吐、定向障碍、偏瘫、失语,甚至癫痫发作等任何一项,或者任何 TBO 前没有的症状,则立即释放球囊,恢复 ICA 血供,同时可认定这些患者不能耐受颈动脉永久阻断。有作者指出在未通过 TBO 的患者中,如果未行血管重建即阻断颈动脉者,几乎 100% 会出现永久性的神经功能缺失。如果患者在 30 分钟或 45 分钟内未出现任何神经系统症状和体征,则认为患者能够耐受永久性的颈动脉阻断。

(三)适应证

1. 颈动脉体瘤与颈总动脉、颈内动脉粘连或者包绕二者或其一,手术中可能切除或永久性结扎颈总动脉、颈内动脉。

2. CT 或 MRI 显示肿瘤使颈动脉周围脂肪间隙消失。

3. B超显示占位紧贴或包绕颈动脉。

二、介入化疗

化疗就是使用各种抗肿瘤化学药物,直接作用于癌细胞,杀伤或者抑制肿瘤细胞的生长而发挥作用的治疗方法。由于口服及静脉输液比较容易做到,所以药物化疗通常是以静脉输液或口服给药进行治疗。

20世纪70年代初,欧美学者在动脉造影的基础上,探索出经动脉灌注化疗药物治疗恶性肿瘤的方法,取得了很好的临床疗效。例如原发性肝癌及肝脏转移癌对全身化疗收效甚微,而介入动脉灌注化疗却产生了全身化疗无法达到的疗效。介入动脉灌注化疗是对肿瘤给药途径的重大突破。介入动脉灌注化疗是指在医学影像设备引导下,从股动脉或肱动脉将一根细而软的导管,在导丝的指引下,超选择至病灶的供血(营养)动脉,直接插入到肿瘤内部,将高浓度的化疗药物,输注到肿瘤内,提高了肿瘤区域内化疗药物的浓度,通过淋巴引流杀灭转移部位的癌细胞,而且还避免了静脉要先流经全身才有极少量药物进入肿瘤的弊端。

20世纪60—70年代采用动脉化疗治疗头颈部鳞状细胞癌。由于需长期动脉内埋管以及治疗效果不显著,并发症较大等原因曾一度销声匿迹。近年来我们采用双路动脉化疗方法:即供血动脉直接灌注大剂量铂类化疗药物,同时静脉注射硫代硫酸钠进行中和以减少毒性,取得了较好的疗效。

双路动脉化疗的理论基础是鳞状细胞癌占头颈部恶性肿瘤90%。鳞状细胞癌大多对铂类药物敏感。同时,铂类药物是剂量依赖性药物,即剂量越高疗效越好。而另一方面,剂量越高不良反应越严重。双路动脉化疗的优势是在提高化疗药物剂量的同时,应用药物解毒剂降低其毒性。具体操作中可采取等于或大于供血动脉血流速度进行药物灌注,可以避免化疗药物在达到肿瘤之前被中和。与传统的颞浅动脉逆行插管化疗相比,该方法重复性好,局部用药剂量大,药物的灌注方向与血流同向,而无灌注导管被阻塞之虞。

三、介入栓塞

头颈部肿瘤由于其发生部位的特殊性,瘤体组织的血供拥有多源、多系统的特点,且常与大血管关系密切。因此,头颈部肿瘤继发出血的患者,在进行介入栓塞治疗时,应尽量栓塞瘤体本身。在栓塞瘤体供血动脉时,应在颈内、外动脉均造影后进行,以免遗漏供血动脉或受累动脉,从而影响栓塞效果。

头颈部肿瘤的供血及受累动脉主要分为颈外动脉系统和颈内动脉系统。在栓塞颈外动脉系统血管时,常用的栓塞材料包括弹簧圈、聚乙烯醇(polyvinyl alcohol,PVA)颗粒、明胶海绵颗粒等,必要时也可选用2-氰基丙烯酸异丁酯

（n-BCA）、Onxy 等液态栓塞剂。栓塞颈内动脉系统血管时，一般可置入覆膜支架，修复血管破损。在无法进行支架置入的情况下，可选择使用弹簧圈等材料进行颈内动脉的永久性栓塞。但是，颈内动脉的永久性栓塞可能会出现严重的并发症，轻者出现栓塞侧眼球坏死、腔隙感染，重者引发患者瘫痪、死亡等，除非在严重危及患者生命的紧急情况时，并且在患者及家属取得充分理解，仍同意进行治疗的条件下，否则一般不推荐这一治疗方式。当血管破损处位于颈总动脉或颈外动脉接近颈动脉分叉的情况下，处理方式同颈内动脉，采用置入覆膜支架的方式进行治疗。

1. 瘤体组织渗血　头颈部肿瘤，尤其是恶性肿瘤，常可在口腔黏膜或体表皮肤见到菜花样的肿块，肿块表面常可见糜烂或火山口状溃疡，其中位于口腔黏膜的肿块，由于长期与牙列接触，表面反复摩擦刺激，易形成溃疡。当肿瘤恶性程度较高、发展较快或发展至晚期时，由于瘤体组织生长速度过快，瘤体中央组织细胞缺乏足够的营养供给，造成组织坏死，出现溃疡。糜烂、坏死的瘤体组织内受到肿瘤侵蚀的血管广泛暴露、受损，造成局部反复出血，轻者表现为少量渗血，重者累及主要动脉，可引发严重出血。

这一类出血的治疗方式包括保守治疗、外科治疗及介入栓塞治疗。保守治疗主要是使用止血药物及局部压迫止血。这一治疗方法仅针对出血症状进行对症处理，不能解决引发出血的根本原因，因此需与其他治疗方法相互配合。外科治疗主要为颈外动脉结扎、瘤体组织供血动脉或累及动脉的结扎。在血管暴露但未受侵犯及破损的情况下，可行手术治疗，于暴露血管处行组织瓣修复，保护血管组织。颈外动脉结扎较为常用，但头颈部肿瘤的血供常存在双侧血供，甚至存在颈内外动脉系统的交通，单侧颈外动脉的结扎往往不能有效止血，双侧颈外动脉或颈总动脉的结扎则存在较多并发症。此时，即可选择介入栓塞治疗。

在进行介入治疗前需做好栓塞准备，明确责任血管后迅速进行栓塞。需合理设置造影剂流速和流量，造影过少可致误判，过多则可能导致或加重出血。受肿瘤侵犯的局部血管及放疗后的血管薄弱、弹性丧失，术中需轻柔操作以避免损伤血管。除对常见血管进行造影外，对邻近血管也应造影，不可仅凭经验判断，延误治疗时机。栓塞前全面造影，寻找出血部位，对接受填塞治疗者行造影时可放松填塞物，以更好地显示出血点。头颈部血管间存在较多危险吻合，需避免异位栓塞，若 DSA 不能确定危险吻合存在，必要时可行利多卡因刺激试验，如发现不可避免的危险吻合，需权衡抢救生命与可能出现的并发症，可采用弹簧圈或直径较大的颗粒栓塞剂进行栓塞。栓塞时应将导管超选择插至接近出血点的位置，减少栓塞并发症，提高栓塞效果。栓塞完毕后，应再次造影确认栓塞效果，并排除存在其他出血血管后，方可结束手术。栓塞术后需密切观察生命体征及神经系统症状，必要时行 CT 检查判断颅内情况。

对于病变进展较快、范围较广的患者,可在栓塞前进行动脉化疗,配合 PVA 颗粒等材料的栓塞,控制疾病的发展,以免栓塞后由于血管内通路丧失,无法进行动脉化疗,影响肿瘤的整体治疗效果。

2. 知名动脉破裂出血 头颈部恶性肿瘤经过手术 + 放射治疗后再次复发时,因其局部组织血供差、抗感染能力低下,易发生组织变性坏死,从而导致大血管破裂等严重并发症的发生。大血管破裂出血是头颈肿瘤挽救性外科手术围手术期死亡的主要原因。

头颈部动脉破裂出血时要根据破裂的部位、救治现场的条件及救护人员的经验等全力抢救。在紧急行压迫止血、补足血容量、纠正休克的同时,及时进行介入治疗。

当颈外动脉出现破裂出血时,明确责任血管后,可直接向责任血管内植入弹簧圈,使之闭塞;若无法明确责任血管,可通过植入弹簧圈的方式将可疑出血分支至颈外动脉主干完全栓塞,以达到止血的目的。

颈总动脉及颈内动脉破裂出血时,首选置入覆膜支架封闭破裂口。覆膜支架是由聚酯织物和镍钛诺导丝制成的弹簧支架,具有介入置入方便,顺应性好,置入后立刻形成良好的几何形状的优点,可外封破裂口,内通血流。该支架因具有良好的血管内皮生物相容性,而有一定的抗拒血小板黏附和纤维蛋白形成的功能,是可靠的大动脉破裂的救治方法。根据动脉破裂的位置、形态及局部血管的走行,选择不同型号、不同规格的覆膜支架进行治疗。在导丝引导下,将支架置入颈动脉出血水平并覆盖动脉破口后释放。置入支架后造影复查。术后应行抗凝治疗,防止继发血栓造成的并发症。

若颈内动脉颈段以上出现破裂出血,覆膜支架的植入难度较高。尤其是经过放疗及肿瘤侵蚀血管的患者,血管往往失去弹性、萎缩狭窄,这类患者往往很难找到明确出血点,且除出血点处的血管以外,其余部位的血管均存在再次破裂出血的风险。对于这类患者,在充分告知患者和 / 或家属医疗风险、取得患者和 / 或家属同意的前提下,可以尝试进行颈内动脉的弹簧圈栓塞,将出血段及其余存在出血风险的血管段完全闭塞,以求最大程度地降低出血风险。在可能的情况下,尽量在栓塞前进行 TBO 检查,评估患者是否能够耐受单侧颈内动脉栓塞。在确认患者无法耐受时,应及时与患者和 / 或家属进行进一步沟通,在充分理解的前提下,明确进一步的治疗计划。

当颈动脉,尤其是颈内动脉及颈总动脉破裂伴发假性动脉瘤时,介入治疗的目的是把瘤腔与正常的血管腔隔绝,并保持颈动脉的正常开放,治疗方法有:瘤腔内弹簧圈栓塞、颈动脉裸支架结合弹簧圈栓塞、覆膜支架置入。假性动脉瘤与其他动脉瘤的不同是没有真正的壁,头颈部肿瘤患者瘤体的周围软组织改变往往不能为大血管主干和动脉瘤腔提供足够的支持,简单的瘤腔内栓塞存在弹簧圈或继发血栓脱落引发脑栓塞的风险,且动脉瘤腔没能与血管腔隔绝开来,留下将来瘤腔再通的可能,随着时间的推移,动脉的搏动可促使瘤腔进一步增大。血管内颈动脉裸支架结合弹簧圈栓塞技术与简单的瘤腔内弹簧圈栓塞相比,瘤腔内栓塞更加致密,并可防止弹簧圈移位或突入载瘤动脉,但仍存在再通的可能。因此,不少学者认为覆膜支架的置入可能是治疗颈动脉假性动脉瘤的最好方法,能立即闭塞假性动脉瘤,保留颈内动脉的通畅,减少脑梗死事件和占位效应。

第三节　冷冻消融治疗

冷冻消融治疗(cryoablation therapy)是利用液氮、液氩等冷媒的焦耳-汤姆孙效应杀伤肿瘤的方法,在包括口腔颌面部肿瘤在内的多种实体瘤中广泛应用,具有微创、安全、有效、便于操作等优点。

一、概述

冷冻对细胞和组织的损害是多因素共同作用的结果,包括低温直接损伤细胞膜结构的完整性,造成细胞膜通透性改变;经过低温,细胞内、外冰晶形成,解冻复温过程,对细胞器造成损害;冰晶导致细胞内外液浓缩,平衡失调,产生酸中毒和代谢障碍;血管内皮细胞损伤、血小板聚集和血流停滞造成组织内血液循环障碍;以及冷冻破坏肿瘤细胞后释放出大量抗原物质,刺激机体发生抗低温免疫反应等远期效应。浅表的肿瘤可采用冷媒的接触、喷射、浸泡等方法冷冻,深部肿瘤可采用冷冻消融针深部刺入法。

二、冷冻消融治疗的适应证及禁忌证

(一)适应证

1. 皮肤、黏膜的各种外生性表浅病变良性病变的一种非手术治疗方法,如痣、疣、乳头状瘤、黏液囊肿、脉管畸形、增生性瘢痕等。

2. 口腔黏膜的癌前病变,如白斑、红斑、黑斑、扁平苔藓、慢性盘状红斑狼疮等。由于上述病变多表浅、分散,通过多点冷冻可以同期处理。

3. 口腔颌面部一些浅表的恶性肿瘤,如黏膜黑色素瘤原发灶的治疗应首选冷冻,冷冻还适用于 T1N0 口腔黏膜鳞癌,特别是广泛的黏膜病癌变的患者;如同时伴有严重系统性疾病而无法接受手术者,可通过冷冻消融控制病变发展。

4. 术中冷冻　对于术中无法切除的恶性肿瘤,可以在术区采取冷冻治疗。常见用于腮腺癌切除术保存面神经、上颌窦癌或腺样囊性癌侵犯颅底或眶底无

法达到安全缘、深部的血管畸形术中无法彻底切除时,均可采用冷冻方法作为补充。此外,恶性黑色素瘤侵入鼻腔或颅底无法根治,可以采用手术方法暴露肿瘤,边冷冻边切除或切除后在基底区补充冷冻。

5. 姑息性冷冻　晚期无法手术切除的癌肿,通过局部冷冻治疗,可以达到控制肿瘤生长、缓解症状的作用。

6. 冷冻活检　在低温条件下对病损进行活检,可以有效避免肿瘤的转移或播散。特别是恶性黑色素瘤等血运丰富容易播散的肿瘤更适合冷冻下活检。

（二）禁忌证

1. 严重衰竭、恶病质,PS 评分大于 2 分。
2. 出、凝血功能障碍或肿瘤部位有活动性出血。
3. 空腔脏器肿瘤。
4. 消融针穿刺部位表面组织感染、坏死或溃疡。
5. 有麻醉禁忌证。

三、治疗流程

1. 患者的准备　按照常规的术前准备全面评估,排除各种冷冻禁忌证,患者心理疏导,签订知情同意书。

2. 治疗计划的制订　通过影像学资料明确冷冻消融范围、进针路径,确定采用消融针的种类和数量、冷冻消融参数的选择等。

3. 冷冻设备和手术器械的准备　冷冻消融设备的调试,气体的准备,专用手术包和消融针的消毒等。

4. 冷冻消融治疗　麻醉、体位摆放、消毒铺无菌巾、CT 扫描确定靶区、冷冻消融针的插入、CT 定位确认消融针位于目标靶区、设定治疗参数后开始冷冻消融、术中再次 CT 扫描定位确保无位置移动、根据需要完成 2~3 次冻融循环、拔出消融针、局部加压包扎,保存治疗记录。

5. 术中注意事项　保证头颈部固定不可随意活动;如不慎穿刺到血管,需局部压迫止血,并调整穿刺方向和深度;肿瘤表面皮肤可用 30℃温水水囊保护以避免冻伤;术中需实时监测生命体征,如出现冷休克等意外情况需立即停止治疗。术中应建立静脉补液通道。

6. 术后注意事项　术后常规抗炎补液,最常见消融区组织水肿,应注意呼吸道通畅,给予激素治疗减轻水肿。皮肤如出现冻伤,可以局部涂抹冻伤药膏。

四、冷冻治疗的不良反应及处理

1. 冷冻后组织反应　主要是冷冻和融化过程中出现疼痛,通常疼痛持续约

2~3h 后消失。冷冻半小时后开始出现组织水肿,肿胀程度与冷冻温度、时间、范围和组织部位有关,冷冻温度越低、时间越长、范围越大,肿胀越严重。舌、口底和颊肿胀明显,而腭及牙龈等致密组织肿胀较轻。肿胀通常在 5~7 天后消退。冷冻后一周开始,冷冻局部的组织开始坏死,呈灰白色,从边缘开始逐渐脱落,伴有腐臭,应注意加强口腔护理,预防感染。

2. 并发症　总体来讲,冷冻是一种安全的治疗方法,只要严格掌握适应证和操作规范,不会引起致命性并发症。

(1)呼吸道梗阻:冷冻术中,因喷射不当或吸引不及时,造成冷冻液的误吸误咽,引起呼吸道冻伤,出现喉水肿,发生后可采用糖皮质激素等控制水肿,注意监测血氧,严重者需要气管切开。对于舌根、磨牙后区、口底后区的冷冻要控制好患者的体位,助手熟练配合以避免冷冻液流入咽喉,嘱咐患者正确地呼吸以配合治疗,通常可以避免呼吸道梗阻的发生。

(2)出血:通常发生在冷冻治疗 2 周以后,坏死组织脱落时,尤其是有知名血管的区域,如切牙孔、腭大孔、舌腹、唇红黏膜等区域。冷冻后要事先告知患者简易的止血方法。一旦发生时,可采用压迫止血或缝扎止血。

(3)感觉异常:冷冻区愈合后有局部感觉异常,表现为针刺样疼痛、麻木等,半年至一年后可以恢复,必要时可以给予神经营养药。

(4)死骨形成:见于牙槽骨和硬腭区的冷冻后,一般死骨于术后 2~3 个月与正常组织分离而脱落,范围较大者必须行死骨清除术,可因骨组织缺损发生口鼻瘘和病理性骨折。

(5)继发感染:冷冻创面直接暴露于口腔有菌环境中,患者局部或全身抵抗力低下时,可发生局部感染,故应加强口腔卫生,及时清理病灶,必要时用抗生素治疗。

第四节　温热治疗

温热治疗(mild hyperthermia)是通过物理加热装置,选择性地将肿瘤加热至治疗温度(40~44℃),从而杀灭肿瘤细胞的方法。

一、概述

温热对肿瘤细胞的杀伤机制包括对细胞的膜系统(细胞外膜及核糖体、溶酶体、粗面内质网等细胞器的膜)直接的损伤,造成细胞毒作用;温热与放化疗的协同抗瘤效应;温热增强机体的抗肿瘤免疫反应等。加热治疗的方法分类:按加热范围分为局部加热、区域加热、全身加热。按加热的作用部位分为经体表加热、体腔内加热、组织间加热。按热源分为射频、微波和超声波加热。其他如红外线加热、热水浴、体外血液循环加热等。

二、温热治疗的原则

理想的热疗,应力求对全部肿瘤组织加热到有效的治疗温度范围,并维持一定的治疗时间,避免对靶区以外的正常组织过度加热。口腔颌面头颈恶性肿瘤的加热治疗要遵循以下原则:

1. 病例和加热方法的选择　头颈部解剖关系的复杂性、各种加热技术和测温技术的局限性、患者的个体差异等因素的影响,使得在选择加热治疗时要全面考虑各种因素,制订最有效的热疗方案。

2. 综合治疗的原则　不主张单独采用热疗治疗肿瘤。热疗是增加放射治疗和化学药物疗效的重要辅助手段。

3. 保证准确、可靠的测温。

三、温热治疗的适应证和禁忌证

理论上温热治疗适合治疗各种类型的恶性肿瘤。头颈部肿瘤大多位置表浅,采用局部热疗往往能取得较好的效果,但必须联合放疗和 / 或化疗才能保证持久的疗效。对于口腔内的肿瘤尤其舌根部的肿瘤,以及颌骨深部的肿瘤因不便于加热,目前还没有合适的加热方法。热疗对于缓解晚期肿瘤顽固性疼痛有着显著的效果。

以下情况应视为温热治疗的禁忌证。

1. 患者一般情况较差,有重要脏器功能不全,Karnofsky 评分低于 60 分。

2. 加热部位的皮肤有损伤。

3. 行热化疗或热放疗时,有化疗或放疗禁忌证,具体参照有关章节。

4. 安装心脏起搏器者不宜采用电磁波加热装置。

5. 出血倾向性疾病。

6. 邻近颅脑部位的头颈部肿瘤禁用射频透热。

7. 体温高于 38℃发热患者。

四、治疗流程

1. 患者的准备　全面评估,排除各种温热治疗禁忌证,患者心理疏导,签订知情同意书。

2. 治疗计划的制订　影像学明确加热治疗范围、确定合适的加热治疗方法、加热治疗参数(加热温度、治疗时间等)、治疗次数、同步化疗方案等。

3. 温热治疗设备的准备　热疗设备的调试,专用测温针(如需要)和治疗包的消毒等。

4. 温热治疗　通常不需要麻醉、体位摆放、加热区域暴露固定、常规消毒铺无菌巾、放置测温针（如需要）、摆放加热探头、设定治疗参数开始加热治疗，完成后保存治疗记录。

5. 加热治疗中的注意事项　头颈部制动，保持加热区与加热探头之间的位置恒定。患者如出现难以耐受的疼痛等不适，需暂停治疗重新摆位或设置加热温度等参数。

6. 治疗后处理　加热治疗非常安全，通常不需特殊处理。

五、不良反应及处理

1. 疼痛　通常是可耐受的，必要时临时应用止痛药。
2. 皮肤烫伤　偶发轻度烫伤，注意保持局部清洁，涂抹烫伤膏。
3. 肿胀　一般情况无需特殊处理，严重者可给予激素消肿治疗。

第五节　中医药治疗

口腔颌面头颈肿瘤术后服用中药，可促进术后康复。中医药联合放、化疗治疗口腔颌面头颈肿瘤，可以起到减毒增效的作用。而对于晚期无手术、放化疗指征的肿瘤患者，应用中医药治疗可以减轻临床症状，稳定瘤体，延长生存期。

一、中医病因病机

综合各中医名家对于中医的病因病机的介绍，我们总结口腔颌面头颈肿瘤病因病机有以下几点。

1. 热毒内蕴　内伤七情，郁而化火，火毒郁结，热毒内蕴经络，郁久不散，经络阻隔，日久形成肿块。或外感六淫，烟酒熏灼，毒热瘀结，日久形成肿块。

2. 肝气郁结　心情抑郁，肝气条达不畅，气机壅遏，气血运行愆滞，化湿生痰，痰湿蕴结，化火生毒，痰瘀热毒，循经上窜于颌面而成肿块。

3. 痰湿积聚　水湿不化，津液不布，凝滞成痰，停留在颈部，导致气滞血瘀，日久形成肿块。

4. 阴虚内热　先天禀赋不足，或后天脾胃失调，以致肝肾不足、肺胃阴虚，阴虚火旺，煎熬津液为痰，痰毒凝滞，结于颌面而成肿块。

二、中医证型

目前，口腔颌面头颈肿瘤中医证候标准、证型未统一。总结口腔颌面头颈肿瘤中医证型主要有以下几个:热毒内蕴证,气滞血瘀证,脾虚痰湿证,肝气郁结证,气阴两虚证,阴虚内热证。其中肿瘤初起多为邪气盛实,正邪处于交争状态,多见热毒内蕴证,肝气郁结证;肿瘤进一步发展,可致肺肾阴液耗伤,多见阴虚内热证,气阴两虚证,气滞血瘀证;肿瘤术后、化疗后气血阴阳亏虚,脾胃失调,多见脾虚痰湿证,气阴两虚证,气滞血瘀证;肿瘤晚期,多见气阴两虚证。中医认为放射线具有火热毒邪的性质,热毒煎灼津液,耗阴伤津,故放疗后多见热毒内蕴证,阴虚内热证,气阴两虚证。由于体内正邪盛衰关系在不断变化,某一阶段,可能是以上某一证型单独出现,也有可能以上两种或者三种证型同时存在,治疗时应根据病情变化及时调整治疗用药。

三、中医治则治法方药

1. 中医辨证论治方药及治法主要包括以下几种。

热毒内蕴证,治法:清热解毒,软坚散结。

气滞血瘀证,治法:化瘀散结,理气通窍。

脾虚痰湿证,治法:健脾化痰,祛湿散结。

肝气郁结证,治法:疏肝理气,解毒散结。

阴虚内热证,治法:养阴清热,解毒散结。

气阴两虚证,治法:益气养阴,解毒散结。

随症加减:例如,若患者局部疼痛或头痛剧烈者,可选加蜂房、蔓荆子;若颈部肿块坚硬不移,加留行子、山慈菇;如出现骨转移、疼痛、骨髓抑制,加骨碎补、透骨草、延胡、鸡血藤等。

2. 针灸 针灸中药从整体观念出发,以调和阴阳气血,祛邪扶正,治愈疾病为目的。针药并用,内外同治,可收相辅相成、相得益彰之效。具体取穴,例如,舌癌取穴:地仓、颊车、内庭、翳风;腮腺癌取穴:列缺、河谷、颊车、地仓。

四、中医药治疗口腔颌面头颈肿瘤的应用

1. 与手术结合 口腔颌面头颈肿瘤的治疗是以手术治疗为主的综合治疗,但手术往往损伤患者的气血阴阳。故手术后予以中医药治疗可恢复体质,促进术后康复。

2. 与化疗结合 中药可在放疗前 5~7 天开始服用,直至放疗结束,以养阴生津、清热解毒、滋补肝肾、健脾和胃等治法,结合不同放射治疗副反应的中医辨证,选择方药,可明显减轻放疗副反应,改善患者的生存质量,延长生存期。

3. 与化疗结合 中药可在化疗前 3~4 天开始服用,以健脾和胃、补益气血为治法,可减轻或避免某些化疗副反应,改善患者生存质量。

（周国瑜 苏立新 任国欣 付水婷 王德明 王瑱冯 郭伟）

参 考 文 献

1. 范新东,毛青.颅颌面介入诊疗学.上海:世界图书出版社,2011.

2. 邱蔚六.口腔颌面-头颈肿瘤学.北京:人民卫生出版社,2011.

3. 梁新华.口腔物理治疗学.成都:四川大学出版社,2013.

4. 郭伟,任国欣,孙沫逸,等.中国人口腔黏膜黑色素瘤临床诊治专家共识.中国口腔颌面外科杂志,2021,19(06):481-488.

5. 肖越勇.氩氦刀肿瘤消融治疗技术.北京:人民军医出版社,2010.

6. 彭磷基.肿瘤热疗.北京:人民卫生出版社,2013.

7. 罗佳,杨森.中医治疗口腔癌进展.中华中医药学刊,2021,39(06):167-170.

8. 陈文君,陈滨海.从《金匮要略》虚劳篇初探晚期口腔癌辨治.新中医,2022,54(07):172-175.

9. 焦海霞,吕锡旌,马新忠.口腔癌患者术后中西医结合治疗效果观察.实用口腔医学杂志,2020,36(05):758-762.

10. MAIMAN T.Stimulated optical radiation in ruby.Nature,1960,187:493-494.

11. ANDERSON R R,PARRISH J A.Selective photothermolysis:precise microsurgery by selective absorption of pulsed radiation.Science,1983,220:524-527.

12. STRATIGOS A J,ALORA M B,URIOSTE S,et al.Cutaneous laser surgery.Curr Probl Dermatol,1998,10:127-174.

13. HERD R M,DOVER J S,ARNDT K A.Basic laser principles.Dermatol Clin,1997,15:355-372.

14. DE FELICE E.Shedding light:laser physics and mechanism of action.Phlebology,2010,25(1):11-28.

15. SPRUCE L.Back to basics:laser safety.AORN J.2019,110(5):524-532.

16. LINSKEY M E,JUNGREIS C A,YONAS H,et al Stroke risk after abrupt internal carotid artery sacrifice:accuracy of preoperative assessment with balloon test occlusion and stable xenon-enhanced CT.AJNR Am J Neuroradiol,1994,15:829-843.

17. AJNR Am.Carotid artery balloon test occlusion.J.Neuroradiol,2001,22:S8-S9.

18. VAN ROOIJ W J,SLUZEWSKI M,SLOB M J,et al.Predictive value of angiographic testing for tolerance to therapeutic occlusion of the carotid artery.AJNR Am.J.Neuroradiol,2005,26:175-178.

19. MATAS R.Testing the efficiency of collateral circulation as preliminary to the occlusion of the great surgical arteries.Ann Surg,1911,53:1-43.

20. SERBINENKO F A.Balloon catheterization and occlusion of major cerebral vessels.J Neurosurg,1974,41:125-145.

第十二章

口腔颌面头颈部显微外科及缺损的修复重建

口腔具有咀嚼、吞咽、语言、呼吸等重要生理功能；面部更是人际交往，特别是表达喜怒哀乐的重要器官，因而还具有重要的社会功能。口腔颌面头颈肿瘤的外科根治会导致组织或器官的残缺，进而影响到上述各项功能，使患者在生理和心理上受到双重打击。为此，口腔颌面外科医师需要从原来追求肿瘤患者治愈率和生存率的水平上升到生存率与生存质量并重的新高度。显微外科和修复重建技术，以及生物材料学和生物工程学等学科的不断进步，为口腔颌面头颈肿瘤的功能重建注入了新的动力。

第一节　显微外科手术及头颈部缺损的修复重建原则

口腔颌面头颈肿瘤患者修复重建的基本原则主要包括：①按照肿瘤外科原则去除病变组织，尽可能保存正常组织；②切除病变组织造成的缺损，如条件许可应立即修复或重建；③在恢复解剖结构的基础上，应提倡功能性修复（包括感觉或动力性重建），功能重建为主并兼顾形态；④修复重建的具体策略应根据患者的肿瘤特点、缺损的情况、重建的要求、患者的全身状态，并结合手术医师团队的经验与技术，由医患双方充分沟通而对治疗效果达成一致。

修复重建方法的选择上，以往强调"重建阶梯"，由简入繁，即从伤口直接拉拢缝合直到最后显微外科行游离组织瓣移植。20世纪80年代中期以后，显微外科技术在口腔颌面外科领域内获得广泛应用，成为缺损修复与重建不可或缺的一部分。目前，显微外科手术技术的发展已经颠倒了上述的重建阶梯顺序，成为一些缺损修复重建的首选，特别是复杂而严重的复合缺损都能从容地进行修复和重建，不论立即（一期）修复或是二期修复，均可以达到较为满意的效果。因此可以说，在修复和重建外科的技术上和理念上，显微外科技术的引入和应用是一个里程碑。

一、口腔颌面部软组织缺损的修复重建原则

口腔颌面软组织缺损的修复与重建包括关闭创面,对洞穿性缺损的修复以及器官重建,如舌、软腭与唇的器官成形术等,以下为常见缺损部位的修复重建基本原则。

(一)舌的修复重建

舌缺损修复或再造的目的是恢复舌的形态和功能。因此,修复或再造的舌应具有适当的体积和外形;有良好的活动能力;同时具有一定的表面感觉功能。修复重建方法:应依舌体组织缺损的部位和范围而定,如为舌体或侧缘小范围缺损,仅做创缘直接拉拢缝合即可,或采用口内邻近或邻近带蒂组织瓣修复。如为舌体一侧、大部、舌体中份或全舌体缺损,应选择带蒂或游离的组织瓣,同时还应考虑舌下、口底、下颌骨有无缺损。手术不仅要修复舌体缺损,还应同时修复下颌骨缺损,此时可以选用肌皮瓣或骨肌皮瓣。

(二)口底的修复重建

口底修复重建的目标是保持或恢复正常的语言、咀嚼和吞咽功能,并且提供口腔与颈部的分隔屏障,维持舌的正常活动。修复重建方法:缺损较小时可以选用自体刃厚皮片或异体/异种黏膜补片,缺损限于口底时,可采用颊黏膜瓣、鼻唇沟皮瓣、颏下岛状瓣、胸锁乳突肌瓣及颈阔肌瓣等邻近组织瓣。较大型(包括舌腹部)的缺损,可选择前臂、上臂等血管化游离皮瓣移植。如果缺损累及周围舌体、下颌骨等则需要采用较大体积的肌皮瓣甚至复合组织移植。

(三)软腭的修复重建

软腭缺损的修复与重建应达到以下目的:修复缺损,分隔口、鼻腔;重建软腭的长度,尽可能恢复腭咽闭合功能;防止重建后的软腭下垂,影响进食和吞咽;重建后软腭能恢复部分感觉与动度。为此,对单侧软腭部分缺损或仅为口腔侧黏膜缺损,可采用同侧或对侧腭黏骨膜岛状瓣进行修复;而对于全软腭缺损,可采用血管化的游离前臂桡侧皮瓣加咽后壁组织瓣进行修复。

(四)面颊的修复重建

目标是保持或恢复面颊部外形,恢复正常的张闭口功能。修复重建方法:对于颊黏膜或面部皮肤的浅层缺损,可使用游离皮片移植、生物膜或组织厚度较薄的颈阔肌皮瓣、颏下皮瓣、前臂皮瓣等带蒂或游离皮瓣进行修复。对于颊黏膜或面部皮肤大范围的软组织缺损,则应使用软组织量丰富的皮瓣进行修复。洞穿缺损最好采用一蒂双岛皮瓣、一蒂多岛或双皮瓣,也可以使用单瓣折叠修复。一蒂多岛皮瓣不仅可以使重建手术简便易行,更能使修复效果达到最佳水平。

（五）唇的修复重建

唇缺损一般应尽量采用邻近面颊部肌皮瓣带蒂转移为主,因其能良好地恢复新唇的运动功能。

（六）鼻的修复重建

鼻缺损的重建一般也以局部皮瓣,特别是额部皮瓣为主,因其皮肤色泽、质地均相似。

二、颅颌面部骨组织缺损的修复重建原则

颅颌面骨组织缺损以下颌骨缺损最为多见,其次为上颌骨与其他面骨(颧骨、鼻骨等)。临床上对其修复与重建也主要是以上、下颌骨为主,手术原则是重建功能,同时尽可能地恢复外形。

对颌骨缺损的修复,不仅要恢复面部外形,在功能上还应当利用种植技术,恢复牙列的完整性,从而恢复患者的咀嚼功能。对于解剖外形的构筑,快速原型技术正越来越显现出其恢复个体化外形的优势,应用 CAD/CAM 技术分别对上、下颌骨缺损的重建,可在术前进行模型的预制,钛支架的弯制,以及解剖结构的恢复,从而在外形和功能上均获得满意的疗效。

第二节　游离皮片及随意皮瓣转移修复术

一、游离皮片

游离皮片按照移植皮肤厚度,从厚到薄可以分为三种:全厚皮片、中厚皮片和刃厚皮片。游离皮片移植适用于大面积的浅层组织缺损的修复,包括皮肤和黏膜的缺损。一般情况下,颌面头颈部植皮多采用全厚或厚中厚皮片;口腔内植皮,则多采用薄中厚皮片;有感染的肉芽创面或骨面,则只能采用刃厚皮片移植。全厚皮片包括表皮和真皮全层,这种皮片生长成活后,柔软而富有弹性,活动度大,能承受摩擦及负重,收缩小,色泽变化小,特别适合于面颈部植皮;中厚皮片包括表皮及一部分真皮层,厚度相当于皮肤全厚的 1/3~3/4 厚度,中厚皮片移植后,收缩较表层皮片小,因皮片内含有弹力纤维,故较柔软,耐受摩擦,色素沉着也轻微,功能恢复与外表均较佳;刃厚皮片也称表层皮片、薄层皮片,此种皮片移植后存活力强,抗感染力亦强,表层皮片的供皮区一般不形成增厚的瘢痕,因此,在愈合后还可再次切取皮片,缺点是皮片收缩大,极易挛缩,质地脆弱,不耐受外力摩擦与负重,色素沉着严重,在肌腱、肌束等部位生长后,易产生挛缩性功能障碍。

（一）皮片制备及供受区处理

1. 制备方法　全厚皮片按照一般外科基本操作,将皮片全层切取,一般以腹部、上臂内侧、耳后或锁骨上窝处皮肤应用较多。断层皮片,包括表层和中厚皮片,常用的切取方法有:刀片取皮法、滚轴式取皮刀取皮法、鼓式切皮刀取皮法和电动式切皮机取皮法等,选择比较宽阔、平坦、少毛区的体表,如上臂、大腿内侧等。

2. 全厚皮片切取后遗留的供皮区创面,一般应行直接对位缝合。断层皮片切取后,供皮区所遗留的创面,应立即用温热生理盐水纱布紧压创面止血,然后用消毒的油性纱布平铺于创面,外加数层纱布与棉垫,再用绷带加压包扎。如无感染发生,一般在术后不必更换敷料,视供皮厚度,可在2~3周内愈合,敷料自行脱落;术后如发现敷料潮湿发臭,或痒痛渗血,可能为创面感染,应及时打开敷料检查创面,定时更换敷料,直至愈合。

（二）受皮区的处理

受皮区的处理对于新鲜创面植皮非常重要,要求止血彻底,但结扎线头又不宜过多,对于感染创面则应在术前妥加处理后才能植皮。如系肉芽创面,必须表面红润、坚实无水肿及脓性分泌物。如有水肿,一般在手术前2~3天应对创面行高渗生理盐水湿敷。感染较严重的肉芽创面,应先将表层增生松软的肉芽组织用刀轻轻刮去,并以生理盐水冲洗,用绷带加压包扎1~2天后,再进行植皮手术。如为暴露的骨面,可钻孔使之出血,肉芽生长后方可植皮。面颈部与口腔前部的植皮固定法均用打包法。口腔内特别是口腔后部常用包模法固定移植的皮片,通常用印模胶制成与创面相似的外形,将皮片用胶水反贴在印模胶模型上,再置入口内创面。如创面有凹陷,则可用碘仿纱条填塞加压固定,无论采用印模胶或碘仿纱条,均应再加用印模胶以加强固定。一般手术后1周左右拆除敷料,面颈部植皮可再继续加压包扎1~2天。

二、随意皮瓣

随意皮瓣,也称皮肤皮瓣,此类皮瓣的特点是:由于没有知名的血管供血,故在设计皮瓣时,其长宽比例要受到一定限制。在肢体与躯干部位,长宽之比以1.5∶1为最安全,最好不超过2∶1;在面部,由于血液循环丰富,根据实际情况可放宽到(2~3)∶1,在血供特别丰富的部位可达4∶1。随意皮瓣目前均属近位带蒂转移,按转移形式又可分为移位皮瓣、滑行皮瓣、旋转皮瓣。

（一）移位皮瓣

移位皮瓣又名对偶三角交叉皮瓣或Z成形术,是由皮肤三个切口连接成Z形而构成两个相对的三角形皮瓣彼此交换位置后缝合。两皮瓣的侧切口与中切口所形成的角度,一般以 60° 为常用,此时三个切口的长度应基本相等。在两个三角形组织瓣交叉转移换位后,可增加其中轴长度的 75%,从而达到松解挛缩、恢复功能的目的。这种皮瓣多应用于狭长形的条索状瘢痕挛缩;也可用于恢复错位的组织或器官的正常位置与功能;以及用于长切口的闭合来预防术后瘢痕挛缩。此外,尚可根据治疗的需要考虑做多个附加切口,设置成连续的多 Z 形对偶三角瓣。

(二)滑行皮瓣

滑行皮瓣又名推进皮瓣。滑行皮瓣具有一个蒂部,在接近缺损部位设计一个皮瓣,分离后,利用组织的弹性,将其滑行到缺损部位以修复创面。皮瓣设计应略大于缺损。因皮瓣形成后常略有收缩,切取皮下脂肪的厚薄,应视缺损处需要而定。

临床上,为了增长或缩短某一组织的长度和宽度而常用 VY 皮瓣成形术,也是属于滑行皮瓣的一种。在皮肤上做 V 形切口,分离三角形皮瓣及两侧皮下组织,利用组织的收缩性,使三角形皮瓣后退,再将切口缝为 Y 形,可以使皮肤的长度增加,宽度缩小。反之,在皮肤上做 Y 形切口,分离三角形皮瓣及对直切口两侧行潜行分离,利用组织的弹性,将三角形皮瓣向前推进,把切口缝合成 V 形,则可使皮肤的长度缩短,宽度增加。

(三)旋转皮瓣

选择缺损附近的皮肤组织形成各种形态的皮瓣,利用旋转的方法以修复缺损,称旋转皮瓣。设计时应注意皮瓣的旋转点及旋转半径要足够长,否则仍然不能达到满意修复缺损的目的。

第三节 带蒂远位皮瓣移植修复术

一、口腔颌面部带蒂远位皮瓣的适应证

带蒂远位皮瓣在头颈肿瘤术后缺损的修复重建中发挥着重要作用,即使在显微血管外科时代,也常作为游离皮瓣的替代品,对患者带来的风险相对较小。

二、常见带蒂皮瓣的制备

(一)胸大肌皮瓣

1. 适应证　胸大肌皮瓣由于组织量较大,具有丰富的肌肉组织,对于颌面部广泛缺损可起到良好的充填作用。对于颌面部洞穿性缺损,胸大肌皮瓣也可采用双皮岛折叠的方法予以修复。但对于前颊洞穿性缺损,由于胸大肌折叠后过

于臃肿,因此并不适合。在各类游离组织瓣显微修复技术成熟的时代,胸大肌可作为头颈部缺损的最终备选方案。

2. 应用解剖　胸大肌位于胸廓的前上部,为扇形阔肌,起点范围大,可分为锁骨部、胸肋部和腹部,即起始于锁骨内端 1~6 胸肋部和腹直肌鞘前叶,止于肱骨大结节嵴并分为前后二层,主要供血血管包括三个,分别是三角肌支、上胸肌支和下胸肌支。静脉和动脉伴行,略粗于动脉,同一知名动脉往往伴有两条静脉。胸大肌由胸前神经支配,胸外侧神经支配胸大肌锁骨部,胸内侧神经穿过胸小肌支配胸大肌的胸肋部和腹部。

3. 皮瓣制备步骤

（1）以胸骨柄中点为圆心,锁骨中点为半径,所作的弧线即为胸肩峰动脉体表投影。设计好皮瓣后,即可做切口,并翻起此瓣。先做此瓣外侧切口,切开皮肤、皮下和固有筋膜浅层,此时应当记住,在第 5 肋骨及以上,在胸大肌深面有胸小肌,胸小肌起于肋骨与肋软骨的交界处,第 5 肋以下即无胸小肌。

（2）用手指将胸大肌连同下方的固有筋膜深层从胸小肌表面剥起,并拉向内侧。此时,应在胸大肌的深面寻找供应胸大肌的神经血管束。此血管束一般位于胸大肌和固有筋膜之间,透过筋膜可看到此束或带有紫色的静脉,也可扪及动脉的搏动。

（3）胸大肌肌皮瓣的蒂部一般不带有皮肤,便于此蒂越过锁骨表面,潜行经过颈淋巴清扫术的颈部皮瓣下,利用肌皮瓣的远端部位修复缺损。越过锁骨的蒂部,不必带有胸大肌纤维或少带胸大肌纤维,否则该处会过分隆起。胸大肌皮瓣蒂部也可以穿过锁骨,向上到达颈部。

（4）胸大肌肌皮瓣也可携带肋骨,成为骨肌皮瓣。

4. 注意事项

（1）女性胸大肌皮瓣设计,要注意乳腺,尤其是乳房下垂严重的患者,注意皮肤和胸大肌面脱离,必要时改为背阔肌等皮瓣修复。

（2）胸大肌皮瓣带蒂移植时可穿锁骨下,此时要注意,切开锁骨骨膜时骨膜出血和损伤锁骨下动静脉,术中一定要止血完善,避免术后血肿压迫血管蒂。

（3）胸大肌皮瓣在制备中还需注意皮肤和肌肉的关系,肌肉和血管走向的关系,必要时暂时将皮肤周缘固定于胸大肌缘上,而血管走向是皮瓣设计的关键,胸大肌肌皮瓣需带肋骨时注意肌膜的肋骨附着,必要时用缝线固定,取肋骨时将肋骨内侧骨膜留在原位,并注意胸膜损伤。

（二）颏下岛状皮瓣（面动脉穿支皮瓣）

1. 应用解剖　颏下动脉岛状皮瓣的主要血管蒂来源于颏下动脉,颏下动脉从面动脉起始处发出,长约 5~6.5cm。颏下动脉从下颌下腺深部穿出,继而向前内侧穿过下颌舌骨肌,并发出 1~4 个皮肤穿支。这些穿支穿过颈阔肌终止于皮下血管丛,并与对侧动脉血管网相连,提供同侧和对侧颈部颏下皮肤的血供。皮瓣的静脉回流主要为颏下静脉,平均直径为 2.2mm,汇入到面静脉,其平均直径为 2.5mm。颏下血管的口径使这个皮瓣适合显微血管吻合。这个区域的感觉由颈横神经支配。

2. 皮瓣制备　通过在皮瓣的远端部分(即在远离皮岛的一侧)行皮肤切口,开始将皮瓣翻起。切口从皮肤、皮下组织一直延伸到对侧二腹肌前腹的筋膜。皮肤切口也向下延伸到同侧的血管蒂。一直解剖至中线,越过下颌舌骨肌和同侧前二腹肌的前腹。切断二腹肌前腹在下颌骨内侧的附着,将二腹肌前腹带到皮瓣上。此时,小心地沿着下颌骨下缘的面动脉进行解剖,在这里颏下血管蒂以横向水平方式走行。当解剖邻近下颌下腺时,应掀起颈阔肌下的皮瓣以便于探查和解剖血管蒂。这部分解剖也可以在皮瓣制备开始时进行,通过弧形切口并掀起颈阔肌下皮瓣。注意辨别面动静脉和下颌骨下缘处的面神经下颌缘支,需将筋膜向上翻起以保护神经。该区域的解剖接近下颌下腺,此时,应使用双极电凝进行解剖操作,以尽量减少对血管蒂的损伤。血管蒂的较大血管分支应结扎和分离。

(三)颞肌瓣

1. 应用解剖　颞肌起源于颅骨顶骨的颞骨线,位于颞窝内骨面和颞深筋膜的深面,肌束下行经颧弓深面止于喙突前内侧面及下颌升支前缘。颞肌肌肉厚度从位于颞线处的 5mm 到颧弓水平的 15mm 不等。能够制备的肌肉面积可达 10cm×20cm。颌内动脉翼肌段分支颞前动脉和颞深动脉为其主要供血动脉,这两支动脉的平均血管外径约为 1mm。另外一条动脉供应来自颞中动脉,后者可分出 4 支有静脉伴行的细小分支供应颞肌浅层,该处动脉平均血管外径为 0.5mm。与其他咀嚼肌一样,颞肌的神经支配来自三叉神经的下颌神经前干,主要受颞深神经支配。

2. 皮瓣制备　颞肌瓣切口设计是沿耳屏前向上朝向头顶延伸,沿着预先标记的设计线切开,在耳前区到达真皮层,并沿发际向上,到达颞顶部,深达颞肌筋膜浅层浅面,翻起头皮,颞肌筋膜呈现明显的白色外观,较容易识别。一旦前后向翻开头皮,颞顶部肌肉就会显露,术中应尽可能暴露颞顶前部肌肉附着处。确定拟移植颞肌所需的宽度及方向后,掀起颞肌首先要沿着颞上线在颞肌筋膜上做切口,用骨膜分离器从颞窝上掀起颞肌,沿着颞骨平面逐渐向下。按解剖学方向,沿着耳前区和喙突及下颌支向下分离肌肉。到达颧弓时,小心分离颧弓上的肌肉附着,切勿损伤颞肌及在其深面穿过的颌内动脉肌深支。在肌肉末端用几根缝线牵引,以方便转移肌肉并能最大限度地减少对肌肉的创伤。检查颞肌的旋转弧度及范围,以确保其可以达到修复缺损的部位与所需要的组织量。在眼眶缺损修复重建的病例中,应先检查肌肉旋转程度,并通过皮下隧道到达该部位。在要将颞肌转移到口腔内以重建上颌骨切除术后缺损的病例中,首先需要决定颞肌转移途径,即通过颧弓上途径还是颧弓下途径到达口腔上颌区域。

3. 供区并发症　颞肌瓣的一个显著缺点就是术后颞部凹陷,影响头面部外观,常导致患者产生抱怨,尤其是一些女性患者。目前主要有两种方法来弥补缺陷:一种是利用颞肌节段式血供的特点,鉴于颞肌具有前部、中部和后部血液供应,这允许对肌肉分割,颞肌可以分成对应于前叶、中叶和后叶的三个不同区段。另一种是在需要使用整个颞肌重建缺损的情况下,可以使用颞部植入物来充填颞肌缺失后的空腔。

(四)胸锁乳突肌(皮)瓣

1. 应用解剖　胸锁乳突肌有胸骨头和锁骨头两个头,胸骨头起源于胸骨柄的上端前外侧,锁骨头起源于锁骨近中 1/3 的上表面及前面。该肌肉斜向上走行于锁骨上凹,两个头融合为一个肌肉束,然后止于乳突外侧及枕骨的上切迹。最主要的肌肉血供来源于枕动脉的分支,这些分支在肌肉内形成丰富的血管融合,并能供应除肌肉最下端 3~5cm 以外全长组织的所有血供。中 1/3 的血供来源于甲状腺上动脉或颈外动脉的分支血供。上 1/3 和中 1/3 肌肉直接血供能供应几乎全层肌肉及肌肉表面的皮肤。下 1/3 的肌肉血供变异度最大,其血供可能来源于甲状颈干、锁骨上动脉及颈横动脉。胸锁乳突肌的静脉回流主要通过动脉周围的伴行静脉。支配肌肉的运动神经主要是副神经进入斜方肌前的一个分支。

2. 皮瓣的制备　皮瓣制备时患者应当处于仰卧位,头偏健侧,即皮瓣制备的另一侧。为了更好地暴露与制备,应该常规垫肩以抬高颈根部。胸锁乳突肌应该很轻易地在体表看到或触摸到,尤其是对于一些颈部相对比较长、比较瘦的患者。在制备皮瓣之前,应该标记出肌肉的起止点,及肌肉的全长走行。如果该皮瓣被制备为肌皮瓣,皮岛应设计在位于肌腹的中央位置。无论该瓣被设计为上端还是下端为蒂的瓣,术者都应该提前根据缺损位置,计算好或测量好该瓣的旋转及长度,尤其是该瓣被设计为肌皮瓣时,这样可确保皮瓣转至缺损区时安全且没有张力。当皮岛设计好后,将所有切口与设计的皮岛相连接。

3. 上端肌肉为蒂的胸锁乳突肌瓣　将皮肤切开至颈阔肌层,沿着颈阔肌深面翻瓣,上端翻至下颌骨下缘,充分显露胸锁乳突肌及皮岛的上端结构,沿着颈阔肌深面向下翻瓣显露下端结构,将皮岛与下端的胸锁乳突肌的表面肌膜进行缝合固定,找到胸锁乳突肌下方的起点(胸骨头及锁骨头),将下方肌肉游离。此时,在下方肌肉游离过程中,应该找到下端肌肉供血的颈横动脉穿支,予以结扎,切断,然后向上解剖至肌肉的中 1/3。甲状腺上动脉分支供应该肌肉的血管予以结扎,切断。结扎切断甲状腺上动脉分支血管有利于增加皮瓣的旋转半径,使得该局部瓣能无张力的放置到缺损区。最后一步是对上端肌肉的解剖。在此部位中,应该牢记两个保留:保留枕动静脉至该肌肉的血供(主要血管);保留副神经。副神经可以在胸锁乳突肌上方的深面找到,该神经沿着颅底至斜方肌斜行穿过该肌肉。至此,皮瓣制备完成,可以将皮瓣旋转至缺损区。

4. 以下方肌肉为蒂的胸锁乳突肌瓣　下方肌肉为蒂的瓣与上方肌肉为蒂的瓣制备方式类似,除了需要保留甲状颈干或颈横动脉供应该肌肉的动静脉分支外,最主要的区别可能是要在上方肌肉内保留副神经。此外,在供区关创前需要充分止血。

第四节　游离皮瓣移植修复术

一、显微外科常用器材与基本操作

显微外科是利用手术放大设备,借助于精细的显微外科器械进行手术操作的一种外科技术。主要器材包括手术显微镜、显微外科器械、缝合材料等。

(一)显微外科常用器材

1. 手术显微镜　由光学系统、照明系统、支架及控制系统构成。

2. 显微外科器械　包括显微组织镊、显微剪、显微持针器、显微血管钳、显微血管夹等。

3. 显微外科缝合材料

(1)显微外科缝针:针光滑锐利,有足够强度,针线比近似 1∶1。

(2)显微外科缝线:包括聚丙烯和尼龙(聚酰胺)。

(二)显微外科基本操作

1. 一般原则

(1)血管显露清楚;

(2)在正常部位缝合;

(3)血管张力适当;

(4)操作时做到稳、准、轻、巧、快;

(5)针距、边距均匀,针数适宜;

(6)进针、打结准确适当;

(7)保持血管床健康平整;

(8)恰当地修剪断端外膜,并进行断口冲洗;

（9）针序恰当。

2. 缝合方法

（1）端端吻合：目前最常用的显微血管吻合方法。此种吻合方法符合生理的血流方向,能保持血液的最大流速和流量。

（2）端侧吻合：常在血管一端不宜切断或两断端口径相差过大的情况下采用。

（3）套叠缝合：按照血流方向,将流出端血管口套入流入端血管的管腔内。

二、常见游离组织瓣的制备

（一）前臂桡侧皮瓣

前臂桡侧皮瓣由我国学者杨果凡于 1979 年首先报道,因而又称为中国皮瓣（Chinese flap）。

1. 适应证

（1）舌缺损：适用于半舌缺损。

（2）颊部缺损：对于颊部肿瘤切除后未贯通的颊部黏膜缺损,前臂皮瓣较合适。

（3）口底缺损：对于前口底软组织缺损包括部分下颌牙槽突缺损,前臂皮瓣可用于覆盖创面。

（4）口咽及喉咽部缺损：前臂皮瓣质地较薄且柔软,适用于口咽及喉咽部组织缺损。

（5）唇缺损：可用于重建全上唇或全下唇缺损。

2. 应用解剖

（1）桡动脉：是前臂桡侧皮瓣的供血动脉,起始部被旋前圆肌和肱桡肌所覆盖,称为掩盖部,下部行于肱桡肌与桡侧腕屈肌之间,被深筋膜覆盖,称为显露部,血管径约 2.5mm。

（2）回流静脉：有头静脉或桡动脉的 2 根伴行静脉,头静脉平均外径为 2.8mm,桡动脉的伴行静脉平均外径为 1.3mm。

（3）前臂外侧皮神经：是肌皮神经的一个终末支,位于头静脉的深面,可用于感觉的皮瓣的吻合神经。

3. 制备步骤

（1）皮瓣设计：通常选用头静脉作为皮瓣的回流静脉。设计皮瓣时,先标记出桡动脉和头静脉走行,取两者的中点线作为皮瓣纵轴,然后根据术区创面的大小和需要,标记皮瓣的范围,远端不应超过第一腕横纹。

（2）充气止血带止血后（压力一般为患者收缩压的 1.5 倍,止血时间不超过

90 分钟），沿皮瓣标记线，先从一侧切开皮肤，直达深筋膜，从深筋膜下向中线血管方向锐性解剖分离。当一侧解剖游离完成后，再从另一侧切开游离。当分离至桡动、静脉时，应位于血管蒂的深面解剖。

（3）切开皮瓣的远端，显露桡动、静脉和头静脉，分别予以结扎和切断，在肌膜下将桡动脉和静脉与深部组织分离，沿途结扎桡动脉的肌支，在皮瓣的近心端沿桡动脉的走行方向纵向切开皮肤达血管蒂长度，先分离出头静脉，然后在肱桡肌和桡侧腕屈肌之间解剖桡动脉的掩盖部。如此形成以桡动、静脉和头静脉为蒂的皮瓣，放松止血带，止血，待完成受区血管的制备后，即可行皮瓣的游离移植。

（4）桡神经的浅支（前臂背侧皮神经）为桡神经绕肱骨后面时发出，循外侧肌间隙后侧穿筋膜到皮下，一直下降到前臂背面外侧部而达腕上部。该神经在前臂远端位置表浅，位于头静脉附近，皮瓣解剖时应慎防损伤。

（5）前臂皮瓣切取后，一般不能直接缝合，需要植皮封闭供区，我们常采用腹部全厚皮片修复前臂的创面。前臂创面植皮前应做全面彻底的止血，并用大量的抗生素盐水冲洗，以防皮片下方积血而影响皮片成活。

4. 注意事项

（1）术前准备：通常选择非优势手臂作为供区，应仔细检查供区有无创伤史及组织厚度、头静脉的分布及通畅情况，最重要的是要做 Allen 试验，以评估尺动脉对手部供血的可靠性。

（2）皮瓣制备过程：①防止头静脉损伤：制备时如操作不熟练，锐性分离时将头静脉切破，需对破口进行显微缝合。②避免动脉与皮瓣分离，初学者制备皮瓣时容易将动脉从皮瓣上分离开。进行动脉分离要小心，将动脉保留在皮瓣上。③避免皮瓣出血：皮瓣移植到受区后，由于血液动力学的改变，容易造成出血，在吻合完毕后，应将血压升至基础血压水平，检查皮瓣出血情况，仔细结扎细小血管，防止术后血肿。④保护感觉神经：前臂桡侧感觉神经和头静脉居同一层次，前端可分出 1~2 分支，若术中不慎损伤，应做神经吻合。

（3）供区处理：①供区适当加压：需要观察甲床毛细血管充盈变化，如加压包扎过紧将影响手臂的血液循环，术后 10~12 天拆除加压包扎及缝线，检查肌间沟有无积液，如有积液则用无菌注射器抽去后保持加压 3~5 天。如皮片愈合不良应加强换药，必要时可局部用促进伤口愈合药物；②减少手部活动：术后 1 周内减少供区手指及腕部的活动幅度，以免影响皮片存活，但在术后 3 周应加强手腕及手指功能锻炼，避免垂腕。

5. 供区并发症

（1）外侧皮神经损伤，导致手部感觉障碍；

（2）较为明显的前臂瘢痕；

（3）植皮部分坏死及肌腱外露；

（4）牺牲手的一根主要动脉，导致暂时性前臂和手的乏力。

（二）股前外侧皮瓣

股前外侧皮瓣的概念最早由我国学者宋业光教授等于 1984 年首次报道，近年来该皮瓣已经成为口腔颌面头颈缺损修复的一个优势皮瓣。

1. 适应证

（1）口腔颌面部缺损，尤其是跨多个解剖区域的大面积缺损：股前外侧皮瓣能够提供充足的组织量；对于累及口唇的组织缺损，股前外侧皮瓣能够提供阔筋膜用于口唇悬吊，防止术后唇下坠。

（2）咽喉部位环行缺损：股前外侧皮瓣是非常好的一个修复选择，既可消灭死腔，也可以保护周围重要的血管。

（3）接近或直接暴露颅底的缺损：股前外侧皮瓣通过联合股外侧肌等复合皮瓣设计，可提供较好的组织覆盖，以防止或减少术后感染、脑脊液漏等严重并发症。

2. 应用解剖　股前外侧皮瓣的血管蒂一般为旋股外侧动脉降支，由腹股沟中点至髂前上棘与髌骨外上缘连线中点做一直线，该线下 2/3 段即为旋股外侧动脉降支的体表投影。旋股外侧动脉降支的直径一般在 2mm 左右，血管蒂长度一般在 8~16cm 之间，多数有 2 条伴行静脉。血管蒂类型一般分为 4 种：①肌皮动脉穿支型，占 81%；②肌间隙皮支型，占 8%；③直接皮动脉型，占 8%；④无皮动脉型，占 3%。皮动脉供血范围一般为 12cm×30cm。股前外侧皮肤为股外侧皮神经分布。股前外侧皮瓣主要与大腿外侧的股外侧肌有关，可设计为肌皮穿支皮瓣（股外侧肌），筋膜皮肤穿支皮瓣（阔筋膜），脂肪筋膜穿支皮瓣（不带皮肤），甚至筋膜肌肉穿支皮瓣。

3. 制备步骤

（1）皮瓣设计：以髂前上棘为 A 点，髌骨外上缘为 B 点，两点之间做一直线。设该直线中点为 O 点，以此点为圆心，5cm 为半径画圆，大多数血管穿支的浅出点基本在此范围内。以腹股沟中点为 E 点，OE 连线相当于旋股外侧动脉降支的体表投影。术前以彩色超声多普勒进一步探测，标出回声最强点即为动脉穿支浅出点。以穿支浅出点为轴点，以 AB 连线为轴线，并根据受区缺损面积大小设计皮瓣。

（2）首先沿皮瓣内侧缘切开皮肤、皮下组织及阔筋膜，在股直肌表面向外侧进行钝性分离，寻找股直肌与股外侧肌之间的肌间隔。

（3）当肌间隔被找到后，大多数肌间隔穿支血管都在此间隙内，大多数肌皮穿支血管也在此肌间隔外侧的 2~3cm 范围内。找到这些穿支血管后,应首先判断穿支血管的管径、质量与搏动是否良好。当锁定良好的穿支血管后,打开股直肌与股外侧肌肌间隔,向深面寻找旋股外侧动脉降支。完全暴露降支后,有时可发现斜支,此时应观察降支与斜支走行、管径及搏动情况,初步判断哪个血管蒂更适合用于口腔颌面头颈部缺损修复的供受区血管吻合。

（4）显露降支血管蒂后,开始由穿支血管向降支主干的逆行解剖。对于肌间隔穿支而言,解剖较为简单,一般主要保留皮肤穿支到主干,去除穿支血管周围小分支即可。对于占大多数的肌皮穿支而言,在肌肉内解剖是必不可少的一步。应当首先沿穿支走行去除表面的肌肉覆盖,并小心找到穿支血管进入降支或斜支主干的位置,周围小分支可予以结扎去除。沿着最远端穿支进入主干位置的远端 2~3cm 处结扎降支的远心端。

（5）将皮瓣皮肤外侧缘切开形成皮岛,沿阔筋膜深面、股外侧肌浅面游离皮瓣,在此过程中,注意保护不要误伤穿支血管的外侧面。

（6）在穿支解剖完毕后,注意观察穿支汇入降支的位置,沿降支由远中向近中解剖血管蒂,若需要携带肌肉,可沿血管蒂周围携带部分股外侧肌。解剖过程中,若血管蒂长度较短,可结扎横支,继续解剖至旋股外侧动脉总干,血管蒂长度可延长 3~5cm。

（7）整块皮瓣除血管蒂外全部游离,检查皮瓣血运良好,待完成受区血管的制备后,按需要的长度切断血管蒂,即可行皮瓣的游离移植。

4. 注意事项

（1）术前准备:术前明确血管,尤其是穿支血管的情况尤为重要,是皮瓣成功的关键环节之一。

（2）皮瓣制备过程:①对于支配股直肌的血管分支,尽量予以保留;②保护股外侧皮神经;③避免皮瓣出血,吻合完毕后,应将血压升至基础血压水平,检查皮瓣出血情况,仔细结扎细小血管,防止术后血肿。

（3）供区处理:①充分止血:关闭创口前应寻找活动性出血点予以结扎或电凝,防止术后出现血肿。②一般而言,供区缺损宽度不超过 8cm,可直接拉拢缝合;若超过 8cm,一般需要转移局部皮瓣或移植游离皮片修复,切不可强行关闭。③放置负压引流:建立引流通道,术后检测引流量,连续 2 天引流量少于 30mL 就可以拔除引流管,以降低血肿发生概率。

5. 供区并发症

（1）股外侧皮神经损伤,可导致供区皮肤感觉减弱或麻木。

（2）供区术后间室综合征,可导致供区股四头肌等肌肉坏死等严重并发症。

（三）腓骨肌皮瓣

1975 年 Taylor 首次采用游离血管化腓骨移植修复胫骨裂隙,近年来,腓骨肌皮瓣已成为颌骨缺损修复最常用的骨瓣。

1. 适应证

（1）下颌骨及口底恶性肿瘤联合根治术后的骨及软组织缺损。

（2）下颌骨区有放射性骨髓炎。

（3）下颌骨区火器伤等高能量创伤后,有骨及软组织缺损,清创后需修复者。

（4）下颌骨巨大囊肿、良性肿瘤及临界瘤切除术后,有骨及口内软组织缺损需立即修复者。

2. 应用解剖　腓骨位于小腿外侧,成年人腓骨长度为 30~41cm,平均为 34cm,腓骨通常可提供 25cm 长的骨段,制备时由于需保留 6~8cm 的下段骨以保持踝关节稳定。腓骨的血供一般为腓动脉,起自胫后动脉,起点距胫前动脉与腘动脉分叉点 3~4cm。人群中腓骨血管变异分为 4 型：Ⅰ 型：腓动脉发自胫后动脉,占 90%；Ⅱ 型：腓动脉发自胫前动脉,占 1%；Ⅲ 型：腓动脉发自腘动脉,占 1%；Ⅳ 型：腓动脉缺如,由胫后动脉代替,占 8%。腓动脉同时供应周围肌肉,特别是比目鱼肌和拇长屈肌。因此,临床上可行颌骨复合组织瓣重建。腓骨表面皮肤的血液供应来自腓血管的 2~3 条动静脉穿支,这些穿支血管基本上都临近腓骨远中 1/2 或 1/3。术前可通过彩色多普勒超声协助定位穿支血管的位置。皮瓣大小可达 16cm×12cm。

3. 制备步骤

（1）皮瓣设计：在小腿外侧标记腓骨轮廓,包括上方的腓骨头、下方的外踝、腓骨前缘、后缘以及包含多普勒超声明确的穿支血管的皮岛。利用红线标记出腓骨头下方 1~2cm 处通过的腓总神经。成人可切取所需腓骨长度一般是 15~16cm。截断腓骨的最高点和最低点分别是腓骨头下 4~6cm 和外踝上 6cm,在此范围内切取一般不会影响踝关节的稳定性。标记皮岛时,可设计为梭形。

（2）显露血管及穿支：充气止血带止血后（压力一般为患者收缩压的 2.5 倍,止血时间不超过 90 分钟）,首先切开皮岛前缘的皮肤及皮下组织,同时切开覆盖于腓骨长肌与腓骨短肌表面的筋膜,在此平面由前向后朝后肌间隔的方向解剖,直至在皮下组织内找到穿支血管为止,并加以小心保护。

（3）暴露腓骨及截骨：辨认比目鱼肌与腓骨长肌之间的后肌间隔后,顺其向深层分离,直至显露腓骨,然后向前分离肌肉及前肌间隔,暴露腓骨内面。根据受区缺损需要,量取适宜腓骨长度,选好截骨平面后,在两端截断腓骨,截骨时应注意保护深面腓血管。

（4）制备血管蒂及皮岛：用巾钳向外牵拉腓骨两端,切开骨间膜后,辨认腓动脉、腓静脉的远端部分,进一步分离深部肌群清楚显示血管蒂,从远中开始向上分离拇长屈肌,保留 1cm 肌袖与血管蒂和腓骨相连。继续向上分离血管蒂直至其胫后动脉起点,小心保护胫后血管及神经。切开皮岛后缘完全游离皮岛后,结扎切断腓动脉远心端,并顺着血管蒂向近中切开深部肌肉,肌肉分支可予以结扎。在腓骨上段,伴行静脉、交通静脉和腓动脉关系可能相当复杂,可做适当分离,以将动脉解剖至其起点。至此,腓骨组织瓣已完全游离于其血管蒂上,除去驱血带后,将组织瓣恢复原位,使其充血灌注。待受区血管准备完毕后,就可以切断血管蒂,将腓骨组织瓣移至缺损处。

4. 注意事项

(1)术前准备:常规行彩色多普勒超声或血管造影评价供区小腿血管情况。

(2)制备过程:①切开显露时必须首先分离腓总神经并予以保护,特别是骨段包含腓骨头时更应注意保护;切断腓骨长肌时,应保护腓浅神经。②切取腓骨时根据需要上端可包括腓骨头,但下段 1/4 必须保存,以保持踝关节稳定性。③由于胫前血管从胫腓关节稍下方的骨间膜孔穿出达小腿外侧,故离断胫腓关节时,注意不要损伤胫前动、静脉。必要时可先显露血管,予以保护,再行胫腓关节离断。④截断腓骨时,在骨段近端和远端各保留一段带状骨膜,以包裹受区与骨瓣结合部位。

(3)供区处理:①关闭供区创面前,应仔细止血、冲洗,并放置负压引流管。②术后下肢抬高,膝屈曲,足居中立位 48~72h。③术后 1 周开始练习拄拐杖持轻物;10~12 天后练习行走;若恢复顺利、配合理疗,年轻人可在术后 2 周、老年人可在术后 3 周充分负重。

5. 供区并发症

(1)足部缺血、坏死:最严重的并发症是足部缺乏血液循环,从而导致阻断腓动脉后出现足部缺血现象。因此术前应对供区的血液供应做充分评价;术中切断腓动脉远心端前应充分暴露胫后动脉,并应尝试暂时阻断腓动脉后,确认趾端循环正常,方可继续手术。

(2)肌肉损伤:功能缺陷包括大脚趾背侧弯曲能力减弱,这与腓神经分支损伤或肌肉(特别是拇长屈肌)瘢痕收缩有关。个别患者术后几个月内有步行时疼痛、无力,目前认为是附着于腓骨及骨间膜上端肌肉被剥离所致。

(3)腓总神经损伤:过分的牵拉或不正确的解剖可导致腓总神经损伤,从而导致足内翻畸形及小腿前部、外侧及足背麻木。

(4)小腿骨筋膜室综合征:皮岛最大宽度可至 14cm,若计划直接缝合供区,那么最大宽度只能设计为 4~6cm。由于张力过大,或是缝合时未松止血带,导致供区小腿及脚部压力骤增,甚至肌组织变质坏死而产生剧痛难忍、高度肿胀、皮肤苍白,出现张力性水疱,可诊断为小腿骨筋膜室综合征。发生此症时,应立即送往手术室进行减压手术,拆除原伤口缝线,并做辅助切口,清除血凝块,切除坏死肌肉组织。

(5)其他常见并发症:供区感染、水肿、脚踝僵硬、瘢痕增生等。

(四)髂骨肌瓣

1979 年 Taylor 及其同事率先采用血管化游离髂嵴瓣再造下颌骨,目前髂嵴游离复合组织瓣已成为口腔颌面头颈部硬组织缺损修复的常用骨瓣之一。

1. 适应证

(1)下颌区创伤后,有骨及软组织缺损,清创后需要修复者;

(2)下颌骨手术切除后,有骨软组织缺损需立即修复者。

2. 应用解剖　髂骨是骨盆的组成部分,髂骨的上缘称为髂嵴,髂嵴上有两个可被触及的骨性隆起,即髂前上棘(ASIS)和髂后上棘(PSIS)。临床上常用的取骨范围一般为髂前上棘向后 10~12cm 以内,以免影响髂骨翼后份骶髂关节的稳定性。髂骨的血液供应来源有多条,临床上最常采用的血管蒂为旋髂深动脉/静脉(DCIA/V)。该血管在腹股沟韧带稍内上方起自髂外血管,然后沿韧带内侧在腹横筋膜和髂筋膜融合而成的纤维隧道内向外上走行,在 ASIS 附近,DCIA 发出一条主要分支(升支),供应腹内斜肌、腹横肌及其深面的筋膜。口腔颌面头颈部肿瘤切除所致的软硬组织复合缺损在临床修复时,与髂骨瓣联合应用较多的是腹内斜肌。

3. 制备步骤

(1)切口设计:患者取仰卧位,垫高患侧臀部。以由 ASIS 向同侧肩胛骨下角连线为中心轴,设计含有足够数量 DCIA 肌皮穿支的椭圆形皮瓣,再由 ASIS 处皮瓣下缘向下内画一直线,止于腹股沟韧带的中点稍内侧。

(2)显露血管:有顺行法(由主干解剖至末梢)和逆行法(由末梢解剖至主干)之分,一般用逆行法。切开皮肤、皮下组织,直达腹外斜肌,将其从髂嵴和腹股沟韧带上分离下来,若需携带髂嵴表面的皮肤,需保留 3cm 宽的腹外斜肌肌袖与髂嵴内面相连,以保护肌皮穿支。如同时切取腹内斜肌,则需广泛潜行分离腹外斜肌。上至肋缘,内至半环线,充分显露腹内斜肌的范围。然后在上缘及内侧切开腹内斜肌,使之与其深面的腹横肌及筋膜分离,翻起腹内斜肌,在肌层深面辨认并保护 DCIA 升支(1 支或几支),将腹内斜肌从髂嵴内侧缘游离下来(保留适当的髂骨腹内斜肌肌袖),然后顺升支逆行寻找 DCIA 及其伴行静脉 DCIV,并追及髂外动脉。至此,DCIA 和 DCIV 由 ASIS 至髂外动脉的行程被全部解剖出来。

(3)显露髂骨及截取骨瓣:切取 2~3cm 宽的腹横肌,使其与髂嵴内侧面相连。切开腹膜,将腹腔内容物向内牵开,切断髂肌,显露髂窝骨膜,保留 2~3cm 的髂肌肌袖与髂嵴相连。切开皮瓣外缘,显露阔筋膜张肌和臀中肌。如需切取全厚骨块,应将臀中肌和臀小肌从髂骨外缘上分离下来,将腹股沟韧带和缝匠肌从 ASIS 上剥离下来,用往复锯切取合适大小的骨块。断蒂前对移植骨进行修整,放置负压引流管后,分层关闭腹部创口。

4. 注意事项

(1)术前准备:应常规做周围血管检查,确定有无重度动脉硬化。检查患者先前是否做过腹股沟疝修补术或非血管化髂骨移植,若有,应考虑对侧取骨或其他方法。运动员、重体力劳动者、未生育妇女,慎用。

(2)制备过程:取骨的位置应在 ASIS 和 PSIS 之间,以 ASIS 为起始,但又尽量保留部分 ASIS,长度以 9~10cm 为佳。在寻找 DCIA 时可先在腹内斜肌深面寻找辨认 DCIA 进入肌肉的升支,而后逆行追踪解剖 DCIA 至髂外动脉。在解剖 DCIA 近心端时,需注意保留股外侧皮神经,该神经多位于 ASIS 前方 2cm 范围内,或位于腹股沟韧带深面与髂外动脉平行,或位于 DCIA 浅面并与之交叉。

(3)供区处理:关创时要注意分层缝合,术区腹横肌与髂肌缝合,腹内斜肌与髂肌缝合,臀中肌与腹内斜肌缝合,腹外斜肌对位缝合,皮下组织对位缝合,皮肤缝合。术后早期,在膝后方放置 2 只枕头,将臀部和膝关节屈曲,可最大限度减少术后不适。

5. 供区并发症　腹疝、暂时性肠梗阻、髂部疼痛、大腿前外侧感觉异常、术区凹陷畸形。

第五节　游离组织瓣的术中注意事项与术后观察

一、游离组织瓣的术中注意事项

(一)一般注意事项

1. 室温应维持在 22~26℃,并保持一定的湿度。

2. 强调"微创无损"原则,要求"一针操作"技术。

3. 复方肝素抗凝液的冲洗,防止血管痉挛及血栓形成。

4. 提高吻合技术,缩短吻合时间。

5. 正确的操作顺序,先皮瓣就位,后血管吻合,最后进行皮瓣固定缝合。

6. 彻底止血,防止血肿,避免压迫血管蒂。

(二)受区血管的选择与制备

1. 受区动脉的选择　大部分移植至口腔颌面头颈部的游离皮瓣可采用颈

外动脉的分支。缺损位置是影响从颈外动脉选择匹配受体血管的关键因素。舌癌,通常将面动脉和甲状腺上动脉作为首选。舌动脉一般应用较少,但在面动脉和甲状腺上动脉不可用时就会变得很重要,尤其在放疗时,颈横动脉也常被选用。颞浅动脉非常适合于颅底、头皮及面中 1/3 缺损的病例,但在解剖时应注意避免损伤。

2. 受区静脉的选择　颈外静脉是颈部较常用的受区静脉,术中应注意将该血管保护完整,将其完全游离,还可以提高操作的灵活性。颈内静脉及其主要分支和面静脉也是常用的受区静脉。颈横静脉在颈部较低部位走行多变,可汇入颈外静脉,也可汇入颈内静脉或锁骨下静脉。根据其口径、走行,颈横静脉可被选作受区静脉。

3. 在血管缺失的颈部选择受体血管　对于皮瓣血管蒂长度有限而又缺乏合适的受区血管,血管移植非常重要。血管移植会增加手术时间,并且需要进行额外的 2 处吻合手术。血管移植时必须注意:①移植血管尺寸必须与吻合血管尺寸接近;②对于静脉,在移植方向上应作出流向标记,以防止瓣膜血供朝反向流动。

(三)皮瓣及血管蒂摆位

皮瓣及其血管蒂摆位是整个皮瓣移植修复中的重要一环,其基本原则有两个:顺畅和稳定。

1. 顺畅　是指从穿支入皮点到受区血管的整个血管行程是自然顺畅的。影响血管行程自然顺畅的因素,主要是血管蒂的有效长度,即皮瓣固定后血管行程还可以自由移动的部分。一般情况下,如果受区血管在同侧颈部,修复舌、口底等部位,血管蒂长度需要 7~8cm;修复颊时,血管蒂需要 10cm 左右;修复上颌骨、硬腭等,血管蒂则需要 12cm 左右。

2. 稳定　是指完成血管吻合和皮瓣固位后,血管蒂的位置是稳定的,不会随体位变化、动脉搏动等因素导致血管蒂位置大幅度变化。

(四)受区关创的处理与注意事项

1. 负压管摆放　血管蒂的动脉与静脉通畅是保证皮瓣成功的基础,物理因素是影响血管蒂的最主要因素,在关创过程中,负压管如果与血管蒂交叉可造成静脉受压,同时关闭创面后负压球的负压力同样会造成回流静脉受压,导致回流受阻。因此,负压管应该离开血管蒂区域足够距离(推荐 4cm 以上),以避免术后体位改变后,负压管对血管蒂的吸引导致管腔狭窄,进而造成回流不畅。

2. 充分引流　引流不充分或局部引流不畅可能造成局部积液,引起局部感染,进而影响皮瓣成活及愈合。在口腔颌面头颈部手术中,最容易出现引流不畅及积液的区域,主要集中在口内皮瓣与残余组织之间、下颌骨升支区域、上颌骨缺损近鼻腔区域以及为修复洞穿性缺损的皮瓣折叠区域,需要特别注意这些区域的引流摆放,可分别考虑在口内放置橡皮引流片、负压引流管、碘仿纱条和口外放置橡皮引流片来进行解决。

二、游离组织瓣的术后观察

参见第十九章第二节。

（季彤　阮敏　任振虎　张晓晨　韩楠男　钟来平）

参 考 文 献

1. 张志愿,张陈平,孙坚.头颈部肿瘤和创伤缺损修复外科学.杭州:浙江科学技术出版社,2014.

2. URKEN M L,WEINBERG H,VICKERY C,et al.Oromandibular reconstruction usingmicrovascular composite free flaps:report of 71 cases and a new classification scheme for bony,soft-tissue,and neurologic defects.Arch Otolaryngol Head Neck Surg,1991,117(7):733-744.

3. 吴汉江,任振虎.口腔癌手术图谱精解.长沙:湖南科学技术出版社,2023.

4. WU K,JI T,CAO W,et al.Application of a new classification of chimeric anterolateral thigh free flaps.J Craniomaxillofac Surg.2019 Aug;47(8):1198-1202.

5. 郭丰源,李文强,许智,等.任氏血管吻合法在口腔颌面部缺损修复中的应用及评价.口腔医学研究,2019;35:1048-1051.

6. GONG Z J,REN,Z H,WANG K,et al.Reconstruction design before tumour resection:A new concept of through-and-through cheek defect reconstruction,ORAL ONCOLOGY,2017,11,74:123-129.

7. 任振虎,吴汉江,朱兆夫,等.应用血管吻合新方法 109 例回顾性研究.中华口腔医学杂志,2013;48:708-710.

8. REN Z H,WU H J,JI T,et al.Clinical Application of an Original Vascular Anastomosis:A Clinical Multicenter Study.J Oral Maxillofac Surg 2016;74:2288-2294.

9. 孙坚.口腔颌面-头颈部功能性重建.南京:江苏科学技术出版社,2012.

10. 季彤,阮敏.口腔颌面显微外科理论与操作教程.西安:世界图书出版公司,2020.

11. 杨勇.显微外科基础培训和临床实践.北京:人民卫生出版社,2021.

第十三章

唾液腺肿瘤诊疗要点

　　唾液腺肿瘤是指发生于腮腺、下颌下腺、舌下腺和口腔黏膜小唾液腺的肿瘤，是口腔颌面部常见的疾病。唾液腺肿瘤的组织病理学类型十分复杂，不同类型的肿瘤在临床表现、影像学表现、治疗方案和预后等方面各不相同。

第一节　唾液腺肿瘤概论

一、临床表现

　　通过详细询问病史，了解患者的年龄、性别、病程及主诉症状，并通过望诊、触诊等细致的临床检查，常可初步判断肿瘤的性质。唾液腺良性肿瘤多为生长缓慢的肿块，常在患者无意中发现，一般活动度良好，无粘连，表明光滑或呈结节状，无明显疼痛症状，无面瘫或舌麻木等症状。唾液腺恶性肿瘤多有疼痛症状，生长较快，可累及表面皮肤或黏膜组织，呈浸润性生长，与周围组织有粘连，甚至侵犯周围组织并导致相应的功能障碍。但有些低度恶性肿瘤在早期也可呈良性肿瘤表现，且病程较长，与良性肿瘤不易鉴别。

　　不同部位的唾液腺肿瘤具有其各自的临床特点。腮腺肿瘤 80% 以上位于腮腺浅叶，常表现为耳垂下、耳前区或腮腺后下部的肿块。腮腺区良性肿瘤常呈结节状，活动度良好，可突出皮肤表面，无明显疼痛等不适症状，即使肿瘤体积较大，也无明显面瘫症状。腮腺区恶性肿瘤可出现不同程度的面瘫症状，有的以面瘫为主诉就诊，经医师检查发现腮腺区肿瘤。腮腺肿瘤侵犯皮肤时，可出现皮肤红肿、破溃；侵犯咬肌时，常导致张口受限；腮腺深叶肿瘤突向咽侧时，可表现为咽侧壁膨隆或软腭肿胀，影响吞咽；肿瘤侵犯面神经时，可导致不同程度的面瘫症状；少数病例可伴有颈部淋巴结肿大等表现。值得注意的是，当腮腺区肿瘤位于下颌支后缘与乳突之间时，由于受到骨性结构的限制，触诊肿瘤不活动，界限亦不甚清楚,此时应结合其他临床表现或辅助检查明确诊断,不应视为恶性肿瘤的特有标志。偶有肿瘤发生于副腮腺者,表现为颊部肿块,多位于颧弓或颧突下方,此时亦应追问有无面部美容注射史,以便鉴别诊断。

下颌下腺肿瘤常表现为下颌下三角区的肿块。良性肿瘤除局部膨隆外,常无明显自觉症状。恶性肿瘤侵犯皮肤时,可出现皮肤红肿、破溃;侵犯舌神经时,可出现舌痛及舌麻木;侵犯舌下神经时,可出现舌运动受限,伸舌时偏向患侧,也可出现舌肌萎缩或舌肌震颤;侵及下颌骨骨膜时,肿瘤与下颌骨体融为一体而不能活动。部分肿瘤可出现颈淋巴结肿大表现。

舌下腺肿瘤由于位置关系,不易被患者所察觉。部分病例无任何自觉症状,医师行常规检查时方可发现,或者因舌下区肿块妨碍义齿戴入时被患者所注意。但有部分病例,患者自觉一侧舌痛或舌麻木,或舌运动受限,影响说话及吞咽。触诊检查可触及舌下腺区硬性肿块,有时与下颌骨舌侧骨膜相粘连而不活动,口底黏膜可完整。

小唾液腺肿瘤以腭部最多见,常发生于一侧腭后部及软硬腭交界区,而不发生于中线及硬腭前部,因此处无腭腺。硬腭肿瘤因腭黏骨膜相连,故肿瘤常固定而不活动,不能据此而判断其良恶性。恶性肿瘤,特别是腺样囊性癌,可伴有疼痛或灼痛感,可沿腭大神经向上累及眶下神经,伴有患侧眶下区或上唇麻木;当肿瘤侵及翼内、翼外肌时,常致张口困难;肿瘤向口内突出生长者,可造成进食障碍或发音受限。良性肿瘤对腭骨及牙槽突产生压迫性吸收,恶性肿瘤对骨质呈侵蚀性破坏。

二、辅助诊断

术前影像学检查有助于明确肿瘤性质及位置,制订手术方案。

具体方案如下:

① B超可判断有无占位性病变及肿瘤的大小,可估计肿瘤的性质。当临床上腮腺良性肥大、腮腺或下颌下腺炎性肿块等与肿瘤难以区分时,可首选 B超检查。②颌面部 CT 检查可明确肿瘤的大小及与周围组织的毗邻关系,包括肿瘤与重要血管之间的关系,肿瘤有无侵犯颌骨等,特别适用于腮腺深叶肿瘤,尤其与咽旁肿瘤难以区分者。颈部 CT 检查还可明确颈部淋巴结情况。③颌面部 MRI 可初步判断肿瘤囊、实性,单发还是多发,肿瘤与周围组织关系等,其对于软组织的分辨率高于 CT。良性肿瘤在 T1 显像时为等信号,T2 加权像为强信号,常呈类圆形,界限清楚。恶性肿瘤形态多不规则,界限不清。④唾液腺造影对于唾液腺炎症或舍格伦综合征的诊断价值很高,但在肿瘤方面,其诊断价值已逐渐被 B超、CT 及 MRI 等取代。⑤ ^{99m}Tc 核素显像对于沃辛瘤有很高的诊断价值,表现为

肿瘤区 ^{99m}Tc 浓聚,即所谓的"热结节",是沃辛瘤区别于其他肿瘤的特征性表现。⑥ PET/CT 或 MRI 检查可明确肿瘤局部与全身转移情况。值得一提的是,沃辛瘤在 PET/CT 中 SUV 值较高,应结合患者年龄、性别、有无吸烟史及临床表现,与恶性肿瘤相鉴别。

三、治疗原则

手术切除是治疗唾液腺肿瘤的主要手段,手术方案主要取决于肿瘤性质。

对于唾液腺良性肿瘤,手术原则应从肿瘤外正常组织进行,采用单纯沿包膜剥离的方法,常有复发,故需同时切除部分或整个腺体。随着保存性和功能性外科理念的逐渐深入,手术操作有所改良,如采用颈纹切口行下颌下腺肿瘤切除术,以减少术后瘢痕;游离和保护耳大神经之耳垂分支,以避免或减轻术后的耳垂麻木;腮腺下极肿瘤及周围腺体的部分腮腺切除术,减轻术后面部凹陷畸形;沿胸锁乳突肌间隙入路行腮腺深叶肿瘤切除术,保留腮腺生理功能等。这些功能性术式的开展,在根治肿瘤的同时,明显减少了手术并发症,提高了患者的生活质量。

对于唾液腺恶性肿瘤,应结合肿瘤 TNM 分期和组织病理学类型制订综合治疗方案。

(1)对于面神经的处理,腮腺区肿瘤除高度恶性肿瘤外,如果肿瘤与面神经无粘连,应尽可能保留面神经,且解剖游离时应尽量减少机械性损伤;如果肿瘤与面神经有轻度粘连,但尚可分离,也应尽量保留,术后加以放射治疗;如果术前已有面瘫,或手术中发现面神经穿过瘤体,或为高度恶性肿瘤,应牺牲面神经,然后行面神经移植修复,术后配合面神经功能康复训练。

(2)对于颈部淋巴结的处理,唾液腺恶性肿瘤的颈淋巴结转移率不高,因此对于低度恶性肿瘤,当临床上出现肿大淋巴结,并怀疑有淋巴结转移者,才选择治疗性颈淋巴清扫术;当颈部未触及肿大淋巴结或不怀疑有转移者,原则上不做选择性颈淋巴清扫术,应密切随访;但对高度恶性肿瘤患者应考虑选择性颈淋巴清扫术。

(3)对于远处转移灶的处理,应结合具体情况,行化学药物治疗或分子靶向治疗。

唾液腺恶性肿瘤患者的预后与肿瘤组织病理学类型及分级密切相关,经综合治疗后,近期生存率较高,但远期生存率持续下降,故应定期复查,密切随访。

第二节 唾液腺良性肿瘤

唾液腺良性肿瘤约占所有唾液腺肿瘤的 70% 左右。不同国家和地区发病率与构成比数据略有差异,上海交通大学医学院附属第九人民医院口腔颌面头颈肿瘤科 1985—2007 年间共收治 6 982 例唾液腺肿瘤患者,其中良性肿瘤 4 743 例,约占 68%。2017 年 WHO 最新分类将唾液腺良性肿瘤分为:多形性腺瘤、沃辛瘤、肌上皮瘤、基底细胞腺瘤、嗜酸细胞瘤、淋巴腺瘤、囊腺瘤、乳头状囊腺瘤、导管乳头状瘤、皮脂腺瘤、管状腺瘤和其他导管腺瘤等。

一、多形性腺瘤

(一)一般临床特征

多形性腺瘤(pleomorphic adenoma)又称为混合瘤(mixed tumor),是最常见的唾液腺肿瘤,约占所有唾液腺良性肿瘤的 70%,占所有唾液腺肿瘤的 50% 左右。多形性腺瘤好发于腮腺,其次为下颌下腺,也可发生于腭腺等小唾液腺。该肿瘤可发生于任何年龄,以 30~60 岁最多见,女性略多于男性。多形性腺瘤的生物学特性不同于一般的良性肿瘤,存在一定的复发、恶变概率,因此该瘤属于"临界瘤"。

(二)病理特征

组织病理学上,多形性腺瘤主要是由上皮成分(腺上皮和肌上皮)、黏液样组织和软骨样组织构成。肿瘤中各种组织成分的比例可能有很大不同,细胞形态变化多样,导致肿瘤的组织结构复杂,因此结构上具有多形性的特点。该肿瘤的包膜常不完整,在包膜中可观察到肿瘤细胞的侵入。细胞遗传学发现约 70% 的多形性腺瘤存在复杂的核型异常,目前发现 3 种主要遗传学异常:伴 8q12 重排(PLAG1 基因)、伴 12q13-15 重排(HMGA2 基因)和不累及 8q12 或 12q13-15 的散发性、克隆性变化等。

(三)治疗原则

多形性腺瘤的治疗是以手术为主,首次手术至关重要,若瘤体残留或者包膜破裂可能造成术后复发。反复复发的复发性多形性腺瘤可在手术后补充放射治疗。

(四)预后

总体而言,完整切除的多形性腺瘤预后较好,但仍存在一定的复发概率。而病程较长、多次复发的多形性腺瘤可能产生恶变,即形成癌在多形性腺瘤中。

二、腺淋巴瘤

(一)一般临床特征

腺淋巴瘤(Warthin tumor)为第二常见的唾液腺良性肿瘤,仅次于多形性腺瘤,约占所有唾液腺良性肿瘤的 20%。腺淋巴瘤好发于 50 岁以上男性,约 10% 的病例可发生于双侧腮腺,患者往往具有长期吸烟史。该肿瘤多发于腮腺后下极,质地柔软,有时可因炎症出现反复消长史。

（二）病理特征

腺淋巴瘤一般具有完整的包膜,肿瘤切面大部分呈实性,部分呈囊性。镜下肿瘤由上皮和淋巴样组织组成,上皮成分形成不规则的大腺管或囊腔,并有乳头突入管腔,上皮细胞往往排列成双层结构;间质成分中有时可见具有生发中心的淋巴滤泡。

（三）治疗原则

腺淋巴瘤的主要治疗方法是手术切除。由于肿瘤常位于腮腺后下极,可考虑行区域性腺体切除术。需要注意的是,手术中应同时切除肿瘤周围的淋巴结,以免出现新的肿瘤。

（四）预后

腺淋巴瘤手术切除的预后较好,但也有复发病例的报道,原因可能主要是与该肿瘤具有多发的特性有关。

三、基底细胞腺瘤

（一）一般临床特征

基底细胞腺瘤（basal cell adenoma）约占所有唾液腺良性肿瘤的3%,多发于腮腺,肿瘤生长缓慢,病程较长,常无自觉症状。临床上,该肿瘤多呈圆形或椭圆形,界限清楚,与周围组织无粘连,质地偏软。

（二）病理特征

基底细胞腺瘤大体呈圆形或卵圆形,体积一般不大,包膜完整,与周围组织界限清晰,剖面多呈灰白色实性结构。镜下肿瘤由上皮细胞和少量结缔组织构成,缺乏肌上皮细胞,肿瘤实质与间质之间界限清楚,有基底膜相隔。间质为纤维结缔组织,黏液含量极少。

（三）治疗原则

基底细胞腺瘤的治疗主要是手术切除,可行包膜外切除术或区域性腺体切除术。

（四）预后

基底细胞腺瘤预后较好,术后复发少见。

四、肌上皮瘤

（一）一般临床特征

肌上皮瘤（myoepithelioma）约占所有唾液腺良性肿瘤的3%,主要发生于腮腺,小唾液腺以腭部多见。临床表现多为生长缓慢的无痛性肿块,活动度良好。

（二）病理特征

肌上皮瘤的细胞学表现有浆细胞样细胞、梭形细胞、透明细胞等，并以前两种较为常见。但需要注意镜下细胞核的变化，如有明显的异形性，包括核仁明显增大、大小不一、染色质增加或存在有丝分裂象等，需考虑为肌上皮癌。

（三）治疗原则

肌上皮瘤的治疗主要是手术切除，可行包膜外切除术或区域性腺体切除术。

（四）预后

肌上皮瘤为良性肿瘤，彻底切除后复发较少。病程较长或反复复发的肌上皮瘤恶变为肌上皮癌，预后显著变差。

五、嗜酸性细胞腺瘤

（一）一般临床特征

嗜酸性细胞腺瘤（oxyphilic cell adenoma）好发于腮腺，约占80%以上。发病年龄多在60岁以上，50岁前较为少见。该肿瘤可在一个腺体内出现多枚肿瘤结节，也可双侧腮腺同时或先后发生，有时可与其他唾液腺良性肿瘤（如多形性腺瘤、肌上皮瘤等）同时发生。临床上嗜酸性细胞腺瘤多为缓慢生长的无痛性肿块，部分嗜酸性细胞腺瘤可伴有反复肿大。

（二）病理特征

嗜酸性细胞腺瘤通常为单个、小的界限清楚的分叶状、褐色肿物，肿物圆形或卵圆形，剖面淡黄色、黄褐色或暗红色，均质性，偶见小囊腔，也可以伴发多灶性嗜酸细胞化生和增生。

（三）治疗原则

嗜酸性细胞腺瘤的治疗主要是手术切除，可行区域性腺体切除术或腺叶切除术。

（四）预后

此瘤属于良性肿瘤，但可在单一腺体内多发或不同腺体同时或先后发生，术后复发可能是由于切除不完全或多灶性病变。

六、良性淋巴上皮病

（一）一般临床特征

唾液腺良性淋巴上皮病（benign lymphoepithelial lesion），又称米库利兹病，属于良性病变，是一种与自身免疫相关的特发性炎症，可发生于任何年龄，以双侧多见。临床表现为单侧或双侧的唾液腺肿大，可同时伴有泪腺肿大、眼睛干涩、口干、咽喉干燥不适等症状，不伴有全身结缔组织疾病。

（二）病理特征

淋巴上皮病的镜下表现为唾液腺基质内有较多的淋巴细胞浸润，导管的肌上皮增长形成肌上皮岛。

（三）治疗原则

良性淋巴上皮病变是一种特发性炎症，与自身免疫有关，应使用皮质激素类药物治疗。由于病变内主要为淋巴细胞浸润，也可采取局部放射治疗，而当肿块较为局限时，可考虑行手术切除。

（四）预后

良性淋巴上皮病的预后一般较好，但也有报道长期的淋巴上皮病可能会发展为淋巴瘤。

第三节　唾液腺恶性肿瘤

唾液腺癌是世界范围内第 6 大常见的头颈部恶性肿瘤，上海市疾控中心数据显示，2003—2012 年上海市户籍人口新发唾液腺恶性肿瘤 1 831 例，年龄标准化年发病率（age-standardized rate，ASR）为 7.99 例 /100 万，占全身所有恶性肿瘤的 0.35%。从构成上看，上海交通大学医学院附属第九人民医院口腔颌面头颈肿瘤科 1985—2007 年间共收治 6 982 例唾液腺肿瘤患者，其中恶性肿瘤 2 239 例，约占 32.1%，不同国家和地区发病率与构成比数据略有差异。

一、腺样囊性癌

腺样囊性癌（adenoid cystic carcinoma，AdCC）是最常见的唾液腺恶性肿瘤之一，上海市 2003—2012 年户籍人口中腺样囊性癌新发 214 例，年龄标准化年发病率（age-standardized rate，ASR）为 0.93 例 /100 万；从构成上看，我科 1985—2007 年间共收治 681 例腺样囊性癌患者，占所有唾液腺肿瘤的 9.8%，占唾液腺恶性肿瘤的 30.4%。

1. AdCC 无明显性别差异，女性稍多于男性；任何年龄均可发生，但以 30~50 岁多见；好发于腭腺及腮腺，其次为下颌下腺。

2. AdCC 易沿神经扩散，故常有神经症状，如疼痛、面瘫、舌麻木或舌下神经麻痹。腭部肿瘤可沿腭大神经扩散到颅底、颅内海绵窦，下颌下腺肿瘤则沿舌神经扩散。

3. AdCC 侵袭性极强，与周围组织无界限，肉眼看来正常的组织，而在显微镜下常见瘤细胞浸润，有时甚至可以是跳跃性生长。

4. 病理上根据 AdCC 细胞的组织形态（管状型、筛状型及实体型）进行分级:低级别(G1)以管状型为主,无实体型成分;中级别(G2)以筛状型为主,实体型成分≤30%;高级别(G3)以实体型为主,>30%。G1/G2颈淋巴结转移率低,G3颈淋巴结转移率高。

5. AdCC易侵入血管,引起血行性转移,转移率高达40%,以肺转移最多见。肺部转移灶进展缓慢,可长期带瘤生存。

6. 临床上以手术治疗为主,原发肿瘤给予扩大切除,术后补充放疗;同时可以给阿帕替尼、安罗替尼等靶向药物。上海交通大学医学院附属第九人民医院统计80例下颌下腺AdCC,5年和10年总体生存率分别为83%、71%,5年和10年无瘤生存率分别为72%、46%。

二、腺泡细胞癌

腺泡细胞癌(acinic cell carcinoma)是唾液腺恶性上皮肿瘤较为常见的病理类型,上海市2003—2012年户籍人口中腺泡细胞癌新发147例,年龄标准化年发病率(age-standardized rate,ASR)为0.64例/100万;从构成上看,我科1985—2007年间共收治174例腺泡细胞癌患者,占所有唾液腺肿瘤的2.5%,占唾液腺恶性肿瘤的7.77%。

1. 腺泡细胞癌无明显性别差异,男性稍多于女性;可发生于任何年龄,以30~50岁多见;75%以上的腺泡细胞癌主要发生于腮腺浅叶,部分甚至可双侧同时发生。

2. 原发于腮腺的肿瘤常表现为生长缓慢的无痛性肿块,边界清,质地硬,活动可,与多形性腺瘤相似,常易误诊。原发于舌下腺肿瘤,可侵犯下颌骨,影像上表现为不规则多囊性阴影,需同颌骨囊肿鉴别。

3. 腺泡细胞癌虽为低度恶性肿瘤,若首次手术处理不当,极易复发,其局部复发率高达20%~30%。颈部淋巴结转移率较低,约为10%~20%,远处转移以肺、骨、肝脏、纵隔多见。

4. 对于腺泡细胞癌的治疗,目前主张以手术为主的综合序列治疗。手术治疗的原则为,原发灶行根治性切除;cN0患者可补充行治疗性颈清术或临床随访。辅助治疗主要以放疗为主,对于发生远处转移的患者应给予全身辅助化疗。

唾液腺腺泡细胞癌总体预后良好,上海交通大学医学院附属第九人民医院统计45例腺泡细胞癌,其5、10、15年总体生存率分别为95.83%、90%、68%。

三、黏液表皮样癌

黏液表皮样癌(mucoepidermoid carcinoma,MEC,简称黏表)是最常见的唾液腺恶性肿瘤之一,上海市2003—2012年户籍人口中黏液表皮样癌新发290例,年龄标准化年发病率（age-standardized rate，ASR）为 1.27 例 /100 万；从构成上看，我科 1985—2007 年间共收治 673 例黏液表皮样癌患者，占所有唾液腺肿瘤的 9.6%，占唾液腺恶性肿瘤的 30.1%。

1. 黏表无明显性别差异，男性稍多于女性；可发生于任何年龄，以 30~50 岁多见；以腮腺和腭腺最常见，其他部位亦可发生。

2. 病理上分为高度恶性、中度恶性及低度恶性。低度、中度恶性黏液表皮样癌的临床表现有时与多形性腺瘤相似，呈无痛性肿块、生长缓慢。肿瘤体积大小不等，边界可清或不清，质地中等偏硬，表面可呈结节状。发生于口腔黏膜小唾液腺者，有时黏膜下呈蓝色类似黏液囊肿或血管瘤，应提高警惕。高度恶性黏液表皮样癌生长较快，可有疼痛，边界不清，与周围组织粘连。腮腺肿瘤常累及面神经。

3. 低、中度恶性黏表颈淋巴结转移率较低，分别为 1.9% 和 13.6%，远处转移少见。高度恶性黏表淋巴结转移率较高达 40%，可出现血行性转移。

4. 目前主张以手术为主的综合序列治疗。由于病理分级与其临床表现、颈淋巴结转移率和预后密切相关，故不同病理分级黏表治疗应区别对待。手术治疗的原则为，原发灶行根治性切除；cN0 低度恶性及中度恶性黏表患者则根据发病部位补充行选择性或根治性颈清术，高度恶性黏表行根治性或治疗性颈淋巴清扫术。辅助治疗主要以放疗为主，对于发生远处转移患者应给予全身辅助化疗。

唾液腺黏表总体预后良好，上海交通大学医学院附属第九人民医院统计 376 例原发性黏表，5 年无瘤生存率为 85.9%；不同病理分级黏表预后差异明显，低度、中度和高度恶性黏表 5 年无瘤生存率分别为 98.0%、86.5% 和 38.5%。

四、癌在多形性腺瘤中

恶性多形性腺瘤（malignant pleomorphic adenoma）又称恶性混合瘤（malignant mixed tumor），是一种常见的唾液腺恶性肿瘤，既往 WHO 将其分为癌在多形性腺瘤中（carcinoma ex pleomorphic adenoma，CxPA）、癌肉瘤（carcinosarcoma，CS）和转移性多形性腺瘤（metastasizing pleomorphic adenoma，MPA）3 类。随着对其认识的不断加深，2017 年 WHO 最新分类做出如下调整：取消"恶性多形性腺瘤"这一病理分型，将"癌在多形性腺瘤中"与"癌肉瘤"单列，并将"转移性多形性腺瘤"归入良性肿瘤"多形性腺瘤"中。临床上以癌在多形性腺瘤中最常见，上海市 2003—2012 年户籍人口中"恶性多形性腺瘤"新发 83 例，年龄标准化年发病率（age-standardized rate，ASR）为 0.36 例 /100 万；从构成上看，我科 1985—2007 年间共收治 179 例"恶性多形性腺瘤"患者，占所有唾液腺肿瘤的 2.56%，占唾液腺恶性肿瘤的 7.99%。

1. CxPA 无明显性别差异,男性稍多于女性;可发生于任何年龄,以 50~70 岁多见;主要发生于腮腺,其次是下颌下腺及腭腺。

2. 临床上 CxPA 主要来源于两种方式:一种是原发性的,即从发病初肿瘤就以恶性的形式表现;另一种是由良性多形性腺瘤的长期带瘤史或多次手术后复发癌变而来,大部分 CxPA 由此形式而来。

原发性 CxPA 肿瘤生长速度快,侵袭神经和周围组织,可伴有明显的疼痛、面瘫和面部皮肤溃疡形成。而由良性多形性腺瘤癌变者,有多次手术复发病史;或早期表现为无痛性肿块,质地中等或较硬,后期生长突然加快,并伴有明显的疼痛、面瘫症状和功能障碍。

3. 病理报告中应明确给出癌变的成分、比例以及侵袭程度。根据癌细胞侵袭周围组织的程度,将癌变部分仍停留在多形性腺瘤内者称为非侵袭型(non-invasive carcinoma)或包膜内癌变;如果癌细胞向周围组织浸润,浸入包膜外≤1.5mm 者为微侵袭型;如果癌细胞浸入周围组织深度 >1.5mm 者则称为侵袭型。

CxPA 恶性成分包括多种病理学类型,其中腺癌和肌上皮癌最常见,其他类型的恶变成分如多形性腺癌、黏液表皮样癌、唾液腺导管癌、未分化癌和腺样囊性癌等。

4. 癌肉瘤是由癌和肉瘤两种成分混合而成,在光镜下可以观察到癌和肉瘤两种成分混杂在一起或各自独立存在。肉瘤部分以软骨肉瘤居多,其次是骨肉瘤、纤维肉瘤。癌部分主要为导管癌、未分化癌和鳞状细胞癌。

5. MAP 在组织学形态上为良性多形性腺瘤,却不明原因地发生局部或远处的转移。尽管 2017 版 WHO 将 MPA 归入良性多形性腺瘤子类范畴,但考虑其侵袭性生长的特性,临床上应重视。骨转移是转移性多形性腺瘤最常见的转移部位,其次为头颈部及肺部。

6. 对于 CxPA 中的治疗,手术仍是首选方法。根据肿瘤的位置、大小、侵袭性及颈部淋巴结转移情况,选择不同的手术方式。非 / 微侵袭型 CxPA 颈部和远处转移率较低,手术效果好;侵袭型 CxPA 分化差,常发生颈部淋巴结和肺、骨等远处转移,预后较差。上海交通大学医学院附属第九人民医院统计 86 例下颌下腺 CxPA,5 年和 10 年生存率分别为 66%、50%,其中非 / 微侵袭型 5 年和 10 年生存率分别为 87.2%、83.6%,而侵袭型 5 年和 10 年生存率仅为 43.6%、23.6%。

癌肉瘤和 MAP 大多在病理确诊后 5 年内死亡,致死率可高达 20%。

五、肌上皮癌

肌上皮癌(myoepithelia carcinoma)旧称恶性肌上皮瘤,是唾液腺肌上皮瘤相对应的恶性肿瘤,较为少见。从构成上看,我科1985—2007年间共收治56例肌上皮癌患者,占所有唾液腺肿瘤的0.8%,占唾液腺恶性肿瘤的2.5%。

1. 肌上皮癌无明显性别差异;可发生于任何年龄,以青壮年多见;主要发生于腮腺和腭腺。

2. 肌上皮癌病程长短不一,短者6个月,最长达20年,大多在1年内。早期无明显恶性表现,随病情发展可生长突然加速,伴有疼痛及肿块固定,可广泛侵犯周围组织后出现面瘫、麻木症状和功能障碍。

3. 临床上肌上皮癌主要来源于两种方式:一种是原发性的,即从发病初肿瘤就以恶性的形式表现;另一种是由肌上皮瘤或多形性腺瘤癌变而来。

关于其恶性程度尚存在争议,既往认为肌上皮癌为低度恶性肿瘤,部分学者认为其生物学行为呈高度恶性,预后较差,应列为高度恶性肿瘤,部分学者研究发现原发的肌上皮癌恶性程度高,而由多形性腺瘤恶变的肌上皮癌恶性程度低。

目前病理上根据癌细胞相关特性进行分级,大部分为低度或中度恶性,高度恶性者较少。

4. 肌上皮癌的颈淋巴结转移率不高,约15%,但血行转移高,远处转移率约为25%,大多数为晚期患者。

5. 肌上皮癌的治疗应以手术为主的综合序列治疗。由于其复发率极高,首次手术治疗应彻底。

肌上皮癌颈淋巴结转移率不高,原则上不主张行治疗性颈清,但是腮腺及下颌下腺周围的淋巴结应予切除。

肌上皮癌对放射治疗敏感度低,且因其较高的血行转移,故建议行术后化疗,以预防远处转移。

6. 唾液腺肌上皮癌总体预后良好,上海交通大学医学院附属第九人民医院统计42例肌上皮癌,发现局部复发率极高(69%),5年总体生存率为67%。

六、淋巴上皮癌

淋巴上皮癌(lymphoepithelial carcinoma)是一种原发于大唾液腺,且少见的恶性肿瘤,同鼻咽癌高度同源,与EB病毒感染有关。从构成上看,我科1985—2007年间共收治121例淋巴上皮癌患者,占所有唾液腺肿瘤的1.7%,占唾液腺恶性肿瘤的5.4%。

1. 好发于因纽特人、亚洲人,特别是我国华南地区;女性明显多于男性;可发生于任何年龄,以 30~50 岁多见;90% 淋巴上皮癌发生于腮腺,其次为下颌下腺,舌下腺极少。

2. 淋巴上皮癌呈局部侵袭性生长,边界不清,质地硬,活动度差,常累及周围组织和面神经导致面瘫症状,可伴有疼痛、麻木、皮肤溃疡等症状。

3. 淋巴上皮癌为高度恶性肿瘤,颈部淋巴结转移率较高,约为 30%~50%,远处转移约为 6%~20%,以肺、骨、肝脏、纵隔多见。

4. 对于淋巴上皮癌的治疗,目前主张手术 + 放疗。手术治疗的原则为,原发灶行根治性切除;cN0 患者是否需要颈清尚无统一观点。辅助治疗主要以放疗为主,对于发生远处转移的患者应给予全身辅助化疗。

唾液腺淋巴上皮癌总体预后良好,上海交通大学医学院附属第九人民医院统计 54 例淋巴上皮癌,5 年总体生存率高达 91%。

七、淋巴瘤

淋巴瘤是一组起源于淋巴造血系统的恶性肿瘤,根据生物学、组织学及免疫表型特点,淋巴瘤可分为霍奇金淋巴瘤(Hodgkin lymphoma,HL)和非霍奇金淋巴瘤(nonHodgkin lymphoma,NHL)两类。原发性唾液腺淋巴瘤较罕见,约占唾液腺肿瘤的 2%。

1. 女性明显多于男性;可发生于任何年龄,但以儿童与老年人居多;腮腺是其最常见的原发部位,75% 发生于腮腺,其次为下颌下腺。

2. 唾液腺淋巴瘤一般无不明原因的发热、盗汗、体重下降、皮肤瘙痒和乏力等全身症状;局部症状大多数为生长缓慢、无痛性肿块,因此在活检前或手术切除前很少考虑到淋巴瘤的诊断。

3. 原发性唾液腺淋巴瘤中以黏膜相关淋巴组织淋巴瘤(mucosa associated lymphoid tissue,MALT)最多见,其次为弥漫性大 B 细胞淋巴瘤(diffuse large B cell lymphoma,DLBCL)。

4. 针对唾液腺淋巴瘤目前并无标准规范的治疗方案,有效治疗方法包括手术切除、化学治疗、放射治疗、抗感染治疗等,需根据原发瘤部位、分期综合考虑。

唾液腺 MALT:I 和 II 期首选局部放疗或手术,因治疗可能产生严重并发症者也可观察等待或单药利妥昔单抗治疗;III 期和 IV 期采取化学药物及多种治疗方法结合,应根据患者的具体状况采用合理治疗策略,避免过度治疗。

唾液腺 DLBCL 的治疗策略应根据年龄、国际预后指数(international prognostic index,IPI)评分和分期等选择包括化疗、生物靶向等内科治疗和放疗在内的综合治疗。

大部分唾液腺淋巴瘤对外科治疗及放化疗均较敏感,总体预后较好,5 年生存率超过 90%,但复发率偏高,约 30%,需长期临床密切随访。

第四节　腮腺肿瘤累及面神经的处理

一、腮腺良性肿瘤的处理原则

如果手术中发现腮腺肿瘤与面神经紧贴,肿瘤性质倾向良性,则不仅要完整切除肿瘤,还要保护好面神经,腮腺良性肿瘤大多不会直接侵犯面神经,主要是肿瘤缓慢增大而挤压神经,所以术中的精细操作非常重要,面神经一般都可以解剖分离出来。

术前最好对肿瘤与面神经的关系有初步预判。肿瘤的大小和位置需要注意。面神经穿行于腮腺浅叶和深叶之间,腮腺深叶位置深在而狭小,位于下颌升支后缘与乳突之间的骨性间隙,也称颌后间隙。深叶的肿瘤若体积较大,占据了整个颌后间隙,突向茎乳孔,与从茎乳孔出颅的面神经主干紧密相贴,使术中分离面神经的难度明显增加。如果肿瘤位于颌后间隙的下部,与面神经总干有一定空间,术中分离面神经可能会相对容易一些,术前可行 CT 或 MRI 检查,判断肿瘤与面神经主干的关系。

二、腮腺复发肿瘤的处理原则

腮腺复发肿瘤,特别是呈多结节复发的多形性腺瘤。由于前一次手术对面神经的解剖分离,创面愈合后有大量瘢痕形成,再次手术时,面神经与周围瘢痕组织粘连,分离面神经较为困难。此时可先在面神经远端的正常神经处开始逆行解剖,向近端主干分离。当分离受阻严重难以继续时,则可顺行解剖,从面神经主干向分支方向分离。两个方向结合,最终解剖到粘连最严重处,可预估出神经走行的方向,在显微镜下耐心地将面神经与瘢痕组织分离。

如果行腮腺肿瘤包膜外切除,则多数面神经未行解剖分离,瘢痕组织较少,再次手术时,解剖分离面神经相对容易。因此,应详细了解前一次或前几次的手术方式、复发瘤的个数及部位,从而对再次手术时解剖分离面神经的难度有足够的了解。

三、面神经鞘瘤的处理原则

面神经鞘瘤是长在面神经上的肿瘤,起源于面神经髓鞘的施万细胞。发生在腮腺区的面神经鞘瘤非常罕见,上海交通大学医学院附属第九人民医院各类颌面肿瘤患者比较集中,近 10 年的腮腺肿瘤数据统计,发生率也仅占 1% 左右。

面神经鞘瘤一般生长缓慢,较小时可无任何症状,但随着瘤体的增大,可能造成神经的挤压或传导结构的破坏,从而出现面瘫。一般患者出现面瘫症状后经检查才能发现。较小的神经鞘瘤,没有任何症状,在穿刺病理明确后,也可以选择观察随访,在肿块有进展或出现面神经症状后再行手术。

据文献报道34%的面神经鞘瘤患者术前会出现面瘫症状。因为面神经分支解剖复杂,根据肿瘤生长的位置和累及神经的情况,可将其分为4个类型,但难以通过术前检查明确,多在术中才能判断。第一种类型肿瘤由神经外膜向外生长,对神经的影响较小,肿瘤即使体积增大,也只是把神经推移到瘤体的一边,切除后对神经的原有结构基本没有影响。这种情况可尝试把肿瘤包膜打开,做肿瘤的剥除手术可以保留神经的完好功能。另一种类型的面神经鞘瘤,手术切除肿瘤,并会导致面神经不同程度的缺损,多需要同期的面神经修复,所以在术前需要对神经修复有充分的准备。

四、恶性肿瘤处理原则

腮腺恶行肿瘤多呈侵袭性生长,面神经可能被腮腺癌侵犯,如欲保留面神经,应严格选择病例,符合以下条件时可以考虑保留面神经:①面神经与肿瘤紧贴,但仍可分离并且肿瘤完整;②低度恶性肿瘤;③患者对外形要求较高并强烈要求保留面神经。将面神经从肿瘤表面分离后,彻底切除肿瘤,用大量生理盐水冲洗创面。

腮腺恶性肿瘤根治术后,为了进一步杀灭可能残留的癌细胞,需术后放疗。放疗宜在术后4~6周进行,放射野包括整个术区及淋巴引流区,放疗剂量为50~70Gy,对适应证合适的病例,手术联合放疗能达到根治肿瘤和保存面神经功能的效果。

腮腺恶行肿瘤面神经不能保留通常有以下情况:①患者术前就有面瘫症状;②术中发现肿瘤包裹面神经;③面神经与肿瘤紧贴,肿瘤病理类型为腺样囊性癌、鳞癌、导管癌等恶性程度较高的肿瘤。

五、面神经缺损修复重建

面神经部分或完全牺牲后,原则上应尽量同期修复缺损。常见面神经修复方法有以下几种。

(一) 神经吻合术

神经吻合术是修复神经缺损最常见也是最基本的方法,一般采用神经外膜束膜联合缝合法,适用于神经断端缺损较小的病例,两侧神经断端经过适当的游离可以进行无张力吻合。

（二）神经移植术

神经移植术是临床上修复面神经缺损最常用的方法，在面神经主干或分支受到肿瘤侵犯的距离超过 5mm，单靠游离两端神经断端无法达到无张力缝合时，需要进行面神经移植手术。自体神经移植由于避免了免疫排斥反应，并为神经生长提供了良好的微环境，因而获得了良好的修复效果，成为临床神经修复中的"金标准"。

面神经移植术的适应证：面神经两侧断端中枢侧和周围侧均可找到；中枢侧神经健康，没有发生变性；神经分支所支配的表情肌没有严重萎缩。自体神经移植的供体一般选用走行比较表浅，术中容易切取的感觉神经，但会牺牲神经所支配区域的部分感觉功能，这种感觉的丧失会随时间慢慢康复。

常用的游离神经供体有耳大神经、腓肠神经、颈丛皮神经、胸背神经等，临床中常根据实际情况，如神经缺损的长度、数目，减少手术带来的创伤等决定供体的选择。耳大神经是面神经缺损修复的首选供体，来自于第 2、3 颈神经，由胸锁乳突肌后缘近中点处穿出，走行于胸锁乳突肌表面，在颈外静脉的后方向上进入腮腺和皮下组织，主要管理腮腺、耳郭下部和耳后区皮肤的感觉。耳大神经与面神经位置毗邻，腮腺手术切口便可暴露清楚，取材方便，其主干常有 2 个分支，一粗一细，粗者接近面神经到皮下时常分为多支。耳大神经可切取长度修复 5cm 的面神经缺损，切除之后，不会遗留任何严重并发症。

（三）神经转位移植

舌下神经转位移植术最早在 1901 年，由 Korte 首次运用于一例岩骨被广泛切除后面神经的修复，该方法在面神经的功能恢复方面获得了较好的效果，在临床上有一定的应用价值。

咬肌神经转位移植术是近来一种重要的面神经修复方法，这种修复手段相对于其他方法有特有的优点，可运用于一些陈旧性面瘫患者，有文献报道最长面瘫时间为 3 年的患者；手术创面相对较小，神经受体和供体解剖位置接近；移植供体是健康的运动神经断端，可以缩短面部瘫痪肌肉运动功能恢复的时间；术后的面神经康复简单易行，与其他的神经交叉吻合相比，可以降低联带运动并发症。

（四）血管化神经移植

临床上某些情况如因恶性肿瘤根治术，往往需切除范围广泛，面神经缺损长度较长，加之某些患者术后需辅助放疗或复发，造成受植床血运条件较差，单纯游离神经移植后修复效果往往难以保证。研究证实，使用血管化神经移植的修复效果要优于传统非血管化神经移植，吻合血管的神经移植可保持移植段神经的血供和神经内环境的恒定，能显著提高快速轴浆运输的速度，使轴突再生快，提高神经纤维再生的速度。特别对于局部缺损长度较长、有术前面瘫、受植床有瘢痕、有放疗史或需术后放疗等受区条件较差的患者具有很好的应用前景。

一些病例同时合并有软组织的缺损，同期采用皮瓣携带神经移植成为较好的修复手段，在修复颌面部形态的同时可以最大程度的恢复面神经功能，大大提高了头颈部修复重建的治疗效果。

（五）术后放疗对面神经康复的影响

放疗对神经组织的影响，一般认为神经是晚反应组织，因为分化成熟，对射线的敏感性较低，损伤后引起不良反应的时间也较迟，同时神经本身也在再生和修复，所以不容易被人观察到。

目前认为射线对周围神经损伤的原因主要是射线对构成神经髓鞘的施万细胞、神经内膜的微血管及神经元细胞的直接作用，施万细胞受损引起髓鞘溃变和断裂，而神经内膜微血管损伤引起局部组织的缺血缺氧。另外，炎性细胞浸润、神经周围组织纤维化、组织水肿等放疗后改变可能使神经受压，阻碍了神经纤维的再生，间接加重了射线对周围神经的损伤。

术后放疗是腮腺恶性肿瘤患者术后常规的辅助治疗手段，放疗射线对放疗区域的正常组织会产生一定的影响。有学者研究术后放疗对游离面神经移植的影响，随访 1 年以上，对患者的面部形态评价，发现术后放疗一定程度上延迟了神经功能的恢复时间。另有回顾研究是对 12 例在面神经移植后接受术后放疗的患者进行，其中 9 例有长期随访的患者面神经的功能均得到了恢复，并有 7 例获得了中度和极好的恢复，所以即使需要行术后放疗，若治疗需要也可行面神经的移植。本研究团队利用兔血管化面神经移植模型，发现术后放疗对不同类型的兔面神经移植即血管化与非血管化神经移植的影响差异不显著，但血管化神经相对于游离神经移植，神经的功能恢复效率更高一些。所以恶性肿瘤根治术后同期行血管化的面神经移植具有一定的临床意义。

（杨雯君　刘胜文　卢浩　徐万林　朱云）

参 考 文 献

1. 张志愿.口腔颌面外科学.8 版.北京：人民卫生出版社，2019.

2. GAO M，HAO Y，HUANG M X，et al.Salivary gland tumours in a northern Chinese population：a 50-year retrospective study of 7190 cases.International Journal of Oral & Maxillofacial Surgery，2017，46（3）：343.

3. GIRELLI L，LOCATI L，GALEONE C，et al.Lung metastasectomy in adenoid cystic cancer：is it worth it?.Oral Oncology，2017，65：114-118.

第十四章

口腔颌面头颈部血管瘤和脉管畸形诊疗要点

即使在医学水平相对发达的现在,血管瘤和血管畸形仍然是一个充满很多未知的领域。规范化的诊断和治疗是目前该领域面临的最大困难。应该采取标准国际化的命名和分类系统对血管瘤和血管畸形进行正确的诊断,并针对不同的疾病类型进行精准化的分类治疗。

第一节 概述与分类

一、概述

血管瘤和血管畸形是由血管组织构成的先天性良性肿瘤或者发育畸形,可发生于皮肤、皮下组织、肌肉、骨骼以及脑、肝、心脏等内脏。婴幼儿的发病率为1%~2%,女婴为男婴的3倍,口腔颌面部占全身70%左右。Mulliken 和 Glowacki 于 1982 年提出的将脉管性疾病(vascular anomalies)分为血管瘤(hemangioma)和脉管畸形(vascular malformations)的观点,已被国内外广泛接受。

二、血管瘤分类

血管瘤这一术语为专门儿童的胚胎性肿瘤,这类病变不是与生俱来的,而是在出生后一或几个月内出现的,它可有快速增殖期,并常可在患儿5~7岁时慢慢地接近完全消退。

血管瘤是良性,且能够自行消退的真性肿瘤,自然病程经历增殖期、消退期和消退完成期3期。它大多数不是与生俱来,而是在患儿出生后的一个月左右出现的。并在患儿生后的一年中表现出快速生长。在患儿5~7岁时,大于90%的血管瘤可以自发完全和接近完全消退。

增殖期血管瘤的干预主要以药物治疗为主,药物治疗包括口服心得安和泼尼松以及局涂咪喹莫特。毛细血管畸形包括鲜红斑痣或葡萄酒色斑、微静脉扩张、蜘蛛痣和各种伴有多个器官累及的血管畸形组合而成的所谓"综合征",如颅内三叉神经血管瘤综合征、蓝色橡皮疱样痣综合征等。该类疾病主要采用各种激光治疗,根据病变的类型不同,选择相应的激光治疗仪和方法。动静脉畸形、静脉畸形和淋巴管畸形主要以介入治疗为主。

三、脉管畸形的分类

脉管畸形在临床上分为毛细血管畸形、静脉畸形、淋巴管畸形、动脉畸形和动静脉畸形。其中动脉畸形和动静脉畸形属于高流速脉管畸形;静脉畸形、淋巴管畸形和毛细血管畸形属于低流速脉管畸形。

(一)动静脉畸形

头颈部软组织动静脉畸形是一团状发育异常的血管。头颈部动静脉畸形可以分为软组织动静脉畸形和颌骨中央性动静脉畸形,其中后者以往称为颌骨中央性血管瘤。

(二)静脉畸形

静脉畸形,以往多称为海绵状血管瘤,是人体最常见的先天性血管畸形之一,可发生在身体任何部位,以面颈部、四肢为好发部位,多见于皮肤和皮下组织。静脉畸形、淋巴管畸形同属低流量脉管畸形。位于头颈部的病变除了一些特殊部位的静脉畸形,如舌根、咽旁等,容易导致出血、肿胀、窒息,危及生命,大多数静脉畸形都以影响外观为主要问题。大部分病例均有不同程度的外观缺陷并影响容貌美观,给患者带来极大的精神和心理负担,因此对于此类疾病的诊治越来越受到人们的重视。

(三)淋巴管畸形

淋巴管畸形的发病率约为(1.2~2.8)/‰,可发生于任何年龄,50% 出生时即有,90% 在 2 岁前发现,男女发病相当。舌、唇、颊、颈部为口腔颌面部的好发区域,累及黏膜的病变,可发现许多白色颗粒状小圆形泡状突起。其生长速度缓慢,感染、自发性或创伤性病变内的出血可促进病变生长。淋巴管畸形虽属良性病变,但极少自然消退,常与头颈部重要结构毗邻,给手术治疗带来很大困难。

第二节　婴幼儿血管瘤诊治

一、婴幼儿血管瘤概述

婴幼儿血管瘤是婴幼儿时期发生在口腔颌面头颈部最常见的软组织肿瘤。

婴幼儿血管瘤表现出特征性的生长模式:增殖期、稳定期和消退期。前驱期症状(如血管收缩的苍白区域或毛细血管扩张性红斑)或在出生时出现,或在新生儿早期出现。潜伏期 1~3 周后,血管瘤通常开始增殖。快速增殖期通常在出生后的前 3 个月内,特别是在出生后的 5~8 周内,生长迅速,病变最终体积的 80% 的生长在 3 个月大时完成。90% 的病例在 4 岁时完全消退,但对于较深的病变,消退可能较慢,持续到 7 岁或 8 岁。浅表型婴幼儿血管瘤位于真皮上部,通常表现为隆起的红色丘疹、结节或斑块。深在型婴幼儿血管瘤可延伸至脂肪组织,最晚可在出生后 2~3 个月出现蓝色肿瘤,边界模糊。

二、婴幼儿血管瘤的治疗

(一)系统治疗

普萘洛尔:口服普萘洛尔已经成为口腔颌面头颈婴幼儿血管瘤的一线用药。目前其治疗的确切作用机制尚不完全清楚。普萘洛尔的起始剂量为每天 1mg/kg,分两次服用。剂量可在 24 小时后增加至每天 2mg/kg,分两次服用。副作用是可逆的,且大部分是良性的。最常见的(20%~25%)是睡眠障碍、嗜睡和易怒。其他副作用(>1%)包括支气管痉挛或毛细支气管炎和无症状低血压。

(二)局部治疗

局部外用 β 受体阻滞剂。尽管局部使用噻吗洛尔或普萘洛尔的有效性和安全性已在多项研究中被证实,但目前尚无用于治疗婴儿血管瘤的局部 β 受体阻滞剂的标准化制剂。如果其安全性和有效性得到进一步证实,局部外用 β 受体阻滞剂有可能成为治疗位于眼睑或生殖器等问题区域的小而浅的婴幼儿血管瘤的一线药物,从而避免对这些患者进行全身系统治疗。

(三)激光和手术治疗

1. 激光治疗 有研究表明,脉冲染料激光(波长 595nm)治疗婴幼儿血管瘤并不比自发消退更好。虽然目前口服普萘洛尔是增生性或溃疡性婴儿血管瘤的首选治疗方法,但脉冲染料激光在治疗残留病变(如红斑和毛细血管扩张)方面仍发挥着重要作用。

2. 外科手术 对于特殊病例,早期手术切除阻塞性婴幼儿血管瘤(如发生在眶周区)仍然是一种选择,尤其是在患儿存在普萘洛尔禁忌(如哮喘或先天性心脏传导阻滞)的情况下。外科治疗的优点是快速、永久的解决方案,但缺点是需要全身麻醉并留下永久性瘢痕。

第三节　动静脉畸形诊疗

一、动静脉畸形概述

头颈部动静脉畸形是一团状发育异常的血管,内含不成熟的动脉和静脉,动静脉之间存在不同程度的直接交通,没有毛细血管。畸形血管团内有动静脉瘘形成,尤其瘘口大者,病灶内血流阻力降低,血流量增大,造成供血动脉增粗、增多、扭曲,并窃取大量邻近正常组织供血(即为"盗血"现象),以满足病灶的高流量血供。回流静脉主要为颈外静脉和颈内静脉,其内压力增高、流速加快,随之逐渐扩张,形成静脉动脉化。头颈部动静脉畸形可以分为软组织动静脉畸形和颌骨中央性动静脉畸形,其中后者以往称为颌骨中央性血管瘤。

二、动静脉畸形诊断与鉴别诊断

头颈部软组织动静脉畸形主要表现为界限不清的软组织膨隆,表面皮肤颜色正常,或伴毛细血管扩张,或暗红色,邻近下方有扩张的淡蓝色静脉。触诊可及搏动,听诊可闻及吹风样杂音。病变后期,特别是在颈外动脉结扎术后,头颈部的正常皮肤和黏膜由于病变的"盗血"而发生缺血性溃疡或坏死、颈静脉怒张、上腔静脉压力增大并致心界增宽,出现心衰。缺血性溃疡或坏死处可发生难以控制的出血,常使患者急诊救治。

颌骨中央性动静脉畸形临床上主要表现为反复、少量的口腔内自发性出血或难以控制的急性牙槽窝出血。急性出血主要发生在儿童替牙期,可以因牙松动拔牙引起,亦可由乳恒牙的交替或误诊手术所致。出血也可发生在颌骨和牙发育完成之后。急性出血前多有反复牙周围渗血的先兆,也可以大出血为首发症状,多伴有牙松动。病变可仅限于颌骨内,也可伴发周围软组织的动静脉畸形。由于该出血凶猛且难以控制,常有出血致死的报道。如果临床怀疑颌骨高流速血管畸形,严禁取病检进行诊断。

影像学特征:头颈部软组织动静脉畸形在增强 CT 上可见粗大或迂曲的血管影显示,以及病变的明显强化,患侧颈静脉较对侧提前显示。在 MRI 的 T1 和 T2 加权像上均表现为低信号,其中夹有明显的流空效应。

数字减影血管造影(DSA)能进一步明确动静脉畸形的诊断,并清楚地显示其详细的血管构筑,是制订治疗措施必须进行的检查。头颈部软组织动静脉畸形的特征性 DSA 表现包括:团状、结节状畸形血管巢;增粗、增多的供应动脉;早显、扩张的引流静脉。

鉴别诊断：头颈部动静脉畸形主要和高血循占位相鉴别。例如位于头颈部的副神经节瘤（颈静脉球瘤、颈动脉体瘤或者迷走神经来源的副神经节瘤）。另外，头颈部动静脉畸形还需要和头颈部软组织肉瘤相鉴别，尤其是一些富血循的胚胎性软组织肉瘤在 DSA 动脉造影下常表现为明显的静脉早显和动静脉瘘。要结合病史和临床检查仔细鉴别。尤其是反复介入治疗无效、仍持续增长或者影像学表现占位内间质成分明显，应该适时行组织病理检查以明确诊断。

三、动静脉畸形的治疗

介入栓塞是头颈部动静脉畸形的首选治疗手段，应在局部急性出血得以控制的前提下进行。控制局部急性出血的措施包括：①局部压迫；②表面破溃处缝合；③颈外动脉的暂时结扎。该过程中严禁采取颈外动脉永久性结扎的方法进行止血，这是因为该方法不仅不能达到永久止血的目的，而且还会促进病变的快速增长并阻止进一步栓塞治疗的进行。如果发现出血可能误入呼吸道并影响呼吸道的通畅，应尽早采取预防性气管切开术。

头颈部动静脉畸形的治疗目的包括：①完全治愈动静脉畸形；②栓塞缩小病灶，控制并发症的发生；③栓塞缩小病灶，以利于手术切除。栓塞治疗成功的关键在于栓塞材料输送器的准确置位以及栓塞材料的选择。头颈部动静脉畸形常用的栓塞材料有二氰基丙烯酸正丁酯（N-butyl-2-cyanoacrylate，NBCA）、PVA（polyvinyl alcohol）颗粒、弹簧圈和无水乙醇等。宜根据病变的范围、栓塞目的、回流静脉出现的早晚以及侧支循环情况选择相应的栓塞剂。近年来，我们用无水乙醇作为头颈部动静脉畸形的主要栓塞材料，取得了较好的临床效果。虽然酒精用于动静脉畸形的栓塞治疗已初步取得了令人满意的临床效果，但作为最具挑战性的栓塞材料，其带来的并发症必须引起足够的重视。局部并发症的发生，常因酒精的非靶部位注射，而使受累部位的毛细血管床遭到彻底破坏，导致邻近组织坏死。对于全身并发症的发生，目前认为系栓塞治疗时酒精自病变血管团溢出，导致血浆酒精浓度升高所致。安全应用酒精的技术要点有：①通过导管超选择或直接经皮穿刺将酒精注射入病变血管团内；②避免酒精误栓正常血管；③全麻和良好的术中检测；④包括恰当用药在内的及时术后护理，以降低手术并发症；⑤密切随访，必要时重复治疗以期达到最好的治疗效果。

第四节 低流速脉管畸形诊治

一、静脉畸形

（一）静脉畸形概述

静脉畸形（venous malformations，VMs）是一类最常见的血管畸形，目前认为VMs 是一类先天性疾病，患病率约 1%，发病率为（1~2）/10 000，其中头颈部、四肢和躯干分别约占 40%、40% 和 20%。VMs 发病无性别倾向，病因不明。

（二）静脉畸形诊断与鉴别诊断

根据 VMs 的临床表现，对于一些表浅的病变诊断并不困难。但是，应该注意 VMs 与先天性血管瘤、婴幼儿血管瘤、淋巴管畸形、动静脉畸形以及肿瘤的鉴别诊断。颌面头颈部 VMs 患者可有体位试验阳性，而对于部位深在的病变，往往需要借助于影像学手段，其中由于安全、无创、经济、可靠等原因，建议首选超声。VMs 的超声影像表现为可压缩的低回声病变，少数表现为等回声或高回声病变，约 20% 的 VMs 会有静脉石，作为 VMs 的特异性表现，在超声下为强回声团伴后方的声影。MRI 可作为诊断 VMs 的金标准，因其具有极高的敏感性和特异性。

（三）静脉畸形的介入硬化治疗

硬化治疗因其微创、疗效佳被广泛用于 VMs 的治疗。该方法主要是通过硬化剂使 VMs 内形成血栓、炎症和纤维化，最终达到治疗目的。目前，国内临床可供选择的硬化剂包括无水乙醇、聚多卡醇或聚桂醇、博莱霉素或平阳霉素等，对位于头颈部累及口咽的范围广泛的 VMs 病变，无水乙醇可能是"唯一"的选择。而基于聚多卡醇、聚桂醇的泡沫硬化剂的使用，在提高硬化效率的同时，减少了硬化剂的用量，进而减少了硬化剂对机体的可能不良作用。

无水乙醇硬化治疗 VMs 的注意事项。

1. 在硬化治疗前、治疗过程中和治疗后，应以维持剂量的 2 倍输注。静脉输液，注射剂量超过 0.5mL/kg 者，术中要动态监测动脉血压，这样可以实时动态监测血压的变化，对于心肺功能的异常可以早期及时发现和处理，同时需要注意观察尿量，经静脉给予平衡液、碳酸氢钠碱化尿液，预防血红蛋白尿引起的急性肾功能衰竭，以降低潜在的急性肾损伤的发生率和硬化剂对全身的影响。

2. 建议在 DSA 监视或超声引导下进行治疗操作，而对于有经验或者病变部位解剖熟悉的医师，不作为必须要求。

3. 对于有粗大回流静脉的病变，可考虑使用指压、驱血带或者栓塞回流静脉的方法,避免无水乙醇快速进入回流静脉而降低或失去硬化效能,增加硬化剂对全身不良反应的可能性。

4. 推荐使用"双针"技术,在无水乙醇注射时,第二针可以引出过量注射的无水乙醇和血液,避免无水乙醇过度充盈于病变内,从而维持病变内容量的稳定;同时,通过第二针静脉回血进一步证实穿刺针尖位于病变内,以避免无水乙醇注入正常组织而非病变内。

5. 病变位于舌根、咽旁及软腭咽峡区者,治疗前应该对患者术后的呼吸道情况进行充分评估,鼻咽纤维镜引导下的清醒气管插管,必要时行预防性气管切开,或术后留置气管插管24~48h,预防术后组织肿胀导致的上呼吸道梗阻。

6. 穿刺部位穿刺针拔出后,局部可以适度加压,避免硬化剂渗漏,导致局部皮肤色素沉着,特别是面颈部更应该谨慎。

临床上国内外其他一些脉管病中心常用的硬化剂还包括聚多卡醇、聚桂醇,平阳霉素或博来霉素,十四烷基硫酸钠,尿素等。聚多卡醇、聚桂醇的泡沫硬化剂的使用可以提高硬化效率,减少硬化剂的用量,减轻硬化剂对机体的可能不良作用。应用博莱霉素或平阳霉素等抗肿瘤药物作为硬化剂时,应该注意控制总用量,避免出现肺纤维化;同时术前与术中避免使用黏合胶布,以免因为对皮肤的损伤导致出现色素沉着,特别是注意颌面部及肢体暴露部位的保护,以避免对外观的不良影响。

(四) 静脉畸形的其他治疗

1. 观察　对于无症状的VMs病变,并且远期不会给患者带来潜在威胁者,建议观察。

2. 手术治疗　对于一些范围局限,边界清楚,不波及重要功能结构的VMs病变,可以单纯通过手术切除而达到治愈目的。此外,手术往往作为综合治疗的一个阶段的治疗方法而使用,主要用以改善外观、恢复功能、减轻或消除疼痛,对于一些硬化治疗并发症导致的继发畸形,手术修复重建也是重要的挽救手段。

3. 激光疗法　激光疗法是皮肤和黏膜VMs病变的主要治疗方法之一,特别是对于范围局限和表浅的病变,使用激光可以获得良好的治疗效果。尤其对位于口咽、气道黏膜表面的VMs,激光疗法具有其他治疗方法不可比拟的优势。

4. 冷冻消融和射频消融也是可以选择的治疗VMs的方法。通过消融的方法,同样是破坏VMs的病灶血管内皮细胞,进而引起血栓形成,机化,纤维化,达到缩小病变范围,控制进展的目的。对于一些范围广泛,病情复杂的VMs患者,基于突变基因,使用雷帕霉素靶向治疗在一些复杂病例中显示出了良好的应用前景,达到了缩小病变范围,改善临床症状的效果。

二、淋巴管畸形

(一)淋巴管畸形概述

淋巴管畸形(lymphatic malformations,LM),过去称为淋巴管瘤(lymphagioma),目前认为系淋巴管的先天发育畸形,或某些原因引起发病部位淋巴液排出障碍,造成淋巴液潴留,导致淋巴管扩张、增生而形成。目前的治疗方法主要有手术切除、硬化治疗、激光治疗和口服西罗莫司等 4 种方法或者几种治疗方法的综合运用。

(二)淋巴管畸形的诊断与鉴别诊断

根据病史和临床表现,LM 的诊断并不困难。发生于口腔黏膜表面的 LM,多呈孤立或多发性散在的黄色小圆形囊性结节状或点状淋巴滤泡,质地较软。位于深部的病变多发生于面下 2/3 的软组织,如唇、颊、舌、耳等部位。局限的大囊型病变多发生于下颌下区及颈部。一般为多房性囊腔,彼此间隔,内有透明、淡黄色水样液体。磁共振(MRI)可以帮助明确病变大小、范围及与周围组织之间的关系。

(三)淋巴管畸形的硬化治疗

LM 硬化治疗常用的硬化剂有博来霉素/平阳霉素、OK-432、无水乙醇等。

术前准备包括常规的化验检查,有血常规、凝血功能、肝肾功、心电图与胸片等。

麻醉方式:不能配合的儿童,或者病变范围比较大者,需要使用无水乙醇作为硬化剂的推荐全麻。其他情况可以考虑局麻,而开放静脉通路是必要的。

硬化剂的配置:平阳霉素 8mg 或者博来霉素 15USP,儿童用量酌减,根据年龄、体重可适当减半或加倍,加 2% 利多卡因 2mL 溶解及地塞米松 5mg,用生理盐水稀释至平阳霉素浓度为 1mg/mL 或者博来霉素 1.5USP/mL。

针对微囊型或者混合型 LM 硬化治疗的操作细节。使用平阳霉素或者博来霉素时,可选择 21G 蝶形针穿刺病变区,如果可见囊液流出,尽量回抽囊液后,即可注射硬化剂。对于不能经穿刺针有囊液回流的病例,可以将药液注射于病变基底黏膜下,至病变区变白,颗粒状病变鼓胀、发亮为止。1 次最大剂量平阳霉素在 16mg 或者博来霉素 15USP 以下,一般间歇 2~3 周重复注射,3~5 次为 1 个疗程。如 2 个疗程后病变仍不消失,应停止注射,换用其他方法治疗。使用沙培林时,从不同部位刺入病变内注射,直到触及病变区有张力时为止,但其总量不能超过 20mL。如注射后 3~6 周病损无缩小,则可行第 2 次注射,每次最多注射量可增至 0.3mg(3KE)。开始显效后,每 1~1.5 个月重复注射 1 次。不良反应:几乎所有患者注射后 6h 出现 38~39℃的发热,但这种发热反应是短暂的,仅维持

2~4d,且对症治疗后可好转。

针对大囊型 LM 的硬化治疗的操作细节。治疗时尽量穿刺抽尽囊液,然后注入硬化剂,博来霉素 / 平阳霉素,OK-432 注入与抽吸液同样的体积,每次注射量不超过 20mL。

对位于舌、口底、软腭、咽旁及颈部的弥漫性微囊型 LM,估计硬化剂注射后可能会因肿胀引起呼吸困难的病例,应先行气管插管术,待肿胀消退后再将其拔除,严重者应行预防性气管切开术,以维持上呼吸道通畅。术后给予地塞米松等药物,以减轻术后肿胀。

(四)淋巴管畸形的其他治疗

手术治疗也是 LM 的主要治疗手段之一。局限性、不波及重要解剖结构的 LM,可以手术切除治愈,但广泛弥漫性的 LM 病变,完整切除很难实现,这时要综合考虑治疗方法的选择,可能要硬化治疗 + 手术治疗联合治疗。激光治疗适合于黏膜表浅淋巴管畸形,尤其是伴有局部感染的治疗,其操作时间短,不需缝合,病变切除彻底,术中不出血,术后反应小,患者痛苦小,疗效可靠,可重复治疗。

总之,对于 LM 患者应根据患者病情和技术条件,制订个体化治疗方案,对于病情复杂的疑难病例,需要采用多种方法组合的综合序列治疗,应充分利用不同治疗方法的优点,避开不足,以期获得最佳疗效。

(范新东　苏立新　王德明　韩一峰　郑家伟)

参 考 文 献

1. 中华口腔医学会口腔颌面外科专业委员会脉管性疾病学组 . 口腔颌面部血管瘤和脉管畸形治疗指南 . 中华医学杂志,2008,88(44):3102-3107.

2. 张志愿 . 口腔颌面部脉管性疾病:过去,现在和未来 . 中华口腔医学杂志,2005,40(3):177-181.

3. SOLMAN L,GLOVER M,BEATTIE P E,et al.Oral propranolol in the treatment of proliferating infantile haemangiomas:British society for paediatric dermatology consensus guidelines.Br J Dermatol,2018,179(3):582-589.

4. LÉAUTÉ-LABRÈZE C,HARPER J I,HOEGER P H.Infantile haemangioma.Lancet,2017,390(10089):85-94.

5. HUANG Z,ZHANG D,CHEN Y,et al.Treatment of the recanalization of maxillary and mandibular arteriovenous malformations in children.Oral Surgery,Oral Medicine,Oral Pathology and Oral Radiology,2016,122(5):530-536.

第十五章

颌骨坏死的分类与诊治

因头颈部晚期恶性肿瘤放疗或因全身疾病服用抗骨吸收药物、抗血管生成药物等导致的颌骨组织损伤，可称为医源性颌骨病变。病变发展缓慢、迁延不愈，导致患者体质虚弱、营养不良、严重影响生活质量。作为医务人员，应重视疾病的预防，注重口腔健康状况评估和口腔卫生维护；明确诊断后应积极治疗，消除疼痛，控制软硬组织感染，并尽量防止病变范围扩大和骨坏死区域的产生，以提升患者生活质量。

第一节　放射性颌骨坏死

放射性颌骨坏死（osteoradionecrosis of jaw，ORNJ）是指接受放射治疗区域内颌骨组织以炎症和坏死为基础的骨质病变伴随软组织的损伤，病程达 3 个月以上且不能自行愈合，同时排除原发肿瘤复发、药物相关性骨病变以及放射线诱导的颌骨组织新生肿瘤。

一、放射性颌骨坏死的病因与流行病学

（一）病因与高危因素

1970 年，Meyer 提出放疗、创伤和感染的"三要素"学说；1983 年，Marx 等提出颌骨内低细胞 - 低氧 - 低血管密度环境的"三低"学说；最新研究认为，成纤维细胞的激活和活性失调形成少细胞、少血管且纤维化的颌骨，即组织纤维萎缩学说。除以上三种主要学说外，近年来有学者主张微血管栓塞学说及细菌感染学说。

ORNJ 的病因学尚未完全明确，但高放疗剂量、放疗前后手术创伤等是公认的高危因素（表 15-1）。

表 15-1　放射性颌骨坏死的高危因素

危险因素	
治疗相关因素	放疗剂量（>60Gy）及次数
	放疗方式
	原发肿瘤手术治疗方式及手术创伤（颌骨血运改变、软组织量不足以封闭术后缺损、不恰当的颌骨内固定等）
	放疗期间或放疗前后不恰当拔牙
	双膦酸盐类药物的使用
原发肿瘤因素	原发肿瘤分期（T3、T4 期）
	原发肿瘤与颌骨的关系
	原发肿瘤部位（颊癌、舌癌、口底癌、牙龈癌、鼻咽癌）
患者自身改变相关因素	放疗前后牙源性感染
	不良修复体
	不良口腔卫生状况
	不良全身情况

（二）流行病学

1. 发病率与患病率　据报道，ORNJ 发病率及患病率一般在 0.4%~56%，其中报道最多的发病率为 5%~15%。近年来，随着放射治疗前后口腔健康状况评估的逐步施行、放疗后口腔卫生维护的加强、放疗设备和放疗技术的发展等，ORNJ 发病率和患病率均呈下降趋势。

2. 好发部位与原发肿瘤　下颌骨，特别是下颌骨前磨牙区、磨牙区和磨牙后区更易发生 ORNJ，这主要与上、下颌骨血供及骨结构差异有关，其骨质致密且血管结构少，受辐射损伤后的自我修复能力较弱。

原发肿瘤位置直接影响颌骨暴露在照射野的范围。位于舌、口底、磨牙后区和扁桃体的原发肿瘤接受放射治疗时，ORNJ 的发生率相对较高。此外，晚期肿瘤，尤其是当肿瘤侵犯颌骨时，更易发生 ORNJ。

3. 放疗方式及技术种类　一般认为，放射剂量低于 60Gy 时 ORNJ 发病率较低，高于 65Gy 时发病风险显著增加。虽然超分割放疗总剂量更高，常规治疗总剂量可达 72~80Gy，但由于单次剂量较低，发病风险仍可保持在较低水平。新型放疗技术能使高放射剂量精确局限于病变部位，减轻辐射损伤，降低发病率和减轻病变严重程度。与传统放疗相比，联合放化疗具有更高的局部控制率和总体生存率,但是否会增加 ORNJ 发病风险尚无定论。

4. 创伤因素　放射野内任何手术创伤都可增加 ORNJ 发病风险。与手术相关的风险因素包括骨膜血供丧失、切除原发灶或复发病变后剩余组织不能覆盖局部缺损及截骨后固定不当导致骨不连等。此外,拔牙被认为是 ORNJ 发生的主要风险因素。因此多提倡在放疗前对患者进行全面口腔筛查并拔除无法修复的患牙。

5. 发病时期　大部分 ORNJ 发生在放疗后 6~24 个月,但 ORNJ 可发生在放疗后的任何时期,部分患者可能因为任何时期的任何创伤而继发晚期 ORNJ。

二、放射性颌骨坏死的诊断与分类分期

(一)诊断

1. 临床诊断　ORNJ 发展缓慢,病程长,早期可出现病变部位间歇性钝痛或持续性刺痛,后期可有剧烈疼痛;患者可出现口腔黏膜炎,皮肤肿痛、溃烂、流脓,组织坏死脱落,死骨排出,形成洞穿缺损及病理性骨折等;放疗后咀嚼肌萎缩变硬及纤维化,口腔黏膜或放疗区皮肤炎症继而形成瘢痕组织,可有不同程度的张口受限;当疾病进展侵及下牙槽神经时,可致下唇麻木及口腔黏膜麻木;长期炎症反复发作,疼痛麻木等影响进食、睡眠,可能导致体质虚弱、营养不良、消瘦贫血。

2. 影像学诊断　对于早期 ORNJ,根尖片上可显示牙体及牙周的病变;当颌骨发生明显的骨质破坏、骨膜反应等改变时,常规 X 线检查亦可显示;全景片可全面显示牙齿及颌骨情况,易于直观显示较大的病变及颌骨的多发病灶;CBCT 对于病灶内部细微的结构,如死骨、病理性骨沉积等显示更为清晰,而螺旋CT 能清楚显示病灶对周围组织的侵犯情况;MRI 具有良好的软组织分辨率,较CT 能更好地显示病变的边界,并可较好地显示邻近颌骨骨髓腔受累情况;放射性核素显像对机体变化较敏感,在早期即可显示病变区域的放射性核素的分布异常。

3. 组织病理学诊断　临床上,对放射性骨坏死局部骨组织切除后的标本行病理检查时,通常发现病变组织处于后纤维萎缩期,主要病理特征是变性和坏死而非炎症,骨组织内血管数量明显减少。

(二)分类分期

1. 国外临床分类分期　1983 年,Marx E 等将高压氧颌骨坏死治疗分为四个不同的阶段。此后,许多学者根据 ORNJ 的临床及影像学表现、预后、治疗方法等提出了不同的分类分期方法(表 15-2)。

表 15-2　国外放射性颌骨坏死分类分期系统汇总

研究者	年份	分类方法	具体释义
Marx E	1983	四分级法	Ⅰ期:30 次高压氧治疗后骨坏死有明显的临床好转及改善; Ⅱ期:对Ⅰ期无反应者,需接受死骨摘除术及原位黏膜拉拢缝合; Ⅲ期:死骨摘除及高压氧治疗无效患者; ⅢR 期:需接受骨移植修复
Coffin F	1983	两分组法	Minor:少量且范围较为局限的死骨,数周或数月后死骨自行脱落、排出的患者; Major:骨质坏死波及颌骨的全层组织,甚至出现病理性骨折
Morton ME	1986	三分组法	Minor:黏膜溃疡伴局部骨质暴露; Moderate:口内可见骨质暴露及局限性死骨形成; Mayor:口内表现为较大面积骨质暴露,大块死骨形成,可伴有病理性骨折及皮肤瘘管形成
Epstein JB	1987	三期法	Ⅰ期:患者经过治疗后颌骨坏死治愈或有所缓解; Ⅱ期:患者经过治疗后颌骨坏死慢性维持达 3 个月以上; Ⅲ期:患者经过治疗后颌骨坏死持续进展
Glanzmann CH	1995	五级法	1 级:口内骨质暴露持续 3 个月以上,且无明显感染迹象; 2 级:口内骨质暴露伴随明显的感染表现,或死骨形成,但无 3~5 级临床症状; 3 级:骨坏死接受下颌骨切除且获得较好临床效果; 4 级:即使行下颌骨节段性切除,颌骨坏死症状持续存在; 5 级:放射性颌骨坏死导致死亡
Clayman L	1997	两分类法	Ⅰ类:在完整牙龈及口腔黏膜覆盖下,颌骨组织发生溶解; Ⅱ类:可定义为放射性骨髓炎,且通过保守性治疗无法自行愈合
Store G 和 Boysen M	2000	四分期法	0 期:只存在黏膜缺损; Ⅰ期:影像学表现为死骨形成,口内黏膜完整; Ⅱ期:影像学上提示骨质坏死,同时口内可见骨质暴露; Ⅲ期:口内死骨暴露,影像学上死骨形成,伴皮肤瘘管形成及感染

研究者	年份	分类方法	具体释义
Schvartz HC	2002	三分期法	Ⅰ期：颌骨骨质异常，较为表浅，软组织缺损极小，仅暴露的骨质为死骨； Ⅱ期：颌骨骨质局限性异常，暴露的骨质及其周围部分骨质为死骨； Ⅲ期：颌骨骨质弥漫性异常，全层累及，甚至达下颌骨下缘，常可见病理性骨折
Notami K	2003	三期法	Ⅰ期：颌骨坏死局限于牙槽骨； Ⅱ期：颌骨坏死限于牙槽骨或病损区域位于下牙槽神经管以上水平； Ⅲ期：颌骨坏死病损越过下颌管水平，伴随皮肤瘘管形成或病理性骨折
Tsai CJ	2013	四分级法	1级：极小范围骨质暴露，仅需保守性治疗即可愈合； 2级：需要简单的死骨刮除； 3级：需要高压氧治疗； 4级：需大手术干预
Karagozoglu KH	2014	四分期法	0期：下颌骨暴露少于1个月，全景片或根尖片上无明显骨质改变； Ⅰ期：下颌骨暴露1个月以上，全景片或根尖片上无明显骨质改变； Ⅱ期：下颌骨暴露1个月以上，全景片或根尖片上可见明显骨质改变，但未波及下颌骨下缘； Ⅲ期：下颌骨暴露1个月以上，全景片或根尖片上可见明显骨质改变，波及下颌骨下缘
Lyons A	2014	四分期法	Ⅰ期：骨病损长度小于2.5cm，无症状； Ⅱ期：骨病损长度大于2.5cm，无症状，可表现为病理性骨折或病损波及下颌管； Ⅲ期：骨病损长度大于2.5cm，有症状，但无其他临床特征； Ⅳ期：骨病损长度大于2.5cm，有病理性骨折，波及下颌管，或存在口内外相交通

2. 国内临床分类分期　2014年，何悦等独创性地将骨组织坏死及软组织缺损分别进行分类，再将各个亚分类合并，提出下颌骨放射性骨坏死的"BS"分类分期系统及相应的治疗策略（表15-3）。

表 15-3　下颌骨放射性骨坏死 BS 分类分期及治疗方法

"BS" 分类	分期	治疗
骨质破坏（"B"）	0 期	
B0：影像学上仅有轻微骨密度改变	B0S0	保守治疗 + 随访
B1：影像学上骨坏死病变区 <2.0cm	I 期	
B2：影像学上骨坏死病变区 ≥2.0cm		
B3：病理性骨折	B1S0	死骨刮治 / 摘除术 + 随访
	B1S1	死骨刮治 / 摘除术 + 随访
	B1S2	死骨刮治 / 摘除术 + 随访 截骨 + 血管化软组织瓣修复
软组织损伤（"S"）	II 期	
S0：皮肤、黏膜放疗后改变,但无破损	B2S0	边缘性切除术 截骨 + 血管化骨瓣 截骨后不修复
S1：黏膜或皮肤破损		
S2：黏膜和皮肤破损		
	B2S1	边缘性切除术 截骨 + 血管化骨瓣 截骨 + 软组织瓣 截骨后不修复
	B2S2	边缘性切除术 截骨 + 血管化骨瓣 截骨后不修复
	III 期	
	B3S0	截骨 + 血管化骨瓣 截骨后不修复
	B3S1	截骨 + 血管化骨瓣 截骨 + 软组织瓣 截骨后不修复
	B3S2	截骨 + 软组织瓣 截骨 + 血管化骨瓣 截骨后不修复

三、放射性颌骨坏死的临床治疗与预防

（一）临床治疗

ORNJ 的治疗包括保守性的方式和手术切除。保守治疗包括抗生素、高压

氧、抗纤维化治疗、疼痛治疗、超声波治疗、中医中药治疗等。0期患者通常采用保守性治疗;大多数Ⅰ期患者可通过死骨摘除术控制疾病进展;手术切除适用于Ⅱ期及Ⅲ期患者。对于病损接近牙槽窝且有足够的健康组织支撑者,可选择边缘性切除;对于病损更为广泛或出现病理性骨折的病例,节段切除术则是其更好的选择。手术的切缘由术前CT及MRI评估和术中出现的流血骨质而定,是否行修复重建及方式的选择由术后缺损范围的大小、个体全身情况及辐照区域的受区血管情况决定。对于不宜行皮瓣修复的患者而言,单纯手术切除也是一种可行的选择。

(二)预防

调强放疗是当前中国临床肿瘤放射治疗的主流技术,可明显提高肿瘤的局控率,在器官保护方面有显著优势。它在三维适形放疗的基础上进一步优化剂量分布,对靶区内外各点分别进行剂量调整,以达到治疗区与靶区形状一致、靶区内各点剂量相同这一理想目标。

放疗前应认真检查患者的口腔卫生情况,特别注意放射区域内的牙齿状况。对可修复的龋齿应予充填治疗,尖锐的牙尖或边缘应用砂轮磨光。对无法保留的牙齿应予拔除,拔牙后修平过高的牙槽嵴缘或骨尖,并予以抗生素预防感染。

对于术后需行放射治疗的患者,术中除遵循肿瘤的根治原则外,还应尽可能保留颌骨及骨膜的完整性;尽量保留下颌骨和周围软组织的连接,保证良好的血供;行骨瓣移植修复的患者,建议放疗开始时间延后至术后6周。

第二节 药物相关性颌骨坏死

药物相关性颌骨坏死(medication-related osteonecrosis of the jaw,MRONJ)是一种因治疗全身其他疾病需要,使用双膦酸盐类药物(bisphosphonates,BPs)或抗骨吸收药物、抗血管生成等药物后发生的严重颌骨坏死并发症。表现为病程大于8周的颌面部坏死骨的持续暴露,需排除颌骨放射治疗史。

一、药物相关性颌骨坏死的病因与流行病学

(一)病因与高危因素

2003年,Marx首次报道了36例因服用双膦酸盐类药物导致颌骨坏死暴露的患者,为区别于ORNJ,将其定义为"双膦酸盐相关颌骨坏死"。然而近年来,不断有抗骨吸收药物、抗血管生成药物等非双膦酸盐类药物导致颌骨坏死的报道。2014年,美国口腔颌面外科医师协会(AAOMS)将其统一命名为"药物相关性颌骨坏死"。

目前 MRONJ 的致病机制有多种假说,包括骨重建的抑制、血管生成的抑制、炎症与细菌感染、免疫功能异常等,可能为单个机制作用,也可能是多个机制协同作用。

MRONJ 的致病因素尚无明确定论。目前推断可能的高危因素如表 15-4 所示。

表 15-4 药物相关性颌骨坏死的高危因素

危险因素	
药物相关因素	药物种类:含氮双膦酸盐、非含氮双膦酸盐、抗血管药物、抗骨吸收药物
	给药途径:静脉注射、口服
	药物应用时间,累计用量
	其他药物应用:类固醇激素、化疗药物等
局部因素	牙科治疗史:拔牙、种植体植入术、牙周手术等
	牙外伤、口腔不良修复体损伤
	牙源性感染、牙周炎
	不良口腔卫生状况
全身因素	性别、年龄、民族、种族
	原发疾病:多发性骨髓瘤、肺癌、乳腺癌、骨质疏松等
	其他治疗措施:化疗等
	不良生活习惯:吸烟、肥胖
	其他全身状况:糖尿病、慢性肾病、维生素 D 缺乏等

(二) 流行病学

1. 发病率与患病率　MRONJ 的发病率与患病率在国家之间各不相同,但是近年来,随着双膦酸盐及其他 MRONJ 相关药物在临床上的广泛应用,各国发病率呈上升趋势。根据报道其发病率约为 0.004%~6.7%,在晚期癌症患者中,发病率可达 9%。

2. 好发部位　下颌骨发生 MRONJ 的可能性高于上颌骨,在下颌骨的前磨牙区和磨牙区最为多发,这主要与下颌骨较上颌骨骨质致密,血供比较单一有关,上下颌也可同时发生。另外,颌骨坏死更容易发生在覆盖黏膜较薄弱的部位,例如骨刺、锋利的下颌舌骨嵴等部位。

3. 发病时期　颌骨坏死的风险一般随着使用药物的持续时间的增长而增

加,同时也需考虑患者对相关药物的累计暴露量,迄今为止尚未明确发病的药物剂量阈值。MRONJ 发病的时间主要集中在开始用药后的前 4 年内。

4. 药物种类与给药途径 不同种类的药物因其作用机制不同,导致发病率、发病时间不同。以双膦酸盐药物为例,含氮 BPs 比不含氮 BPs 的发病率高,其中属唑来膦酸致病效力最强;药物的联合应用也可提高发病风险;静脉注射 BPs 的患者的发病率明显高于口服给药的患者,且随着用药时间的增加,发病率也随之升高。

5. 口腔局部因素 用药后的牙科手术史、口腔局部损伤和牙周牙体局部感染会进一步增加发病风险。其中,拔牙被认为是 MRONJ 发生的明确诱发因素。

6. 全身因素 年龄被报告为 MRONJ 重要的危险因素。流行病学报道诊断时患者的平均年龄为 65.2 岁。癌症患者发生颌骨坏死的风险更大,而在骨质疏松症等骨代谢疾病的患者中的发病风险较低。此外,类固醇药物、化疗药物的应用、其他系统性疾病、不良生活方式等均是导致疾病发生发展的重要风险因素。

二、药物相关性颌骨坏死的诊断与分类分期

(一)诊断

1. 临床诊断 MRONJ 的临床表现并无特异性,与其他可导致死骨暴露的疾病难以区分,AAOMS 于 2014 年制定的诊断标准为同时满足 3 个条件:①曾经或者当前正接受抗骨吸收、抗血管生成药物的治疗;②颌面部区域存在死骨暴露,或者经口内/口外瘘管可以探查到死骨,这种现象持续 8 周以上未见好转;③颌骨区域无放射性治疗史且不存在明显的肿瘤及肿瘤转移性疾病。

2. 影像学诊断 MRONJ 的坏死影像学表现各异,主要表现为:不同程度的骨质硬化,骨质硬化首先累牙槽嵴及硬骨板是其特征性表现,晚期颌骨可呈广泛硬化;持续存在的牙槽突缺失、周围骨小梁结构紊乱;弥漫性骨质溶解破坏;死骨形成;软组织肿块和骨膜新生骨形成等征象相对少见,通常与合并感染有关。

3. 组织病理学诊断 MRONJ 病理学常表现为骨质坏死、硬化,周围软组织肿胀,且颈部淋巴结肿大。坏死的颌骨外观上多孔、质轻,呈虫蚀样或浮石粉状;周边骨质硬化,可能与炎性肉芽肿有关;病灶内骨质硬化,可能合并放线菌感染。组织学上可见病变骨破骨细胞减少、Howship 陷窝缺失以及松质骨内骨小梁形成增多,周围软组织内有大量中性粒细胞和淋巴细胞浸润。

(二)分类分期

1. 国外临床分类分期 2014 年,AAOMS 结合患者的临床检查及影像学检查结果,对 MRONJ 的严重程度进行了分级,分为 5 期,包括风险期、0、Ⅰ、Ⅱ、Ⅲ期,并提出了相应的治疗建议(表 15-5),为 MRONJ 的预防和治疗提供指导。

表 15-5　药物相关性颌骨坏死的 AAOMS 分期及相应治疗方法

临床分期	临床表现	治疗建议
风险期	经过抗骨吸收或抗血管药物治疗,无明显死骨形成	无需治疗,患者宣教
0 期	无死骨形成,但有非特异性临床及影像学改变	全身系统性治疗,包括使用止痛药与抗生素
Ⅰ期	有死骨暴露或有瘘管形成,但无明显临床症状和感染征兆	抗生素漱口水含漱,定期随访,患者宣教,审查继续使用 MRONJ 相关药物的适应证
Ⅱ期	有死骨暴露或有瘘管形成,有疼痛、感染或红斑等感染症状,伴或不伴溢脓	抗生素漱口水含漱,抗生素治疗,疼痛控制,清创术以控制感染和缓解软组织刺激
Ⅲ期	有死骨暴露或有瘘管形成,伴有感染症状,同时具有以下一个或多个表现:死骨暴露超出牙槽骨范围(如累及下颌骨下缘、上颌窦底、颧骨)导致的病理性骨折、口外瘘、口鼻连通、骨溶解延伸至下颌下缘或上颌窦底	抗生素漱口水含漱,抗生素治疗,疼痛控制,手术治疗(局部清创或颌骨切除)

2. 国内临床分类分期　2020 年,何悦等人基于 74 例 MRONJ 患者的影像学表现及外科诊疗经验,结合国内外以往的病例报道和 AAOMS 分期,提出了新的 MRONJ 临床分期系统,同时给出相应的治疗策略(表 15-6)。

表 15-6　新的药物相关性颌骨坏死临床分期及治疗策略

分类分期	具体释义	治疗策略
0 期	影像学表现为无明显骨质异常,临床表现为拔牙创未愈甚至溢脓、牙松动或骨质暴露等症状(排除牙周疾病)	保守治疗或局部清创处理
Ⅰ期	影像学表现为下颌骨骨质改变位于下颌管或双侧颏孔连线以上区域;上颌骨骨质改变未突破上颌窦底或鼻底	
Ⅰ A 期	死骨与正常骨质间存在一定界线(局限型)	清创术
Ⅰ B 期	死骨与正常骨质间无明显界线(弥散型)	下颌骨边缘切除;上颌骨部分切除

分类分期	具体释义	治疗策略
Ⅱ期	影像学下颌骨骨质改变波及下颌管或双侧颏孔连线以下区域,未累及下颌骨下缘;上颌骨骨质改变突破上颌窦或鼻底,未达到眶下孔	
Ⅱ A 期	上、下颌骨局限型死骨,上颌骨病变不伴上颌窦炎症	考虑局部清创处理
Ⅱ B 期	上、下颌骨弥散型死骨上颌骨病变伴明显上颌窦炎症	节段切除＋钛板重建或骨组织、软组织瓣修复;上颌骨部分切除＋上颌窦根治术
Ⅲ期	影像学上下颌骨骨质改变累及下颌骨下缘;上颌骨骨质改变突破眶下孔,累及或不累及眶底或颅底等区域,伴或不伴上颌窦炎症	下颌骨节段切除或半侧切除＋钛板重建或骨、软组织瓣修复;上颌骨部分、次全或全切除＋上颌窦根治术

三、药物相关性颌骨坏死的临床治疗与预防

(一) 临床治疗

1. 治疗目标　MRONJ 的治疗目标是消除疼痛,控制软硬组织感染,并尽量防止病变范围扩大和骨坏死区域产生,配合癌症等原发病的治疗,提高患者的生活质量。一旦确诊,口腔科医师需要与内科医师以及肿瘤科医师等共同协商,制订治疗计划。

2. 临床分级治疗策略　临床上 MRONJ 的治疗大致分为保守治疗(如抗菌漱口水、抗生素等)、手术治疗,以及一些新型辅助治疗方法包括高压氧治疗、激光治疗等。在 AAOMS 于 2014 年提出的分期系统中,建议对不同分期的病变采取不同的治疗策略以指导临床治疗(见表 15-5)。

3. 手术干预的考虑　关于手术干预的价值,数据尚无定论。有前瞻性研究报告称,手术治疗和非手术治疗的愈合率没有明显差异,保守手术治疗可能比积极手术治疗产生更好的效果。然而,有另外的研究称,接受手术的患者相比接受非手术治疗的患者有 28 倍的积极结果,保守的和积极的手术干预之间的结果没有显著差异。

(二) 预防

在开始用药之前,医师应对患者进行口腔疾病的筛查与预防性治疗,通过临床检查与影像学手段,了解牙周情况、牙体牙髓以及根尖周情况、义齿配戴情况

以及是否存在软组织炎症等,对龋齿、残根、骨尖骨突等进行处理治疗。另外,要向准备接受相关药物治疗的患者提供咨询服务,指导患者进行有效口腔护理,局部应用氟化物。在开始使用 MRONJ 相关药物后,患者除养成良好口腔卫生习惯以外,也需进行定期随访,早发现、早治疗口腔疾病,预防病变进一步发展而诱发颌骨坏死。有回顾性研究报告称,在口腔手术前预防性使用抗生素能降低 MRONJ 的风险。

(何悦　陈珩　郑梦婷)

参 考 文 献

1. 何悦,刘忠龙,代天国,等.放射性下颌骨坏死的 BS 临床分类及治疗策略.中国肿瘤临床,2015,42(16):817-826.

2. 何悦,侯劲松,王松灵,等.放射性颌骨坏死:临床诊断与治疗.上海:上海科学技术出版社,2019.

3. 刘忠龙,姜钧健,李晓光,等.一种新的药物性颌骨坏死临床分期及治疗策略.中国口腔颌面外科杂志,2020,18(06):501-507.

4. MEYER I.Infectious diseases of the jaws.J Oral Surg,1970,28(1):17-26.

5. MARX R E.Osteoradionecrosis:a new concept of its pathophysiology.J Oral Maxillofac Surg,1983,41(5):283-288.

6. DELANIAN S,LEFAIX J L.The radiation-induced fibroatrophic process:therapeutic perspective via the antioxidant pathway.Radiother Oncol,2004,73(2):119-131.

7. HE Y,MA C,HOU J,et al.Chinese expert group consensus on diagnosis and clinical management of osteoradionecrosis of the mandible.Int J Oral Maxillofac Surg,2020,49(3):411-419.

8. RUGGIERO S L,DODSON T B,FANTASIA J,et al.American Association of Oral and Maxillofacial Surgeons position paper on medication-related osteonecrosis of the jaw-2014 update.J Oral Maxillofac Surg,2014,72(10):1938-1956.

第十六章

口腔颌面头颈部家族遗传性相关疾病

很多家族遗传性疾病都在口腔颌面部具有表型，除了诊治口腔颌面部的表型外，还要有全局的视角，综合地进行诊断和治疗。还有一些家族遗传性疾病的临床表现类似，鉴别困难，可能需要引入分子诊断来明确疾病类型，并为疾病的治疗提供坚实依据。

第一节　概论

疾病的发生是涉及遗传（内在）和环境（外在）因素的复杂过程，一般遗传因素作为唯一或主要病因的疾病称为遗传病，依据其遗传特征分为单基因遗传病、多基因遗传病（基因组病）和染色体病等，这几个类型的综合征在口腔颌面部均存在。根据美国颅面遗传学和发育生物学学会数据，近 1/3 的系统性遗传病具有口颌面特征。

一、单基因遗传

一对等位基因单独决定遗传性状或遗传方式称为单基因遗传，这种单基因突变所致的遗传性疾病称为单基因遗传病，典型的有骨硬化症等。根据遗传模式，骨硬化症被分为常染色体隐性遗传性骨硬化症（autosomal recessive osteopetrosis，ARO）以及常染色体显性遗传性骨硬化症（autosomal dominant osteopetrosis，ADO）。其中 ARO 也称为婴儿恶性骨硬化症，发病率在一般人群中是 1：250 000，但在特定地理区域的发病率要高得多（例如中东、俄罗斯等）。ADO 则是一种更良性的形式，主要发生于成人。

二、多基因遗传

多基因遗传又称多因子遗传，是由多个微效基因的累加效应控制的遗传性状,一般与环境因素共同作用,所导致的疾病称为多基因遗传病或多因素遗传病,典型的有颌面部畸形及部分颌面部肿瘤等。

(一)口面裂(orofacial clefts,OFC)

口面裂是最常见的颅面畸形,OFC 在全球新生儿中的平均患病率为 1/700。裂隙可以是单侧的或双侧的、完全的或不完全的,并且可能仅涉及唇部(cleft lip,CL),或仅涉及腭部(cleft palate only,CPO),或同时涉及唇部和腭部(cleft lip/palate,CL/P)。流行病学数据表明,CL/P 的患病率与人种及地理位置有关,如亚洲和美洲印第安人的患病率为 1/500,欧洲人群为 1/1 000,而非洲人群为 1/2 500。另一方面,CPO 的患病率为每 1 000 名活产婴儿 0.5 人,在不同人种之间没有差异。OFC 通常是孤立的非综合征型(non-syndromic cleft lip/palate,NSCL/P),大约 70%~80% 的 CL/P 和 50% 的 CPO 是非综合征型,然而,当与其他体征同时出现时,它们被归类为综合征。在非综合征性裂隙中,男性的 CL/P 发病率是女性的 2 倍,而 CPO 在女性中的发病率是男性的 2 倍。OFC 的病因复杂,大量候选基因和具有可变功能的位点被证明与 CL/P 的发生有关,说明颅面发育途径具有高度脆弱性。

(二)部分颌面部肿瘤

目前已有报道,*ANO5* 基因是导致口腔颌面头颈部遗传性疾病的重要基因之一,此基因杂合子突变可导致颌骨骨干发育不良(gnathodiaphyseal dysplasia,GDD)和家族巨大型牙骨质瘤(familial gigantiform cementoma,FGC)两种口腔颌面部常染色体显性遗传性疾病。GDD 是一种以颌骨纤维骨性病变、管状骨弯曲硬化、长骨骨皮质增厚和反复骨折为主要特征的全身性骨骼综合征,多发生于儿童和青年人,患病率较低,被收录于《口腔罕见病名录(第一版)》中。FGC 是一种罕见的良性牙骨质 - 骨 - 纤维性病变,对口腔颌面部外形和功能影响严重。

三、染色体病

染色体病是由于先天性染色体数目或结构异常引起的一系列临床症状的综合征,又称染色体综合征。其包括染色体数目异常和结构畸形,大多数染色体病都有明显的口腔颌面部表现,比如 21- 三体综合征、13- 三体综合征等。

第二节　口腔颌面头颈部肿瘤家族遗传性疾病各论

一、相关致病基因的研究

上一节提到的 *ANO5* 基因,属于高度保守的 Anoctamin 家族,该基因家族主

要包括 *ANO1~10*，主要编码跨膜蛋白 TMEM16A-K（I 除外）10 种蛋白。国内外学者均报道了由 *ANO5* 基因杂合子突变导致的 GDD 和 FGC 两种口腔颌面部常染色体显性遗传病。该基因双等位基因突变后则导致常染色体隐性遗传的肢带型肌营养不良症 12 型（limb-girdle muscular dystrophy-12）和 Miyoshi 肌营养不良 3 型（Miyoshi muscular dystrophy-3）。

　　ANO5 基因定位于染色体的 11p14.3，包含 22 个外显子，不仅在骨骼肌和心肌中高表达，而且在成骨细胞和生长板的软骨细胞中也被发现，说明其对肌肉和骨骼的生长发育有重要作用。主要编码由 913 个氨基酸组成的 TMEM16E 的二聚体 8 次跨膜蛋白，其分子量为 107.188kDa。TMEM16E 蛋白主要定位于细胞内囊泡，异源过表达时会表现出内质网膜定位。点突变是该基因主要的致病突变形式。

　　目前对 *ANO5* 基因功能及其突变后导致 GDD 和 FGC 的发病机制尚不十分清楚，考虑到 TMEM16 蛋白家族具有相似的膜拓扑结构，现阶段对 *ANO* 基因家族功能的研究，主要来自于 *ANO1* 和 *ANO2*，即 Ca^{2+} 激活的磷脂扰乱酶和 Ca^{2+} 依赖的氯离子通道两种功能。对于 *ANO5* 体外细胞研究表明，其功能为 Ca^{2+} 激活的磷脂扰乱酶，离子通道并非其主要功能。在敲基因细胞模型中观测到，成骨分化标志物 Ocn、Col1a1、Runx2、Osx 表达增高，并有学者据此推测 *ANO5* 可能通过 TGF-β 轴调节成骨细胞的生成和骨沉积。在破骨细胞的异位表达研究中则显示 *ANO5* 通过激活 Akt-NFATc1 信号通路调节破骨细胞分化，并可能通过对破骨细胞功能的调整影响骨改建。对已报道的突变，如 p.Ser500Phe 点突变小鼠未见表型，p.Thr513Ⅱe 的细胞模型表现出增强的磷脂酰丝氨酸外翻功能，属于功能增强型突变。

二、家族性巨大型牙骨质瘤

（一）临床表现

　　家族性巨大型牙骨质瘤（familial gigantiform cementoma，FGC）是一种罕见的良性牙骨质 - 骨 - 纤维性病变，1930 年，Norberg 首次报道了巨大型牙骨质瘤，1953 年 Agazzi 和 Belloni 报道了一个意大利家系，并首次将其称为家族性巨大型牙骨质瘤（FGC）。

　　患者多在青春期前后发病，男女无差异，病变对称性出现在上下颌骨四个象限内，以上下颌骨前部最为明显，下颌骨较上颌骨病变发生得早。随着病变进展，患者出现颌骨膨隆导致的颜面部畸形，影响牙列替换引起咬合紊乱、咀嚼及言语功能异常，全身骨骼尤其下肢长骨结构不良并可能伴发多次骨折，进而导致骨骼发育畸形和运动障碍。

国内学者将病变分为三个阶段：发病初期、快速增长期和生长停滞期。发病初期多在 11~13 岁期间，国外也有少量 10 岁前的病变报道，病变首先表现为下颌骨前部唇舌向缓慢膨胀性生长，唇侧较舌/腭侧显著，并逐渐向远中两侧扩展。在下颌骨发病 1~3 年后，上颌骨前部也开始缓慢膨隆，由于此时患者处于替牙期，故而出现牙齿替换异常、咬合紊乱、颜面部畸形。这一阶段患者全身症状尚不明显。但是血清碱性磷酸酶开始增高，骨密度略低于正常值。X 线片以界限清楚的透射影为主，偶见散在的颗粒状阻射影。14 岁左右开始进入快速生长期，上下颌骨病灶快速增长，唇（颊）向膨隆速度明显快于舌腭向，出现明显的颌骨畸形、面形改变、恒牙萌出错位或埋伏，咀嚼功能出现异常，颌骨舌向膨隆导致口底舌上抬，患者言语功能受到影响。这一阶段，由于骨密度降低，患者全身其他部位长骨，在轻微外力下反复骨折，尤以股骨多见，频繁骨折，骨折断端愈合不良甚至错位愈合可能出现 O 形腿等发育畸形，影响运动功能。血清碱性磷酸酶（ALP）水平明显增高，骨密度降低。X 线片显示界限清楚的透射、阻射混合影，阻射影增多，内部可能含有牙胚，或由于病灶压迫导致牙胚移位。18 岁后进入生长停滞期，这一时期，上下颌骨病灶大小几乎不再变化，颜面部外观不再发生明显改变，若患者未经有效治疗，由于牙列不齐，口腔卫生难以清洁，菌斑结石堆积引起牙周炎，病变继续进展容易引起牙齿脱落甚至出现颌骨骨髓炎。血清碱性磷酸酶（ALP）逐渐回归正常水平，骨密度随年龄增长逐渐恢复，长骨骨折不再发生。X 线片以阻射型病变为主，透射影明显减少。

目前认为 FGC 起源于牙周膜。肉眼观病变界限清楚，呈多结节样，边缘为类牙骨质结构，质地稍硬，中央为含大量散在类牙骨质样钙化物的无血管纤维结缔组织。镜下观察以病灶内典型的纤维结缔组织基质增殖，其中散在椭圆形和圆形的类牙骨质样钙化物为其特征，小的钙化物可以融合成较大的结节，部分区域的类牙骨质结构排列成编织骨样。在病变的不同时期略有差异，病变早期纤维成分较多，随着病变进展，牙骨质样结构增多，纤维减少，到病变成熟期以牙骨质-骨样结构为主，无细胞成分。

（二）诊断及鉴别诊断

FGC 的诊断需要结合家族史、临床表现、影像学资料及病理学。通常需要与巨大型牙骨质瘤（GC）、繁茂性骨结构不良（FOD）、家族性巨颌症、骨化性纤维瘤（OF）鉴别。与 GC 和 OF 相比，FGC 有明确的家族史。FOD 平均发病年龄为 42 岁，约 90% 的 FOD 发生在黑人女性，而 FGC 没有明显的种族倾向。家族性巨颌症为遗传性疾病，有明显的自限性，仅发生在儿童，下颌角多见，表现为下颌骨膨大，且青春期后病变减缓或停滞，但全身病变少见，组织学上也可见大量血管，故而需要结合发病年龄、临床表现和病理学特征与 FGC 鉴别。

（三）治疗

FGC 的治疗较为困难,患者年龄小,面部畸形明显,颌骨受累广泛,以往文献提示简单的瘤体修整手术可能会加速肿瘤生长,全身性骨病变对颌骨重建手术又是一大挑战。对于无手术禁忌证的患者,彻底的手术切除 + 颌骨重建是最有效的治疗策略。术前需要通过 CT 和血清碱性磷酸酶(ALP)水平评估肿瘤生长潜力,选择合适的手术时机,若患者病变较轻,也可在青春期后一次性扩大切除。

随着显微外科技术的进步,游离血管化骨瓣广泛应用于颌骨缺损的重建。FGC 患者常伴有长骨骨结构不良,故不建议采用腓骨瓣。髂骨瓣在提供足够骨量的同时,其外形与上下颌骨近似,因此我们建议在完全手术切除后行游离血管化髂骨瓣重建颌骨。肩胛骨瓣不能提供足够的骨量,一般无法满足 FGC 患者的颌骨缺损。术后患者定期随访复查 CT 及血清碱性磷酸酶水平,若其恢复良好,术后可择期行种植义齿等修复牙列缺损。

三、颌骨骨干发育不良

（一）临床表现

颌骨骨干发育不良(gnathodiaphyseal dysplasia,GDD)是一种以颌骨纤维骨性病变、管状骨弯曲硬化、长骨骨皮质增厚和反复骨折为主要特征的全身性骨骼综合征。最早在 1969 年由 Akasaka 在日本报道,并称为"遗传性颌骨硬化症",随后在 2001 年由 Riminucci 等人提出"颌骨骨干发育不良"一词。

GDD 多发生在儿童和青年人,患者从出生至青春期前后均可发病,也有报道严重者在妊娠期经超声检查即可发现胎儿股骨骨折,但患儿颌骨仍正常。多数文献报道上下颌骨可同时病变。出生时患儿面部表现正常,早期病变进展较快,患儿出现对称性双侧上下颌骨进行性膨隆,牙龈肿胀,进而影响牙齿萌出,导致牙胚移位、牙齿缺失、牙列及颜面部畸形,影响患者进食及言语功能。同期患者开始表现出全身性骨质减少、骨脆性增加及反复性长骨骨折,此时患儿血清钙、磷、甲状旁腺激素和维生素 D 水平正常,但关于血清碱性磷酸酶(ALP)、骨源性碱性磷酸酶(BAP)、骨转化标志物的变化尚缺乏定论,有报道显示其水平升高。随着年龄增长,肿瘤生长减慢,但已经出现的牙列异常及颌骨病变增加了骨髓炎发生的风险,患者前期反复的骨折及骨折愈合,可能导致错位愈合。引起长骨形态畸形,不同程度地影响患者运动。

X 线片可见双侧上下颌骨邻近牙根有界限清楚的阻射影,受压迫而移位的牙胚,病灶内未见牙齿。CT 显示颌骨膨隆明显,四肢长骨表现出弯曲及骨皮质增厚。

GDD 可能来源于牙周膜。肉眼见,病灶界限清楚,由大量骨组织碎片和多颗牙齿构成,组织碎片固定后呈白棕色。组织学上以纤维-骨性病变和沙砾样体结构为主要特征。大量的无细胞牙骨质散在分布于含有血管的纤维组织背景中,在低倍镜下可见成纤维细胞和成熟的胶原纤维,其中散在分布有无细胞的骨样或牙骨质样钙化沉积物。高倍镜下,未见有丝分裂相,钙化团块周围无细胞包围。电子显微镜观察可见不规则的牙骨质样团块和沙砾样结构,沙砾样结构即具有板层状内部结构的环形矿化球,无细胞,呈同心环状,其中心高度矿化。免疫组织化学染色显示纤维组织中存在表达 α-SM 肌动蛋白的成纤维细胞(肌成纤维细胞)。

(二)诊断及鉴别诊断

GDD 通常需要与骨纤维结构不良(FD)、骨化性纤维瘤(COF)、家族性巨颌症进行鉴别诊断。GDD 与 FD 在影像学上差异明显,GDD 患者颌面部病变并非呈现 FD 的磨玻璃样改变,并可见长骨弯曲和骨皮质增厚,与合并有 McCune-Albright 综合征的 FD 相比,GDD 患者没有皮肤色素沉着或内分泌功能亢进的表现,可借此进行鉴别。骨化性纤维瘤与 GDD 相比无家族史,组织学上,其病变也可见无细胞的类牙骨质沉积物,但并不会形成环形的沙砾样体。家族性巨颌症为遗传性疾病,仅发生在儿童,但与 GDD 相比,其发病年龄较晚,在 2~4 岁间,且全身病变少见,故而需要结合发病年龄、临床表现与 GDD 鉴别。

(三)治疗

由于 GDD 的罕见性,对其治疗缺乏明确的指南和报道,有学者建议应在早期施行功能性手术,若必须进行大范围切除时,应同期实施颌骨重建,考虑到患者反复的长骨骨折,应采取游离血管化髂骨瓣进行修复重建。也有学者对患儿病灶早期行多次减瘤手术,同时多次静脉注射帕米膦酸钠(PMD),观察到治疗期间骨桥蛋白(OPN)、前列腺素 E2(PGE2)、BAP 和 CICP 水平明显下降,减瘤手术间隔延长,故而提出多次减瘤手术后 GDD 中颌骨肿瘤的生长可能会减慢。PMD可以通过在肿瘤组织周围产生坚固的骨化边缘来帮助防止或减缓其持续扩张。不论采取何种术式,术后长期随访很重要。

第三节　家族遗传性疾病的分子诊断和药物治疗

一、家族遗传性疾病的分子诊断现状

遗传病的诊断包括常规诊断和特殊诊断,常规诊断即与一般疾病相同的诊断方法,特殊诊断主要是遗传学方法,如染色体检查、核型分析、家系调查等。分子诊断是指应用分子生物学方法检测患者体内遗传物质的结构或表达水平的变化而做出诊断的技术。随着分子生物学的发展,目前基因诊断已经成为非常有效、精确和灵敏的方法。

基因诊断的思路包括从蛋白质、DNA 及候选基因出发三种方法。从蛋白质氨基酸序列推测筛选编码基因或 cDNA 克隆,再通过测序或其他方法明确分子缺陷,这一路径目前采用较少。从 DNA 出发通过连锁分析确定基因的染色体定位,搜索分离致病基因,明确分子缺陷,这是目前的主要策略,其关键在于寻找合适的 DNA 标志物。从候选基因出发需要先初步定位可能的基因,将该区域内的相关 cDNA 克隆作为候选,而后进行鉴别。

现阶段,基因诊断的优势在于:①特异性强,以特定基因为目标,检测其突变和表达情况;②灵敏度高,少量组织样品即可进行诊断;③应用广泛,不仅应用人群广泛,而且在出生前或出生后均可进行;④样品获取方便,不受发育阶段和基因表达组织特异性的限制。诊断难点在于:①遗传异质性,由同一基因的不同突变或不同基因的突变可能导致类似的表型,同一表型可能由多个基因控制;②基因突变的多样性;③基因诊断方法的选择,在进行基因诊断前应先明确诊断目的,慎重选择方法,在不同的时期,如产前诊断,应优先选择高特异度和高灵敏度的方法。基因诊断是目前诊断遗传病最精确的方法,但必须认识到临床诊断是分子诊断的基础,因此在基因诊断前必须注意临床诊断的准确。

目前,对于分子诊断的研究主要集中在基因检测技术和新的标志物与分子靶点。通常分子诊断的方法主要包括核酸分子杂交、聚合酶链式反应(PCR)和 DNA 测序。核酸分子杂交技术用于检测样品中是否存在相应的基因或相应基因的表达状态。用于基因组 DNA 分析的 Southern 印迹法,检测样品中 RNA 的种类和含量的 Northern 印迹法,斑点印记杂交法,原位杂交技术,荧光原位杂交技术(FISH)、基因芯片技术。后三者需要使用带标记的核酸探针,尤其原位杂交技术不需要提取核酸,可直接在细胞涂片或组织切片中进行,再应用组织化学或免疫组织化学方法在显微镜下观察。荧光原位杂交技术则是采用带有荧光标记的探针与相关染色体或 DNA,依据碱基互补配对原理结合后,在荧光显微镜下观察。

二、药物治疗进展

现阶段,对遗传病的药物治疗原则是"补其所缺、去其所余"。在出生前或出现症状前即可开始进行,以减轻胎儿出生后的遗传症状,如:产前诊断确诊羊水中甲基丙二酸含量增高,提示胎儿可能患甲基丙二酸尿症,因而在出生前和出生后给母体和患儿注射大量维生素 B_{12}。对于已经出现症状的患者,以对症治疗为主,在明确疾病的发生机制的基础上,如酶促反应障碍者,采用各种理化方法抑制或排除淤积的代谢产物；对于某些激素或酶的缺乏造成的疾病，应予以补充。

目前，对于遗传性疾病的治疗，我们确实还面临着巨大的挑战，并且即使有优秀和创新的治疗策略，表现出高活性水平和特异性，考虑到临床试验的要求，有限的患者数量，这很难吸引大型制药公司的兴趣。目前，对遗传病的治疗，主要研究热点依然为基因治疗，研究方向包括基因编辑技术、标志物和靶向位点、基因递送系统等。如当下较为热门的 CRISPR-Cas9 基因编辑技术，它来自天然存在的细菌免疫系统，相较于传统的 ZFNs 和 TALENs，其设计更加简单，应用领域更加宽广。此外，研究人员还在探索基因递送系统，包括传统的病毒载体、非病毒系统或脂质体纳米颗粒（NPs），如 Lipofectamine。然而这些研究目前多集中在实验阶段，距离临床药物的研发和应用还有一定的距离。

（秦兴军　施燕妮　王磊　王周阳　王宏伟）

参 考 文 献

1. 段小红. 颅颌面口腔综合征的遗传学思考. 口腔颌面外科杂志，2020，30（03）：125-131.

2. 段小红. 口腔罕见病名录. 中华口腔医学杂志，2020，55（07）：494-500.

3. 王宏伟，杨嵘，贺光，等. 家族性巨大型牙骨质瘤患者各时期临床特点分析. 中国口腔颌面外科杂志，2015，13（06）：534-538.

4. 王宏伟，于淼，秦兴军，等. 家族性巨大型牙骨质瘤家系临床分析. 中国口腔颌面外科杂志，2014，12（04）：360-364.

5. 梅雯，孙美涛，王唯斯，等. CRISPR-Cas9 技术在遗传性疾病基因治疗中的研究进展. 生物技术通讯，2018，29（04）：551-557.

6. NASREDDINE G，EL HAJJ J，GHASSIBE-SABBAGH M.Orofacial clefts embryology，classification，epidemiology，and genetics.Mutat Res Rev Mutat Res，2021，787：108373.

7. PENNA S，VILLA A，CAPO V.Autosomal recessive osteopetrosis：mechanisms and treatments.Dis Model Mech，2021，14（5）：dmm048940.

8. SOBACCHI C，SCHULZ A，COXON F P，et al.Osteopetrosis：genetics，treatment and new insights into osteoclast function.Nat Rev Endocrinol，2013，9（9）：522-536.

9. ANDREEVA T V，TYAZHELOVA T V，RYKALINA V N，et al.Whole exome sequencing links dental tumor to an autosomal-dominant mutation in ANO5 gene associated with gnathodiaphyseal dysplasia and muscle dystrophies.Sci Rep，2016，6：26440.

10. DUONG H A，LE K T，SOULEMA A L，et al.Gnathodiaphyseal dysplasia：report of a family with a novel mutation of the ANO5 gene.Oral Surg Oral Med Oral Pathol Oral Radiol，2016，121（5）：e123-128.

11.　KIM J H,KIM K,KIM I,et al.Role of anoctamin 5,a gene associated with gnathodiaphyseal dysplasia,in osteoblast and osteoclast differentiation.Bone,2019,120:432-438.

12.　MA C,WANG H,HE G,et al.Familial gigantiform cementoma:case report of an unusual clinical manifestation and possible mechanism related to "calcium steal disorder".Medicine (Baltimore),2016,95(9):e2956.

13.　MARECHAL G,SCHOUMAN T,MAUPRIVEZ C,et al.Gnathodiaphyseal dysplasia with a novel R5971 mutation of ANO5:mandibular reconstruction strategies.J Stomatol Oral Maxillofac Surg,2019,120(5):428-431.

14.　MERLINI A,GARIBALDI J,GIORGIS L,et al.Gnathodiaphyseal dysplasia:surgical treatment and prosthetic rehabilitation of 2 members of the same family.J Oral Maxillofac Surg,2016,74 (12):2441-2446.

15.　OTAIFY G A,WHYTE M P,GOTTESMAN G S,et al.Gnathodiaphyseal dysplasia:Severe atypical presentation with novel heterozygous mutation of the anoctamin gene(ANO5).Bone, 2018,107:161-171.

16.　PRASAD C,KUMAR K A,BALAJI J,et al.A family of familial gigantiform cementoma:clinical study.J Maxillofac Oral Surg,2022,21(1):44-50.

17.　ROSSBACH H C,LETSON D,LACSON A,et al.Familial gigantiform cementoma with brittle bonedisease,pathologic fractures,and osteosarcoma:a possible explanation of an ancient mystery.Pediatr Blood Cancer,2005,44(4):390-396.

18.　SHAIBANI A,KHAN S,SHINAWI M.Autosomal dominant ANO5-related disorder associated with myopathy and gnathodiaphyseal dysplasia.Neurol Genet,2021,7(4):e612.

19.　TAKEDA R,YASUI T,KASAI T,et al.Surgical treatment of pathological tibial shaft fracture in adult patient with gnathodiaphyseal dysplasia:a case report.JBJS Case Connect,2021,11(2). doi:10.2106

20.　WANG H W,MA C Y,QIN X J,et al.Management strategy in patient with familial gigantiform cementoma:a case report and analysis of the literature.Medicine(Baltimore),2017,96(50): e9138.

21.　FINOTTI A,FABBRI E,LAMPRONTI I,et al.MicroRNAs and long non-coding RNAs in genetic diseases.Mol Diagn Ther,2019,23(2):155-171.

22.　GAMBARI R,KLEANTHOUS M.Theranostics of genetic diseases.Mol Diagn Ther,2019,23 (2):153-154.

23.　LI H,YANG Y,HONG W,et al.Applications of genome editing technology in the targeted therapy of human diseases:mechanisms,advances and prospects.Signal Transduct Target Ther, 2020,5(1):1.

24. PAN X,VERONIAINA H,SU N,et al.Applications and developments of gene therapy drug delivery systems for genetic diseases.Asian J Pharm Sci,2021,16(6):687-703.

25. ROWE R G,DALEY G Q.Induced pluripotent stem cells in disease modelling and drug discovery.Nat Rev Genet,2019,20(7):377-388.

26. SHARMA G,SHARMA A R,BHATTACHARYA M,et al.CRISPR-Cas9:a preclinical and clinical perspective for the treatment of human diseases.Mol Ther,2021,29(2):571-586.

27. STUPPIA L,ANTONUCCI I,PALKA G,et al.Use of the MLPA assay in the molecular diagnosis of gene copy number alterations in human genetic diseases.Int J Mol Sci,2012,13(3):3245-3276.

28. SUN Y,MAN J,WAN Y,et al.Targeted next-generation sequencing as a comprehensive test for Mendelian diseases:a cohort diagnostic study.Sci Rep,2018,8(1):11646.

29. WANG C,ZHANG Y,DONG Y.Lipid Nanoparticle-mRNA formulations for therapeutic applications.Acc Chem Res,2021,54(23):4283-4293.

第十七章

口腔颌面头颈肿瘤的新技术

医学对疾病的认知和治疗技术的发展往往是跟随着基础工程技术的进步而提高。近 30 年信息技术爆发式发展,大数据、云计算、AI 技术逐步应用到各行各业。通过信息技术,可以实现图像识别、图像虚拟融合、数据自动分析、视觉增强现实、隔空精确操控,因此大大提高了劳动效率和精度,减少人工误差。同时,通过机器学习,利用机器强大的算力,能够让人工智能快速学习并积累人的诊疗知识,超越人类达到更高水平。新科学技术在口腔颌面头颈肿瘤领域有着广泛的应用场景,本章介绍一些已经初步应用的技术,启发读者的兴趣爱好,鼓励探索创新。

第一节　AI 数字化技术

人工智能(artificial intelligence,AI)是研究、开发用于模拟、延伸和扩展人智能的理论、方法、技术及应用的一门前沿科学,属计算机科学范畴。AI 正在逐渐改变传统临床诊疗模式,在口腔颌面头颈肿瘤中的应用也层出不穷。

在口腔肿瘤诊断方面,AI 技术主要通过对放射影像如全景片、CT 和 MRI 等图像数据的兴趣区域进行自主分析,通过分析不同病变间的图像差异,可在术前即识别囊肿、肿瘤,甚至淋巴转移的情况。在微观层面,AI 技术同时可以减轻病理读片的工作量,提升病理准确性。同时也有研究将 AI 算法应用于口腔癌 / 癌前病变的识别,大大提高了肿瘤的预防和检出效率。

在手术计划方面,对软硬组织的分割是虚拟手术的前提,已有团队通过 AI 算法可全自动分割口腔颌面部精细的软、硬组织,包括上、下颌骨,上颌窦,下颌管,甚至每一颗牙齿,该方法可在保证分割质量的前提下,显著提高颌面部特定解剖结构的分割效率。同时结合图像融合技术,发挥不同模态影像信息的优势,精准地勾画肿瘤边界,从而实现快速规划手术方案及路径。此外,上海交通大学医学院附属第九人民医院团队基于三维头影测量技术及"四段式"颌骨重建理论,运用人工智能算法分析、计算上下颌骨特征点云的空间位置关系,从而实现通过上颌骨直接还原缺损的全下颌骨,解决跨中线颌骨缺损无法通过镜像还原的临床困境。同时,AI 技术在头颈部肿瘤放疗靶区勾画及重要器官保护方面作用显著,不仅提高了计划精度,同时大大提高了勾画效率。近年来,AI 技术在虚拟手术计划方面发展尤为迅速,随着数据量的增大及算法的不断优化,将进一步推动数字外科技术的发展。

在手术实施及术后评价方面,AI 技术也在逐步崭露头角。如腓骨截骨操作过程中,通过采集动力踏板源压力、往复锯末端压力和往复锯空间位移数据,来间接反映机器人截骨过程中的力 - 位变化,从而开发出感知切割的 AI 算法,实现对手术机器人的精准控制,以实施精准、安全的腓骨截骨。此外,修复重建术后外观往往无法进行有效评估,已有团队通过人脸识别技术结合 AI 算法,通过分析术后面部吸引力指数对年龄、外观的影响,用于评价手术的有效性。随着 AI 技术应用领域的不断拓展,也为数字化颌面修复重建提供了新的思路。

综上所述,AI 技术在口腔颌面头颈肿瘤领域的潜力巨大、前景广阔,且随着海量数据的训练,AI 技术研发也随之深入,也衍生出越来越多的新的诊疗方法。虽然 AI 技术可显著提高临床诊疗效率,减轻烦琐且重复性的临床操作,但整个诊疗过程中仍需临床医师作为主导,从而避免医疗风险及伦理问题。相信随着 AI 技术合理而广泛的应用,必将极大地提高此类疾病的临床诊疗能力,造福广大病患。

第二节　荧光 ICG 技术

口腔颌面部恶性肿瘤以鳞癌多见,目前治疗上仍是以外科为主的综合序列治疗。外科治疗在其中扮演非常重要的角色。口腔癌的预后除了与 TNM 分期、肿瘤生物学行为、患者全身情况有关外,外科治疗之前精准分析肿瘤侵犯部位、肿瘤轮廓形态、与邻近组织的结构关系,规划手术切除范围,制订合理的手术入路,术中无瘤操作等外科理念和操作,在很大程度上将影响治疗结局。

近年来,基于吲哚菁绿(indocyanine green,ICG)的荧光成像技术开发的肿瘤靶向分子探针影像技术、术中肿瘤显影示踪技术在很多专业领域已经开始临床应用。ICG 是 1957 年由美国柯达研究所人工合成的三羧花菁系红外感光染料,其在近红外光谱范围内具有较强的吸收和荧光特性,可被 750~810nm 的外来光源激发,发射 815nm 左右波长的近红外光,这种近红外光可被荧光成像系统接受,并在荧光成像设备中显示出来。因此,只要 ICG 特异性结合到肿瘤细胞或在肿瘤组织中浓聚就能实现肿瘤可视化。

ICG 在恶性肿瘤中的富集原理是该组织具有增强的渗透性和滞留效应（enhanced permeability and retention effect, EPR）。ICG 经静脉注射后与血浆蛋白结合，随血液循环到达肿瘤区域。由于肿瘤组织血流丰富，血管内皮间隙和窗孔较大，结构不完整，缺乏功能性淋巴回流造成 ICG 蛋白复合体在组织间隙中滞留，因此相对于正常组织，ICG 可在肿瘤组织内形成非特异性富集。近红外荧光成像设备通过激发并探查组织内的 ICG 荧光强度的差异，实现肿瘤组织内 ICG 实时成像。临床上采用该成像技术对实体肿瘤及其周围组织进行荧光强度的比较观察，评估术野及标本周缘是否有肿瘤组织残留。术前 6~12 小时，经静脉缓慢推注 ICG，充分实现肿瘤区 EPR 效应，术中通过荧光成像设备进行肿瘤显影，可以实时观察肿瘤，检查肿瘤切除标本的立体切缘，检查手术床是否有肿瘤残留，做到更可靠的外科根治，减少复发。

此外，ICG 也可用来定位口腔鳞状细胞癌引流区的淋巴结，术中在癌周正常组织内术中注射 ICG，继而 ICG 与组织间隙内的蛋白结合表现为大分子，大分子不易自由扩散，但可以经淋巴管回流进入淋巴结组织富集，通过图像计算和融合处理后成像，实现术中淋巴管、引流区淋巴结的可视化。鉴于 ICG 与蛋白结合后其发光效率提高的现象，故与一定浓度的白蛋白混合后注射，可以提高淋巴结的示踪效果，最佳的观察窗口时间在 ICG 注射后 10~15 分钟。相比其他染色法或核素示踪淋巴结，ICG 技术不会污染术野，不影响医师目视观察，也没有放射性核素的防控要求。需要指出的是，该技术仅用来显示淋巴引流管及淋巴结，用来判断哪些淋巴结引流肿瘤区域，不能用来判断淋巴结是否转移，判断淋巴结转移需利用 EPR 原理和操作流程。

目前，口腔癌瘤根治术后常常需要做血管化皮瓣来修复颌面部的形态和功能。ICG 荧光成像技术可用于即时观察皮瓣血运状况，包括术中对皮瓣穿支血管血供范围的评估，优势穿支的判定，术后皮瓣的观察，能够对皮瓣危险早发现早处理，提高皮瓣成功率。

除利用肿瘤 EPR 效应外，应用靶向分子探针技术能更精准实现术前和术中的肿瘤定位、显影。众所周知，EGFR 和 MET 在头颈鳞癌细胞阳性表达率均达 90% 以上，在口腔正常上皮细胞的阳性表达率约 10%，且 EGFR、MET 表达于细胞膜，其靶向探针不需要穿过细胞膜再结合到位于细胞质内的分子特异性蛋白，因此有较高的探针结合效率，是良好的头颈鳞癌影像探针靶点。已有动物研究在 MET 抗体上结合 ICG 和顺磁材料，实现了肿瘤在 MRI 上的特异成像。此技术不仅有利于肿瘤特异性显影，做到术前可视化精确定位评估，而且也跟 EPR 技术一样能实现术中肿瘤的实时观察。

利用 ICG 辅助肿瘤治疗是一项正步入临床的新技术,目前还面临一些挑战,需要在技术层面、设备研发、Ⅱ期和Ⅲ期临床试验等方面进一步完善该技术体系,但可预见的是,此技术将在各个专业领域有广泛的应用前景。

第三节 机器人手术

近年来,为了尽可能减少患者并发症的发生率,微创手术逐渐在很多外科领域被广泛接受。内镜加上改良的成像及定位技术的开发,使得在最小程度损伤周围组织的前提下完整切除肿瘤成为可能。1985 年微创外科领域中引入机器人辅助手术(robot-assisted surgery,RAS)设备,迄今逐渐发展成为如今的达芬奇(*da Vinci*)手术系统。

和传统手术相比,*da Vinci* 手术系统为术者提供三维手术视野,且无需支点,有 7 个自由度的移动;同时"腕关节"装置使得在狭小空间的缝合变得简单,还减少了外科医师的手部颤动,以及具备人体工程学的优势。这些使得外科医师从开放手术向 RAS 的转变变得更加容易,而且 RAS 比开放手术还具有很多强有力的优势,比如:切口小,可减少术中失血及术后疼痛,缩短住院天数和恢复时间。因此,RAS 不仅可以减少手术创伤,而且可以在显微外科中表现得较传统开放手术更为精准。

2005 年美国宾夕法尼亚大学医学院耳鼻咽喉头颈外科学系最先将该系统引入头颈外科领域,利用经口腔机器人手术(transoral robotic surgery,TORS)行声门上部分喉切除术及舌根部肿瘤切除术。近 20 年以来,与口腔颌面外科、颅颌面和头颈外科相关的 RAS 文献数量呈指数级递增。利用 TORS,外科医师可以行口腔、口咽及喉咽部手术,还可以行包括咽旁间隙、颞下间隙、颅前窝、颅中窝等颅底手术,当然还可以行甲状腺、腮腺、下颌下腺等部位手术,甚至机器人辅助颈淋巴清扫术、游离皮瓣转移修复头颈部缺损等也常有报道。

TORS 是近年来兴起的一种新的治疗口咽癌的手术技术。一般限于 T1 和 T2 恶性肿瘤,并且要求患者具有足够开口度。相对于现有的开放式手术,TORS 治疗口咽癌能够提供许多临床优势,包括:降低并发症发生率,减少手术时间、失血、重症监护时间和总住院时间,降低医院相关费用等。它可以在不行下颌骨暂时离断或咽切开术的情况下进行口咽癌切除,保持咽喉部的关键肌肉框架完整,这对保持吞咽功能至关重要。在大多数 TORS 病例中可以避免胃造瘘术,经皮内镜下胃造瘘术的依赖率低,可早期恢复吞咽。无论是否使用辅助治疗,大多数病例可避免气管切开。有研究表明,单独使用 TORS 对语言和辐射的短期影响很小,比联合放化疗对生活质量有显著提高。TORS 术后接受辅助放疗的患者与针对性治疗相比剂量减少,这可能会减少放疗的早期和晚期毒性效应。但对于一些临床晚期的口咽癌患者,TORS 的适应证需要严格掌握,不宜盲目追求所谓的"微创"。

在原发灶隐匿的口咽癌患者中,TORS 是一种识别和治疗原发部位的有效方法。这可以使放疗区域更集中,降低与更广泛放疗区域相关的并发症发生率,并为根据部位确定手术治疗提供机会。在一项分析 130 例患者的回顾性队列研究中发现,接受 TORS 治疗的患者生存率(1 年、2 年和 3 年分别为 94%、91% 和 89%)高于接受开放手术的患者(1 年、2 年和 3 年分别为 85%、75% 和 73%;$p=0.035$)。从目前的非随机研究来看,与开放手术相比,TORS 在无瘤生存和降低游离皮瓣重建风险方面具有优势。由于缺乏相关研究,口咽癌的 TORS 与开放手术的肿瘤学、功能性、手术结果,包括并发症方面还需要长期随访的对比研究来验证。

RAS 在头颈肿瘤的治疗领域已经产生了一定的积极作用,它将会在减少外科并发症的同时保证肿瘤治疗的效果,也会增加患者的满意度。显而易见,RAS 的进步还需要克服现存的一些不足。首先,要设法将庞大笨重的机器人设备的体积变小,并增加触觉反馈系统;其次,要考虑融入导航系统,这将使得对病变组织的定位更精确,在肿瘤切除时有更干净的安全缘。另外,设备的价格偏高也是阻碍精于传统手术的外科医师接受新技术的一个重要原因。加之,由于 RAS 技术在口腔颌面头颈肿瘤领域开展时间尚短,开展单位较少,其临床应用证据相对不足。为了评估 RAS 的成本效益比,从而让患者更大程度上获益,前瞻性的综合的随机对照研究是有必要的。因此,随着设备不断改进以及更多临床证据的积累,相信 RAS 在头颈外科的应用前景是广阔的。

(李思毅　周昀辉　刘剑楠)

参 考 文 献

1. 中华医学会肿瘤学分会乳腺癌学组.乳腺癌荧光示踪前哨淋巴结活组织检查操作指南.中华乳腺病杂志(电子版),2017,11(4):193-197.

2. 中华医学会外科学分会胃肠外科学组.吲哚菁绿近红外光成像在腹腔镜胃癌根治术中应用中国专家共识(2019 版).中国实用外科杂志,2020,40(2):139-144.

3. S AXENA V,SADOQI M,SHAO J.Degradation kinetics of indocyaninegreen in aqueous solution. J Pharm Sci,2010,92(10):2090-2097.

4. BAART V M,VAN DUIJN C,VAN EGMOND S L,et al.Egfr and αvβ6 as promising targets for molecular imaging of cutaneous and mucosal squamous cell carcinoma of the head and neck

region.Cancers（Basel），2020，12（6）：1474.

5. EISENMENGER L B.Non-fdg radiopharmaceuticals in head and neck pet imaging：current techniques and future directions.Seminars in Ultrasound，CT and MRI，2019，40（5）：424-433.

6. LEE Y J，KRISHNAN G，NISHIO N，et al.Intraoperative fluorescence-guided surgery in head and neck squamous cell carcinoma.Laryngoscope，2021，131（3）：529-534.

7. DIAS F L，WALDER F，LEONHARDT F D.The role of transoral robotic surgery in the management of oropharyngeal cancer.Curr Opin Oncol，2017，29（3）：166-171.

8. ZHOU S，ZHANG C，LI D.Approaches of robot-assisted neck dissection for head and neck cancer：a review.Oral Surg Oral Med Oral Pathol Oral Radiol，2016，121（4）：353-359.

第四篇

围手术期管理及相关急症处理

第十八章

口腔颌面头颈肿瘤合并系统性疾病的围手术期处理

口腔颌面部肿瘤可发生在任何年龄,以中老年人群为主。中老年患者往往合并一种或多种系统性疾病,在临床上需根据患者个体情况和伴随疾病的种类进行围手术期的处理。

第一节　合并心血管疾病患者的围手术期处理

心血管疾病是世界范围内导致死亡的主要原因之一。合并心血管疾病的患者在非心脏手术治疗过程中容易出现恶性心律失常、高血压危象、急性心肌梗死等严重心脏并发症,严重威胁患者的生命安全。

一、术前准备

除了术前常规检查外,对于中高风险的人群,可增加动态心电图、超声心动图以及冠脉造影等;化验检查可加做心肌损伤酶谱及 BNP 的检测;而对于年龄大于 60 岁的患者,建议术前加做超声心动图及肺通气功能检测。

二、常见心血管疾病的术前准备与处理

(一)高血压

对于高血压患者,需要关注是否存在眼底的血管病变和视网膜病变,血糖、血脂及血钙水平,年轻高血压患者应做肾上腺超声检查。单纯高血压患者,其手术危险性与一般患者基本相同,但血压一般要求 <180/100mmHg。对于继发性高血压应积极治疗原发病变。

对于抗高血压药的使用,可使用到手术日清晨。但利血平类药物例外,仍需停用 7~10 天,术前更换其他种类的降压药。

（二）缺血性心肌病

缺血性心脏病，是指由心肌缺血引起的心脏功能的变化，及其诱发的一系列严重事件，如心肌梗死、心律失常、心衰等。

对于拟行外科手术的缺血性心脏病患者，术前需要明确 3 个问题：①是否有心绞痛；②是否曾经发生过心梗，以及最近一次发生的时间；③目前心功能的代偿情况。对于近期有心肌梗死病史（半年内）、近期心绞痛频繁发作或不稳定型心绞痛患者，择期手术需推迟。稳定型心绞痛近期未发作的患者，或无症状的缺血性心肌病患者，手术风险较小，可进行手术。陈旧性心梗并非手术的绝对禁忌证，应尽量推迟至半年后，最好 1 年后进行。

（三）心力衰竭

心力衰竭是多种原因引起的心脏泵血功能下降，是一种进展性病变，是所有心脏疾病的最终结果。心力衰竭是术前心脏风险评估中重要的风险决定因子之一。

心衰患者的常规心电图出现房颤和左束支传导阻滞需重视。超声心动图可判断心功能障碍的严重性及原因，当 LVEF<0.4 时，提示可能出现不良预后和严重的心脏意外。此外，血浆 BNP 检测有助于心衰的诊断和预后判断，BNP>400pg/mL 是具有诊断意义。

急性或失代偿的心力衰竭，择期手术需暂缓。对于慢性心衰的患者，需做好充分的术前评估。研究表明，LVEF≤0.35，肺毛细血管楔压≥20mmHg 的患者，术后因心脏并发症死亡的危险性明显升高，对于这类患者，应暂缓手术。如术前有心力衰竭症状，又需要尽快手术的患者，术前需请心内科医师会诊，在确定风险因素相对较小的前提下，通过药物治疗控制心衰症状后进行手术。

（四）心律失常

心律失常是最常见的心脏疾病之一，主要分为室上性心律失常、室性心律失常、过缓性心律失常和传导阻滞 4 大类。心律失常的患者对手术耐受性降低，围手术期出现心脏并发症的风险升高。

心律失常患者的围手术期风险主要取决于：①心律失常对血流动力学的影响程度；②心律失常的发生和持续时间；③心脏病变的严重程度。

对偶发的房性或室性早搏，可严密观察，不做处理；无症状的心动过缓，Ⅰ度房室传导阻滞无需处理；对无器质性病变的室上性 / 室性心动过速的患者，属于低度危险，复律治疗后一般能耐受手术；心室率小于 100 次 /min 的房颤患者，心功能正常的情况下可耐受手术。对于以下情况，术前需请专科医师会诊治疗，待病情稳定后方可手术：①病理情况下的窦性心动过速；②伴有临床症状的房性期前收缩；③伴器质性心脏病或无明显症状的室性早搏；④单纯室性早搏

3级以上;⑤房颤和房扑,心室率未控制,大于90次/min;⑥症状严重或频发的或伴有器质性病变的阵发性室上性心动过速;⑦伴快速房性心率的预激综合征和室性心动过速;⑧有症状且药物治疗无效的心动过缓、快慢综合征;⑨Ⅱ度2型以上的房室传导阻滞,有症状的双束支传导阻滞和三束支传导阻滞,术前需安装心脏起搏器。

(五)先天性心脏病

先天性心脏病包括:动脉导管未闭、房室间隔缺损、法洛四联症以及埃布斯坦畸形等。超声心动图是诊断先心病最常用的检查。

先心病患者如已进行纠正治疗,且术后心功能正常,可常规进行手术;对于有症状的患者,术前心肺功能评估风险较小,也可耐受手术。动脉导管未闭已进行手术治疗的患者,围手术期风险与正常人无异。房室间隔缺损修补术后的患者,术前需请心内科医师会诊的指征包括:①伴发绀或肺动脉高压;②伴肺动脉高压或慢性心力衰竭;③伴严重心律失常;④心功能Ⅲ级以上。未进行相关治疗的先心病患者,应请心内科医师会诊。此外,术前通常建议预防性使用抗生素。

(六)携带心脏起搏器的患者

携带心脏起搏器的患者,如患者心功能、体能状况正常或轻度降低,根据评估结果决定患者能否耐受麻醉和手术。对于颌面头颈部手术,建议将起搏电极程控为双级,将起搏模式程控为固定频率,非同步起搏;尽量选用双极电刀,如必须使用单级电刀,电刀头应尽量远离起搏器,尽量缩短使用时间。术前准备好多巴胺、异丙肾上腺素、除颤仪等抢救药品和仪器。

(七)服用抗凝药和抗血小板药物的处理

部分接收非心脏手术的心血管疾病患者通常会常规接受长期的抗凝或抗血小板治疗。同时,部分老年人会长期口服低剂量阿司匹林,用于心血管事件的预防。对于这些患者,术前需详细询问病史,充分了解患者用药的目的、药物的种类、用药的剂量、是否规律用药等。无心脏疾患常规口服阿司匹林的患者,建议术前3天左右停用阿司匹林。对于有心脏疾患的患者,目前的观点认为术前可不停用阿司匹林。由于华法林抗凝作用较强,围手术期引起出血风险高,一般建议术前7~10天停用;高凝患者可静脉滴注低分子肝素3~4天,术前4~6小时停用,术后12小时可再用,但需监测凝血时间;华法林可在术后3~4天恢复使用,颌面部皮瓣修复术后的患者常规使用抗凝药,华法林的恢复使用时间可考虑推后。直接凝血酶抑制剂和Xa因子抑制剂的抗凝类药物的抗凝效果较强,建议术前7~10天停用,必要时通过静脉抗血小板药物进行桥接。对于高凝且伴有消化道或其他出血风险的患者,可用小剂量阿司匹林抑制血小板凝集及血栓形成。

三、术中处理

心血管病患者在进行颌面头颈部手术时,应做好各项重要指标的监测,充分维持心肌供氧和需氧的平衡,在维持基本循环的前提下适当降压,同时对术中可能发生的心血管变化或不良事件做好充足的准备。

四、术后处理

术后严密观察血压、心率的变化,必要时进行全面检查,包括血气分析、心电图、凝血常规以及血栓弹力图等,同时术后补液应注意出入量平衡,尽量不加重心脏的前后负荷,并进行抗感染治疗。

第二节　合并内分泌系统疾病患者的围手术期处理

内分泌系统疾病是指由于内分泌腺或组织本身的分泌功能或结构异常,导致激素分泌或功能障碍,从而引起的一系列机体生理紊乱的症候群。本部分内容主要针对糖尿病及甲状腺疾病进行概述。

一、糖尿病患者的围手术期处理

糖尿病是一种最常见的内分泌代谢疾病,围手术期高血糖是多种不良手术预后的独立标志物。文献报道,糖尿病患者的围手术期相关并发症和死亡率较非糖尿病患者高 5~6 倍。

(一)术前评估与准备

糖尿病经常伴发心脑血管、肾脏、眼、免疫系统以及神经系统的病变,严重时刻可发生酮症酸中毒、高渗性昏迷、乳酸性酸中毒等,继而威胁患者生命。

血糖的高低与手术的风险密切相关,若随机血糖≥12.0mmol/L 或 HbA1c≥9.0%,择期手术建议推迟手术。通常情况下,门诊手术的患者建议血糖控制在8.88mmol/L 以下为宜;推荐住院患者围手术期血糖控制目标为 7.8~10mmol/L;对于存在严重合并症或低血糖风险高的患者,可将血糖控制目标放宽到 10.0~13.9mmol/L。糖尿病高血糖危象(包括酮症酸中毒和高血糖高渗综合征)是可能危及生命的急性并发症,择期手术应推迟。

(二)术中注意事项

1. 糖尿病患者尽量安排在上午的第 1 台手术,缩短术前禁食时间,同时尽量缩短手术时间。

2. 麻醉药物的选择　尽量避免选择对碳水化合物代谢影响较大的药物。

3. 葡萄糖的补充　术中葡萄糖的补充以 5% 葡萄糖溶液最佳,每 5g 葡萄糖添加 1U 胰岛素;术中是患者保持轻微的高血糖和糖尿,监测血糖和血气。

4. 术前预防性使用抗生素。

(三) 术后注意事项

1. 局麻手术患者术后给予适当抗感染治疗,其他药物使用照旧,注意餐后及空腹血糖的监测。

2. 全麻手术的患者,术后每 2 小时监测血糖 1 次,直至开始进食,之后每 8 小时监测 1 次;对接受大手术的患者,术后前 4 小时每 1 小时监测 1 次血糖,此后每 2 小时监测血糖 1 次,直至开始进食,之后每 8 小时监测 1 次。

3. 术后尽早恢复降糖药物的使用。

二、甲亢患者的围手术期处理

甲亢,即甲状腺功能亢进,是由多种原因引起的甲状腺激素浓度过高,导致机体出现高代谢综合征。严重者常导致身体机能的严重障碍,术前需进行系统性评估。

1. 术前完善基础代谢率测定,甲状腺摄 ^{131}I 率测定,甲状腺功能试验(总 T3 和 T4、游离 T3 和 T4 等)的检查。

2. 对于颌面部手术的患者,还应注意气管是否受肿大甲状腺压迫而移位,是否发生软化。

3. 对于甲亢症状未得到控制,合并心、肝、肾等器官功能障碍以及浸润型突眼的患者,应请内分泌科医师会诊,择期手术推迟。

4. 对于择期手术的患者,甲亢患者治疗必须达到的标准为:①基础代谢率<+20%;②脉率 <90 次 /min;③患者情绪稳定,睡眠良好,体重增加。

5. 对于出现甲状腺危象的患者,择期手术暂缓。

6. 全身麻醉时出现未预料的困难气道,多次尝试后未能建立人工气道,应推迟手术。

7. 甲亢相关用药应使用到手术日晨,术前给予充分的镇静、镇痛,可选用 M 受体阻滞剂减少呼吸道分泌,尽量减少患者情绪的变化。

8. 对于术后出现甲亢危险、手足抽搐及呼吸困难或窒息的患者,应积极抢救。

三、甲减患者的围手术期处理

甲减是指由于甲状腺激素合成及分泌减少,或其生理效应不足所致机体代谢降低的一种临床综合征;可引起器官、组织受损及功能障碍,围手术期必须予以重视。

1. 术前需完善的相关检查同甲亢患者。此外,需完成超声心动图,排除心包积液的可能。

2. 对于有甲减症状的患者,术前需积极排查甲减的原因,并进行治疗,病情稳定后方可进行择期手术。

3. 甲状腺素制剂一般服用至手术日晨,对于血 T3、T4 及 TSH 浓度尚未恢复的甲减患者,择期手术建议推迟。

4. 甲减患者围手术期应适当补充肾上腺皮质激素。

5. 急诊手术且术前未系统治疗者,术前口服或经胃注入三碘甲状腺原氨酸。

6. 对于合并甲状腺功能减退性昏迷的患者,择期手术推迟。

第三节　合并神经肌肉系统疾病患者的围手术期处理

神经肌肉系统疾病主要包含神经系统及运动系统的相关疾病,在口腔颌面头颈肿瘤科病房中,合并脑梗的患者最常见,本部分内容主要针对脑梗及精神病患者的围手术期处理进行概述。

一、脑梗患者的围手术期处理

既往脑梗病史以及外科手术均是再发脑梗的重要诱因。口腔颌面头颈部恶性肿瘤切除合并皮瓣修复的患者,由于手术时间长、创伤大、长期卧床等原因,脑梗再发的风险亦显著增加。因此做好脑梗患者围手术期的管理十分重要。

(一) 术前评估与准备

脑梗死的危险因素包括吸烟史、过量饮酒史、高血压、中心性肥胖、高脂饮食、糖尿病,有基础心脏疾病和高脂血症等。

近期(半年内)脑卒中或短暂性脑缺血发作患者,择期手术应推迟;急诊或限期手术患者应充分权衡风险与获益,经专科医师会诊后制订个体化治疗方案,围手术期注意相关指标的监测及血压的维持;脑梗活动期,择期手术应推迟。对于可手术的患者,术前需要积极控制危险因素;术前做好抗凝药物的桥接和管理;β受体阻滞剂和他汀类药物术前可口服至术日晨。

(二) 术中注意事项

1. 对于脑梗风险高危患者,术中建议实施连续动脉压或无创动脉血压监测;有条件的可进行无创脑监测。

2. 术中使用美托洛尔增加围手术期脑梗风险。

3. 术中低血压的持续时间与术后脑卒中的风险呈正相关,故术中需加强血压的监测,维持血压稳定在适当的水平。

4. 术中应尽量减少出血,定时进行血气分析,必要时输血,尽量维持血红蛋白在 9.0g/dL 以上。

（三）术后注意事项

1. 对于因手术中断抗凝／抗血小板治疗的患者,术后应尽早恢复原治疗方案。

2. 术后应积极纠正血容量不足、贫血、心律失常等,尽量维持血压在基础值的 ±20% 范围内。

3. 术后应积极检测凝血相关指标,必要时行颅脑 CT 或 MRI 进行排查。如确诊脑梗,应尽快配合相关科室进行静脉溶栓治疗,必要时可行介入治疗和外科治疗。

二、精神病患者的围手术期处理

精神病是指在生物学、心理学以及社会环境等多种因素的影响下,大脑功能失调,导致认知、情感、意志和行为等精神活动出现异常或不同程度障碍的疾病。本部分内容将对这类患者的围手术期管理进行概述。

（一）术前安全隐患分析

精神病患者的行为、意志和思维是不可预测且不可控,陌生的环境、特殊的仪器设备等都会对患者的精神造成刺激,术前需要对安全隐患进行分析。

（二）术前准备

1. 对于发病期的精神病患者,安全隐患较大,择期手术应推迟。

2. 充分了解患者的病史、症状,服用精神病药物的种类、剂量及时间。

3. 术前应积极与患者家属沟通,进行健康知识宣教,并告知必要时使用保护性约束的重要性,并获得其认可。

4. 对于长期使用抗精神病药物的患者,术前应充分了解其全身情况;请专科医师指导围手术期抗精神病药物的使用。

5. 术前制订完善的手术计划,尽可能地减少手术的时间及创伤。

（三）术中注意事项

1. 一般采用全身麻醉。

2. 术中应密切注意呼吸、循环的管理,定时监测尿量、体温、酸碱平衡、电解质。

3. 麻醉及苏醒过程中尽量完善镇痛,可保护性使用约束带。

（四）术后注意事项

1. 术后如需入 ICU 监护治疗,应注意防止 ICU 综合征的发生。

2. 术后应做好患者约束,加强陪护并进行心理疏导。

3. 注意各种引流装置、输液装置和辅料的固定。患者卧床时,建议其将手置于被子上,以便于观察。

三、癫痫患者的围手术期处理

癫痫是以反复发作的脑部神经元异常放电,导致暂时性脑功能失调为特征的临床综合征。发作时意识突然丧失,全身痉挛性抽搐,可持续数分钟,间歇发作。其围手术期注意事项包括。

1. 术前检查包括脑电图、动态脑电图,通过头颅 CT 或脑部 MRI 等检查排查脑部病变。

2. 对于癫痫频繁发作或近期内出现过癫痫的患者,择期手术需推迟,并请神经内科医师进行会诊治疗。

3. 抗癫痫药物应该服用至手术当天早晨。

4. 近期有过大发作或发生过癫痫持续状态者,择期手术应延期。

5. 麻醉首选全身麻醉,术中加强呼吸与循环检测。

6. 多数抗癫痫药物具有中枢神经系统抑制作用,麻醉中相关药物需减量。

7. 氯胺酮及可能诱发癫痫发作的吸入性麻药恩氟烷应避免使用。

8. 术中发生癫痫持续状态时,首先应保证呼吸通畅,同时静脉注射地西泮等药物制止发作;手术结束时常规使用抗癫痫药物,防止发生惊厥。

第四节　合并呼吸系统疾病患者的围手术期处理

恶性肿瘤患者术后肺部并发症、非功能障碍等导致的患者死亡率仅次于心血管系统疾病。合并呼吸系统疾病的患者往往心肺代偿功能不足,围手术期发生并发症的概率高达 30%~49%,术前肺功能及风险的评估显得尤为重要。

一、术前评估与准备

1. 详细了解患者的相关病史及用药,分析合并的危险因素。

2. 评估是否存在气管插管困难;进行呼吸困难程度评级;评估患者肺功能状态。

3. 术前检查项目

(1)肺功能评估:常通过肺通气功能检测进行评估;一般认为大手术患者术前 FVC 小于预计值的 50%、FEV1<2L 或 FEV1/FVC%<50%、MVV<50L/min,择期手术建议暂缓。

（2）合并睡眠呼吸暂停综合征的患者,术前需行多导睡眠监测。

（3）动脉血气分析评估患者肺疾患严重程度。

4. 麻醉前准备

（1）改善呼吸功能,提高心肺代偿能力,增加患者对手术和麻醉的耐受能力。

（2）戒烟、指导患者进行呼吸锻炼,控制呼吸道感染,解除支气管痉挛等。

（3）麻醉药物的选择原则:呼吸循环干扰小;镇静、镇痛及肌松效果好;手术不良反射阻断少;术后苏醒恢复快;苏醒后并发症少。

（4）合并慢性支气管哮喘的患者尽量避免使用可导致组胺释放较强的药物。

5. 对于支气管炎、支气管哮喘、肺心病、支气管痉挛等疾患急性发作期的患者,择期手术建议推迟。

二、术中注意事项

1. 保证术中充分供氧,减少呼吸道无效腔。

2. 气管内插管全麻时要防止麻醉装置加大气道阻力和无效腔,选择粗细合适的气管导管。

3. 尽量缩短手术时间,术中加强血氧饱和度及循环的监测。

4. 手术结束时清除气道分泌物,保持气道通畅。

三、术后注意事项

1. 对于有气切指征的患者,必须进行气管切开。

2. 加强血氧饱和度、血压及心电监护。

3. 加强气道护理、湿化,及时清除气道内的痰液及分泌物。

4. 积极的抗炎、祛痰、解痉治疗,纠正水电解质酸碱平衡紊乱。

第五节　合并消化系统疾病患者的围手术期处理

消化系统疾病的范围很广,包括胃炎、消化性溃疡、胰腺疾病、肠道疾病、肝胆疾病等。本部分内容主要针对肝脏疾病引起的肝功能不全患者的围手术期处理进行概述。

一、肝功能不全患者的围手术期处理

肝功能不全是指在某些内外因素的作用下,造成肝细胞严重损伤,继而引起肝脏形态结构破坏,进而引起肝脏合成、分泌、代谢、解毒、免疫以及胆汁排泄等功能障碍,并出现黄疸、出血倾向、感染等症状,严重者发生肝肾综合征、肝性脑病等病变的临床综合征。

（一）术前风险评估与准备

1. 凝血功能异常的患者术前应进行调整　凝血酶原活动度低于 30% 是手术的禁忌，需纠正到 50% 以上才可考虑手术。

2. 纠正患者低蛋白血症　尽量将患者的血清白蛋白升至 35g/L 的水平。

3. 对于有腹水的患者，术前通过补充白蛋白及使用利尿药，减轻腹水。

4. 对有肝性脑病的患者，术前需限制氨的摄入，或给以左旋多巴、谷氨酸等下调血氨的药物。

5. 给以积极的营养支持，补充患者缺乏的各类营养素。

6. 慎用有肝毒性的药物。

（二）术中注意事项

1. 体液的补充　肝功能不全的患者，多数存在水钠潴留，原则上补液不宜过快，补充的液体不宜过多。此外，放腹水不宜过快。

2. 减少术中出血　肝功能不全的患者，特别是伴有门脉高压的患者，术中应适当降压，充分止血；对于伴有出血倾向的患者，情况允许时术后立即给以止血药。对于术中需要输血的患者，建议尽量选用新鲜血液，必要时输注浓缩血小板或冷冻新鲜血浆，此外需要注意因输血引起的枸橼酸中毒问题。

3. 肾功能的保护　肝功能不全且有明显黄疸的患者常伴发肝肾综合征，对于这类患者，中型手术及大型手术尽量留置导尿管，以便术中保持液体的出入平衡。

（三）术后处理

1. 营养支持　根据术后相关指标点的检查结果，通过肠外营养和 / 或肠内营养等方式补充患者所需的各类营养物质，以促进患者的恢复。

2. 肝功能衰竭的防治　肝功能不全的患者，术后 2~3 天内，特别是大型手术术后，都有肝功能恶化的可能。这类患者大部分伴有不同程度的肝性脑病，可通过清洗肠道积血，减少氨摄入，同时给以改善肝功能的药物。

3. 抗感染治疗　肝功能不全的患者本身免疫功能受损，加上手术的创伤，免疫力进一步下降，术后发生感染的风险显著升高；对于有气管切开的患者，术后肺部感染的概率更高，因此术后需结合药敏试验结果，积极进行抗炎治疗。

二、其他消化道疾病患者的围手术期注意事项

1. 对于食管梗阻较严重的患者，术前应静脉高营养；对于吻合口狭窄的患者，可放置食管支架。

2. 对于返流性食管炎的患者，围手术期治疗饮食宜少量多餐不宜过饱，促进

食管和胃的排空,降低胃酸分泌。

3. 对于围手术期出现腹胀,且需长期卧床的患者,可应用胃肠减压,放置肛管排气;需排除机械性或麻痹性肠梗阻。

4. 对于合并急腹症、消化道出血、急性阑尾炎、急性肠梗阻以及急性胰腺炎的患者,择期手术应暂缓。

5. 伴有胃潴留、幽门梗阻者,注意术前纠正水、电解质及酸碱平衡紊乱,纠正低蛋白血症,必要时全肠外营养支持。

6. 对于合并消化道溃疡或有消化道出血病史的患者,围手术期应谨慎使用激素。

7. 对于合并慢性肠梗阻的患者,围手术期应采取禁食、全肠外营养支持、盐水灌肠等方法。

8. 对于合并胆道疾病的患者,围手术期应注意监测水、电解质及酸碱平衡,进行白细胞、肝功能的监测。

9. 对于患有胰腺疾病的患者,临床上常测定血、尿及腹腔液淀粉酶的浓度,排查胰腺炎的发生。

第六节　合并肾脏疾病患者的围手术期处理

常见的肾脏疾病包括急性肾小球肾炎、肾病综合征、肾盂肾炎、急性肾功能衰竭及慢性肾功能衰竭等。肾脏疾病患者常合并不同程度的肾功能受损,术前需要对肾功能进行充分评估。

肾功能不全是指由多种原因引起的肾小球严重破坏和功能障碍,致使机体水电解质、酸碱平衡出现紊乱,以及代谢废物排泄障碍的临床综合症候群。颌面部肿瘤患者中慢性肾功能不全者较常见,本部分内容主要讨论该类患者的围手术期处理。

一、术前评估与准备

(一)术前评估

慢性肾功能不全患者的围手术期肾功能障碍加重或出现急性肾功能不全的风险因素包括:①近期血肌酐持续升高;②合并糖尿病,并存在糖尿病肾病;③伴有充血性心力衰竭或重度高血压的患者;④术前存在肾脏长期灌注不足的因素;⑤高龄患者;⑥长时间心肺转流和服用具有肾毒性的药物;⑦高钾血症;⑧尿毒症脑病等。术前风险评估时应根据患者既往病史和检查结果,对上述因素进行充分考虑,在专科医师的指导下,决定患者的手术时机。

肾脏疾病急性期以及急性肾功能不全的患者,择期手术应推迟;而急诊手术时,需注意肾功能的保护,防止肾功能的恶化。慢性肾功能不全代偿期的患者,手术风险较小,一般能耐受手术;处于失代偿期的患者,术前需经肾脏内科医师会诊治疗,情况稳定后可进行手术;处于肾衰竭的患者,病情稳定的前提下,术前数小时前接受一次血液透析,术后推迟 1~2 天再进行透析治疗;对于尿毒症期的患者,择期手术应推迟或终止。对肾功能不全的患者,术前检查提示进行性的血尿素氮和血肌酐升高,择期手术应推迟。

(二) 术前准备

1. 保证充分的营养支持。

2. 纠正水电解质平衡失常。

3. 纠正酸中毒 补液不宜过快,补液过程中应注意血钙的变化,出现抽搐症状时应适当补充钙离子。

4. 纠正氮质血症 限制蛋白质的摄入,给予充分的非蛋白热量。

5. 透析治疗 对处于肾功能不全失代偿期和尿毒症期的患者,术前进行有效的透析治疗能让患者获益;对于出现体液负荷过重和高钾血症或高氮质血症的患者,术前均建议进行透析治疗。

6. 预防性使用抗生素 忌用氨基糖苷类药物,同时慎用经肾脏排出的药物。

二、术中注意事项

1. 麻醉用药原则 全麻药物的选择不但要考虑其肾脏毒性和主要代谢排泄途径,同时还应避免对循环和呼吸的过度抑制。

2. 术中尽量减少出血和输血。

3. 维持体液平衡及足够的尿量。

4. 肾功能的保护 维持足够的肾灌注;维持足够的尿量,谨慎使用呋塞米或甘露醇,对肾衰无尿者禁用甘露醇;避免输液过量,在维持灌注的前提下应欠量补液。

三、术后处理要点

1. 注意尿量、血尿素氮和血 pH 的改变,监测血尿素氮和血肌酐,如有上升趋势,则需考虑用透析治疗。

2. 维持电解质和酸碱平衡。

3. 肾功能的保护 术后慎用或禁用的药物:氨基糖苷类、两性霉素 B、万古霉素、阿司匹林、非甾体抗炎药、ACE 拮抗剂、甲氨蝶呤、顺铂以及锂剂等。

4. 透析治疗 对处于肾功能不全失代偿期和尿毒症期的患者,术后出现血钾、血尿素氮以及血肌酐显著升高,且药物控制不佳时,均应进行透析治疗。

第七节　合并血液系统疾病患者的围手术期处理

血液病是造血系统疾病的简称,是指原发于造血系统和主要累及造血系统的疾病,可以概括为红细胞系疾病、白细胞系疾病和出凝血疾病。本部分内容主要对贫血、白细胞减少和白血病以及出血性疾病进行概述。

一、贫血

贫血的定义为:男性血红蛋白(Hb)浓度 <13g/dL 和女性 Hb<12g/dL 为贫血。贫血是颌面头颈肿瘤科患者围手术期最常见的问题之一,术前贫血常导致并发症增多、免疫力降低、术后恢复慢等。

（一）术前评估及准备

1. 对贫血的原因做出判断,并治疗原发病。

2. 贫血的分级。

3. 纠正贫血,对于轻度贫血的患者,原则上也需纠正贫血。

4. 术前因尽早进行营养支持,改善患者的营养状态。

（二）术中注意事项

1. 贫血患者对麻醉的耐受降低,易引起循环抑制,对麻醉药物的需要量降低;巨幼细胞贫血患者神经系统的病变会引起肌张力减退和腱反射减弱,肌松药的需求量减少。

2. 术中注意勿使血压过低,保证充分的供氧。

3. 对于再生障碍性贫血的患者,建议预防性使用抗生素。

4. 术中尽量减少出血,必要时进行输血。

（三）术后注意事项

1. 继续对贫血进行综合治疗,并去除贫血的病因。

2. 严重贫血的患者常合并心血管和肾脏并发症,术后应加强对心血管和肾脏的保护。

3. 贫血患者易发生感染,术后需进行抗感染治疗,并进行积极的营养支持。

二、白细胞减少

白细胞减少症是指由于原因不明和继发于其他疾病之后周围白细胞计数持续下降所引起的一组症状。白细胞减少的患者,抗感染能力下降,围手术期发生感染的风险较高。

（一）术前准备

对于白细胞轻度减少的患者，围手术期应做好抗感染治疗，一般风险较小。而白细胞显著减少尤其是粒细胞减少的患者，原则上择期手术应推迟，在进行升白治疗后才能进行手术。

1. 检查白细胞的总数及分类，必要时进行骨髓象的检查。

2. 了解既往白细胞减少的治疗方案及效果。

3. 术前应预防性使用抗生素，原则上使用广谱抗生素，以静脉给药为主，适当增加初次剂量。

4. 对病情较严重的患者，可在专科医师的指导下给予肾上腺皮质激素。

5. 有条件的情况下可通过输血或输白细胞来补充白细胞的数量。

6. 可使用刺激白细胞生成的药物。

7. 尽可能寻找白细胞减少的病因，并进行病因治疗。

（二）术中注意事项

1. 进行感染物的细菌培养和药敏试验，以指导术后的抗生素使用。

2. 尽量减小手术创面及其暴露时间；手术时间过长时，中间可加用抗生素。

（三）术后注意事项

1. 加强术创、呼吸道、口腔的护理，减少术后感染的概率。

2. 术后严密观察各项生命体征，并加强术创的观察及护理。

3. 根据细菌培养和药敏结果，调整抗生素的使用。

4. 适当给予糖皮质激素治疗，定期检测白细胞和粒细胞的数目，必要时继续进行升白治疗。

5. 积极给予营养支持。

三、出血性疾病

出血性疾病是一类由于凝血机制异常所致的疾病的统称。其原因包括血管壁异常、血小板异常、凝血因子数量及质量异常、抗凝与纤溶异常四大类，临床上应根据不同病因及发病机制给予相应的治疗措施。

（一）术前评估和准备

1. 明确出血性疾病的病因，在出血风险有效改善后再进行手术。

2. 血小板数量和功能的评估。

3. 输注血小板的指征　一般手术要求血小板在 $50 \times 10^9/L$ 以上；大手术要求在 $70 \times 10^9/L$ 以上；低于上述标准，可考虑输注血小板；对于再障的患者，如有活动性出血，血小板计数在 $(6\sim10) \times 10^9/L$ 是输注血小板的指征。

4. 凝血因子的数量评估。

5. 血友病患者主要因Ⅷ因子缺乏,可直接输注Ⅷ因子、抗血友病球蛋白或大量新鲜血浆。

6. 糖皮质激素的应用　大多数出血性疾病患者对糖皮质激素均有良好的反应,包括血管脆性疾病、血小板减少性紫癜、血友病等。

7. 预防性使用抗生素。

（二）术中注意事项

1. 全麻气管插管时应温柔操作,避免引起黏膜创伤,增加出血风险。

2. 术中彻底止血,尽量减小术创,对创面较大的地方应放置引流,必要时进行局部加压包扎。

3. 对于大手术或出血较多的手术,术中应针对性备血或新鲜血浆,防止血液过度稀释而增加出血风险。

（三）术后注意事项

术后密切观察术区,出现血肿及时处理;针对性地应用止血药,根据病情适当补充新鲜血浆或新鲜血;加强抗感染治疗,根据细菌培养和药敏试验结果更换抗生素。

第八节　合并骨、关节及结缔组织疾病患者的围手术期处理

常见的骨、关节及结缔组织疾病包括类风湿关节炎,强直性脊柱炎,系统性红斑狼疮以及脊柱侧凸畸形等。这些疾病的围手术期管理要点如下所述。

一、类风湿关节炎

类风湿关节炎是一种病因未明的慢性,且以炎性滑膜炎为主的系统性疾病。其围手术期管理要点如下。

1. 术前检查包括关节受累程度检查;心肺受累程度检查;免疫功能、肾上腺皮质功能及凝血功能检查等。

2. 治疗类风湿关节炎的药物术前继续服用,术后停药 1~2 天。

3. 关于皮质激素的围手术期使用,建议请风湿免疫科医师会诊。

4. 纠正贫血及白细胞减少,预防感染。

5. 麻醉过程中镇静药用量应较少,全麻禁忌过深。

6. 对于环杓关节受累的患者,术后易发生气道困难,围手术期应严密监测,必要时进行预防性气管切开。

7. 术后早期功能活动,预防深静脉血栓。

二、强直性脊柱炎

强直性脊柱炎是以骶髂关节和脊柱附着点炎症为主要症状的疾病,导致累及骨纤维性或骨性强直和畸形。其围手术期管理要点如下。

1. 术前检查包括脊椎活动度检查,呼吸储备功能检查,心血管功能检查,免疫功能检查,肾上腺皮质功能检查等。

2. 特别注意围手术期心肺功能的评估,严重后凸畸形的患者,存在气管插管困难及气管切开困难。

3. 麻醉师采用纤支镜辅助插管,术中应控制呼吸;术中应避免用力粗暴,避免损伤脊髓。

4. 术后注意呼吸、血氧饱和度等指标的监测。

三、系统性红斑狼疮

系统性红斑狼疮是一种女性多发,可累及多脏器的自身免疫性炎症性结缔组织病。常以小关节和游走性为特征的关节炎以及面部蝶形红斑为特征。其围手术期管理要点如下。

1. 术前检查除常规检查外,还需进行系统性红斑狼疮活动性检测(抗核抗体、网织红细胞 >5%、红细胞沉降率增快等)。

2. 对于活动期的系统性红斑狼疮,择期手术应推迟。

3. 常规使用糖皮质激素治疗的患者,围手术期应请风湿科医师会诊以指导用药。

4. 对于未常规使用激素治疗的患者,围手术期可预防性应用激素。

5. 围手术期避免使用可引起系统性红斑狼疮的药物。

6. 麻醉用药应尽量使用无肾毒性的药物。

(贺捷　吴开柳　秦星　竺涵光)

参 考 文 献

1. 黎介寿 . 围手术期处理学 . 北京:人民军医出版社,1993.

2. 双卫兵,薛朝霞 . 围手术期管理策略 . 北京:中国协和医科大学出版社,2013.

3. 牛芳桥,孙沫逸,肖海鹏,等 . 口腔颌面外科围手术期血糖管理专家共识 . 实用口腔医学杂志,2022,38(1):5-12.

4. 中华医学会神经病学分会,中华医学会神经病学分会脑血管病学组 . 中国急性缺血性脑卒中诊治指南 2014. 中华神经科杂志,2015,48:4-5.

5. 赵永强 . 肝功能不全合并凝血功能障碍的围手术期诊治 . 中国实用外科杂志,2005,25（12）:3.

6. 中华中医药学会 . 慢性肾衰竭诊疗指南 . 中国中医药现代远程教育,2011,9（9）:132-133.

7. 瞿全 . 血液病患者围手术期处理 . 临床外科杂志,1999,7（4）:188-189.

8. 周丽,王秀琼 . 精神障碍患者围手术期健康宣教 . 中国民康医学,2012,24（4）:485-486.

9. CAO D,CHANDIRAMANI R,CAPODANNO D,et al.Non-cardiac surgery in patients with coronary artery disease:risk evaluation and periprocedural management.Nature Reviews Cardiology,2020,18（1）:37-57.

第十九章

口腔颌面头颈肿瘤的护理

口腔颌面头颈肿瘤患者病情较重且进展较快,医护人员应熟练做好门诊及围手术期的护理管理。通过适时评估患者情况,以减少康复期出现并发症的可能。本章分别从门诊护理及病房护理两方面,介绍口腔颌面头颈肿瘤患者的护理要点。

第一节 门诊护理

一、门诊护理管理

(一)门诊患者的心理护理

随着现代护理模式转变、护理对象增多及人们对护理服务要求提高,护理工作正在逐渐趋于系统化、规范化、全面化。门诊患者大多为初诊患者,因此更需要医护人员了解其病情,同情其疾苦。这要求护士不仅要对门诊患者进行病理护理,还要对其进行心理护理。门诊心理护理工作中护理人员的要求主要包括。

1. 门诊护士应具有敏锐的观察力 在门诊患者中,护士与门诊患者接触的时间很短,要在短时间里通过观察,了解和分析掌握患者的心理特征,并有针对性地对其进行心理护理。这要求护士既要有丰富的心理护理知识,也要有敏锐的观察力。

2. 应掌握不同年龄段患者的心理特点 在门诊患者中,既有少儿、青年,又有中老年人。年龄的差异往往会使患者具有不同的心理特征。护士要具备针对不同年龄阶段的患者进行心理沟通的能力。

3. 深度了解口腔颌面头颈肿瘤患者的特点,因地制宜地实施心理护理 口腔肿瘤主要影响吞咽、咀嚼、唾液分泌、言语功能及导致外貌的改变,同时患者及其家庭的社会关系、认知、社交、情感等功能也有损失。对口腔肿瘤患者来说,手术和放、化疗带来的痛苦,长期治疗所需的医疗费用、容貌外观的改变等均可使患者产生负面情绪,造成严重的心理疾病,最终影响患者的生存质量和生存率。

(二)门诊患者管理

门诊护士需熟知规范化接诊流程,并有告知患者的责任。一般为就诊患者挂号→导诊员分诊→到椅位就诊→牙科助手接诊→核对病历、询问病史→医师书写电子病历→划价→交费→再次回到椅位进行诊疗。同时采取一系列全程化护理管理措施,通过互联网工具的沟通,打破了患者获得医疗护理服务的时间空间限制,使获得医疗资源的途径趋于多样化,同时能够有效实现医疗资源的公平分配。以护理人员兼任个案管理师驱动团队人员为患者提供全方位的围术宣教,院后指导与随访服务,带动颌面头颈肿瘤外科全程化管理的落实。

二、门诊常规手术配合

门诊手术是门诊工作的重要一环,下面就我科门诊常见手术操作规范做以下总结,并分别叙述拔牙、肿物切除过程中常见的注意要点。

(一)门诊术前常规准备

询问患者过去有无全身性疾病,术前有无服用其他药物及药物过敏史;检查牙周组织有无红、肿、热、痛;协助完善相关术前检查:拍 X 线片、血常规检查等;了解患者手术前晚的睡眠情况,对疼痛的耐受与认识,对手术的了解及心理状态;做好心理护理,消除患者顾虑;签手术同意书;协助患者采用正确的治疗体位;术区准备:检查患者口腔黏膜及口腔情况,有无义齿等,协助患者用漱口液漱口,消毒术区,并准备麻醉药物;调整好灯光,保证光源集中在手术野。嘱患者术前 2~3h 禁饮食,以防术中误吸。小儿患者需检查有无感冒、流涕等症状。

(二)环境准备

操作前保持环境清洁、干燥、宽敞;督促操作者衣帽整洁,洗手,戴口罩;仔细检查所有无菌物品的灭菌日期,保证其均在有效期内。

(三)器械准备

普通牙拔除术的器械准备:胸巾、手套、无菌检查盘内放入麻药、碘伏棉球、口镜、牙龈分离器、牙槽窝刮匙、棉条、牙挺(松动牙除外)、牙钳(按牙位准备)。小肿物切除器械准备基本同普通牙拔除术的器械准备,特别强调的是小肿物切除过程中要始终注意无菌及无瘤原则。

(四)术中注意要点

牙拔除术是口腔颌面外科最基本、应用最广泛的手术,也是治疗某些牙病或由其引起的局部或全身疾病的手段。牙拔除术与其他外科手术一样,能造成局部软、硬组织不同程度的损伤。另外,对患者还可能产生明显的心理影响。因此，在接诊患者及牙拔除术的整个治疗过程中，助手应主动做好与医师的配合和对患者的护理。医护人员应做好防护和个人卫生，达到最佳"手卫生"要求；做到一人一副手套，一用一换，不允许戴手套触摸公共物品；使用外科专用气动切割机、吸引器时，医师和护士都要戴口罩、护目镜，有效地隔离飞沫、气溶胶的喷溅和附着，减少病原微生物的污染。

在手术操作中，医师和助手可采取舒适的站位或坐位，医师在手术中的位置取决于拔牙和肿物的部位。助手配合时应站于患者左侧，即四手操作中的 2~4 点的工作位。此位便于传递器械及吸唾。

拔牙术中的配合，在使用外科专用气动切割机切磨牙齿时，助手用左手握持吸引器，及时吸出患者口内的唾液、血液及分泌物，充分暴露手术野。操作时动作轻柔，既能保持牵拉软组织，又使患者舒适。放置的位置既要便于口腔内吸引，又不影响医师的视线和口腔内的器械操作。

在手术过程中应认真观察患者的病情变化，如意识、面色、呼吸、有无抽搐等，特别重视患者的主诉，如头痛、头晕、胸闷、恶心等。发现异常，应立即停止操作，配合医师处理。

（五）术后观察及器械的处理

1. 使用后器械的正确处理　使用后的污染器械应先分类放置后丢入不同医疗废物垃圾桶或送供应室统一消毒。为乙肝或丙肝患者拔牙或治疗后的器械应放于盛有 1∶400 的含氯消毒液专用容器中浸泡 60min，其余的废弃物包括空针、刀片等，全部放入专用的医疗垃圾袋，将袋口扎紧，做好标记，特殊回收处理。吸引器回吸大量清水，将其内壁的血液及分泌物洗干净后浸泡。手机回收后先清洗表面，再用多酶洗涤剂浸泡后进行一系列处理。所有诊疗器械清洗操作流程步骤，应按照卫健委新规范要求，即回收、分类、清洗、消毒、干燥、检查、保养、包装、标识、记录进行。消毒灭菌器械物品必须达到"一人一用一消毒或灭菌"的要求。

2. 健康教育　拔牙结束后，局麻患者需观察约 30min，如无不适方可让患者离开。拔牙当天不能刷牙漱口，以免冲掉血凝块，影响伤口愈合；拔牙后 2h 可进食温软食物或流食，不宜吃太热、太硬的食物，以免造成出血。拔牙后不要用舌舔吸伤口或反复吐唾液，以免增加口腔负压，破坏血凝块引起出血。若术后有明显的大出血、疼痛、肿胀等，应及时复诊或打电话咨询。创口缝线者，嘱术后 5~7d 拆线。拔牙后 2~3d 唾液中有少量血性液体为正常现象，若唾液中含大量血凝块或鲜血，应及时复诊。应用抗生素、漱口液和止痛药等。局部可使用冰袋冷敷，冰袋置于拔牙部位的相应面部以减轻术后肿胀。对于小肿物切除，应告知患者针对不同的小肿物切除所需关注的术后健康教育及复诊时间。

第二节　病房护理

一、皮瓣管理

（一）皮瓣受皮区观察

对于有皮岛的移植,应做好定时观察。观察频率为:手术当天 15~30 分钟观察 1 次;术后 1~3 天,每小时观察 1 次;术后 4~5 天,每 2 小时观察 1 次;术后 6~7 天,每 3 小时观察 1 次。观察的内容包括:皮岛的温度、色泽、皮纹、肿胀情况。

1. 皮肤温度　正常皮瓣移植后,皮肤的温度一般在 33~35℃,与正常皮肤温度差 2℃以内,术后的低温效应多在 3 小时内恢复。如持续低温,大多为动脉痉挛;如皮肤温度骤降,需考虑动脉栓塞;如皮肤温度先升后降,需考虑静脉栓塞。对于口外皮瓣,术后用棉垫保温,调节室内温度不低于 25℃。另外,可使用红外线灯进行局部照射,注意灯与皮肤距离间隔 30cm,防止皮肤被灼伤。

2. 皮肤色泽　正常情况下移植的皮瓣颜色应与供皮区颜色相似,如皮瓣颜色变淡、苍白,则为动脉痉挛或栓塞;如出现散在瘀点,逐渐扩大,至整个皮瓣色泽暗红、紫黑,则为静脉栓塞。动静脉同时栓塞表现为皮瓣灰暗、无光泽,黑白相间,逐渐呈洋红色,最后呈紫黑色。护士应定时观察皮瓣的颜色并做好记录,对于颜色异常的皮瓣,应做好异常颜色以及范围的记录和交接班。

3. 皮纹　皮瓣移植后一般先出现皮瓣的轻度肿胀,但皮纹没有消失,属于移植后的正常反应。如出现明显肿胀,即皮纹消失;或极度肿胀,如皮肤出现水泡,则考虑为静脉栓塞。动脉栓塞往往表现为组织干瘪,失去光泽。

4. 毛细血管充盈试验　在皮瓣血管危象发生早期或程度较轻时,可表现为轻度充血或淤血现象,以手指按压,放开后可见变白的区域再度泛红。泛红的过程越快,说明微循环的状况越好。如果该过程延长,多提示微循环功能差,超过 5 秒皮瓣危象抢救成功率低。

5. 针刺出血试验　对于皮瓣颜色苍白,且无法马上判断是否为动脉阻塞所致时,可用此法。要求在无菌状态下进行,以 7 号针头刺入皮瓣深达 5mm,适当捻动针头,拔起后轻挤周围组织,如见鲜红血液流出,则提示小动脉血供良好,否则提示动脉危象。

6. 超声多普勒血流测定　部分重建修复术后,没有可供观察的皮岛,可在血管蒂标记处用多普勒血流仪探查血供情况。正常动脉血流可表现为枪击音,静脉血流表现为吹风样音。监测频率:术后 15~30 分钟监测 1 次,稳定后每小时监测 1 次。持续 5~7 天,若发现异常情况及时通知手术医师进行处理。

(二)皮瓣供皮区观察

1. 前臂及腓骨供皮区　肢体应抬高 15°~30°,观察伤口肿胀及渗血情况、指(趾)端血运和活动情况,如伤口渗血较多,提示绷带包扎过松;如指(趾)端发紫、活动度差,提示包扎过紧。

2. 股前外供皮区　主要观察腿部伤口肿胀及渗血情况,膝下可垫软枕,减少腿部伤口张力。

3. 髂部供皮区　局部应予以弹性绷带及腹带加压包扎,防止髂部伤口形成无效腔。

4. 胸部供皮区　主要观察伤口渗血及呼吸情况,以防止术中气胸的发生。

5. 背部供皮区　为减少张力,局部使用胸带包扎,观察伤口情况。

二、气道管理

(一)评估和观察要点

1. 病情评估　密切观察患者生命体征,判断有无皮下气肿。观察患者呼吸、心率和血氧饱和度,必要时根据医嘱给予心电监护;触摸气管套管周围皮肤,有无踏雪感或捻发音,如有皮下气肿,应测量皮下气肿范围。

2. 呼吸道评估　评估气管套管是否通畅,固定是否牢固;评估套管系带松紧度;观察痰液色、质、量。保持气管套管通畅,防止痰液堵塞套管引起呼吸道梗阻;套管系带松紧度适宜,以一手指为宜,防止脱管发生;为患者及时吸净痰液,保持呼吸道通畅,并观察痰液情况,如有异常及时通知医师。

(二)术后护理

1. 气管套管护理　按时为患者清洗内套管,保持气管套管通畅;保持气管套管周围皮肤清洁干燥;及时给患者吸痰,观察痰液的颜色、性状、量;加强气道湿化;每日检查套管系带的松紧度,以一手指为宜。每日定时清洁内套管,保持气管套管通畅;指导患者咳痰,痰液不能咳出者及时给予吸痰,吸痰动作应轻柔,同时观察痰液性质。房间保持适宜的温湿度。

2. 预防感染　每日清洁消毒切口,更换气管套管敷料。注意无菌操作,减少切口感染及肺部并发症。给予营养丰富的鼻饲流质,增加蛋白质、维生素的摄入,增强机体抵抗力,医嘱使用抗生素。密切观察体温变化,切口渗血、渗液情况,以及气管套管内分泌物的量及性质,如出现发热、分泌物增多、性质异常应及时报告医师。鼓励患者定时翻身和下床活动,必要时帮助患者翻身拍背,预防肺部感染。

3. 并发症的观察与护理　气管切开术后常见的并发症包括皮下气肿、纵隔气肿、气胸、出血等。术后应注意观察患者的呼吸、血压、脉搏、心率及缺氧症状有无明显改善,如未改善,反趋恶化,应警惕是否有纵隔气肿或气胸的发生,并立即报告医师。观察皮下气肿的消退情况,正常情况下1周左右可自然吸收。

4. 拔管观察与护理　患者持续堵管24~48小时后可拔管,堵管期间观察患者能否平卧,有无胸闷、憋气,痰液是否可从口中咳出,嘱患者勿离开病区。如堵管过程中患者出现呼吸困难,应立即拔除堵管塞子。拔管后继续观察24小时,患者是否出现呼吸困难等不适主诉。堵管期间及拔管后24小时需进行血氧饱和度监测。

5. 心理护理　做好患者疾病宣教,向患者讲解疾病相关知识。消除患者顾虑,增强患者自信心。患者术后暂时不能正常发音,且颈部气管切开佩戴气管套管,易产生自卑心理,做好心理护理,使患者配合治疗和护理。

三、伤口管理

(一) 评估与观察要点

术后严密观察伤口渗血及张力情况、严密观察负压引流情况、负压球引流是否通畅、记录引流量及颜色,并注意负压的调节。观察伤口情况,如伤口位置及大小、伤口的临床特点(红色、粉红色、黄色、黑色、暗疮)、伤口疼痛、是否存在异物,有无红肿、发热、渗出物类型及颜色;是否感染化脓,伤口是否异常。

(二) 伤口护理

注意伤口出血、渗血情况,严密观察负压引流,术后24小时超过200mL或短时间有大量引流液出现时,应及时通知医师处理。观察并记录引流液的色、质、量,引流液颜色一般由深到浅,量由多到少,通常3~5天后,积液清淡,量在15~20mL左右,可考虑拔管。如术后引流量未减少,出现淘米水样混浊,说明形成乳糜漏,应立即拔管,局部加压。倾倒负压球,注意无菌操作。术后妥善固定负压引流管,防止导管脱落、扭曲、受压、引流不畅,做好导管护理。保持创口清洁,防止感染,头颈部恶性肿瘤切除术大部分涉及口腔,手术创口直接与口腔、鼻腔相通,口腔内病原微生物易侵入创口,同时由于术后患者口腔自洁能力减弱,口腔护理尤为重要。术后第1天开始每天给予口腔护理3~4次,及时吸净口腔分泌物。术后第3天,配合良好的患者可嘱其用漱口液漱口或进行口腔冲洗。

(三) 感染预防

建议在择期手术前戒烟4~6周;实施围手术期患者(糖尿病患者和非糖尿病患者)的血糖应该得到合理控制,以预防手术部位发生感染;术前一晚用肥皂(抗菌或非抗菌)或消毒剂淋浴或沐浴可减少手术部位感染;在计划的手术部位用剃须刀或备皮刀剃毛;术前营养不良患者,可接受营养支持治疗纠正低蛋白血症以减少术后感染;术后伤口如覆盖干敷料,干敷料用胶带固定到位,最初的术后敷料可以在 48 小时内去除,使伤口保持干燥。

(四)并发症的观察与护理

1. 血肿　临床表现通常在手术后几天出现,但也可能延迟出现。伤口中的血液或血清聚集可能是无症状的或表现为肿胀、疼痛和/或引流不畅,也可能出现发热、红斑、伤口硬结和白细胞增多;伤口异常应及时通知医师,配合医师给予处理。

2. 感染　症状包括切口部位的局部红斑、硬结、发热和疼痛,可能会出现脓性伤口引流和伤口分离,一些患者会有全身感染的证据,例如发烧和白细胞增多。需配合医师打开、探查、引流、冲洗、清创和包扎受感染的伤口。

3. 伤口裂开　可由于伤口张力过大导致部分或全层裂开,或术前放疗后的患者更容易出现伤口裂开,发现伤口异常应及时通知医师并配合医师进行伤口的护理与观察。

四、营养管理

(一)营养评估

根据患者疾病史、膳食史、体重指数、体力活动、人体成分分析、实验室检查、综合营养评估量表等评估患者营养状况。营养评估是制订营养干预方案的首要条件,应该在抗肿瘤治疗过程中定期重复进行,治疗期间通常为 1~2 周,治疗结束后稳定期为 1~3 个月。现阶段临床应用最广泛、共识度较高的住院患者营养风险筛查工具为营养风险筛查 2002(nutritional risk screening 2002,NRS 2002)。对于肿瘤患者营养评定工具,多个国家或国际营养学会一致推荐使用患者主观整体评估量表(patient-generated subjective global assessment,PG-SGA)。

(二)肠内营养护理

1. 肠内营养实施　无特殊体位禁忌时,喂养时应抬高床头 30°~45°,喂养结束后宜保持半卧位 30~60min。根据营养液总量分次喂养,250~400mL/次,4~6次/d。或使用肠内营养泵持续 12~24h 输注。营养液加热至 37~40℃。肠内营养制剂常温保存不宜超 4h,超过 4h 应置于冰箱 4℃低温保存,24h 内未用完应丢弃。注意“五度”:温度、浓度、速度、适应度、洁净度。每 4~6h 评估患者肠内营养耐受情况。

2. 并发症预防与护理

(1)机械性并发症

1)管道堵塞:常见原因包括冲洗管道不彻底、营养液浓度过稠等。护理中应注意固体药物充分碾碎溶解,单独给药。输注前后用 20~30mL 清水冲洗,连续输注时每 2~4h 冲洗一次以防堵塞。

2) 管道移位和脱出:常于患者剧烈咳嗽、咳痰后发生。牢固胃管固定是预防脱管的重要保证。

(2) 胃肠道并发症

1) 喂养不耐受:多发生在肠内营养支持的开始阶段,是胃肠道并发症发生的前提和根本原因。我国喂养不耐受评估标准:12h 胃内容物抽吸量 >1 200mL、或患者出现呕吐、腹胀、腹部绞痛和腹泻等症状。预防性护理措施包括:术后首次鼻饲前,先向胃内注入 100~200mL 生理盐水,有效吸出术中流入并积存于胃内的陈旧性血液;行血管化皮瓣移植后平卧制动时期,应用营养泵及温控器控制输注速度与温度,避免速度过快与温度过低。局部制动解除后行肠内营养时尽量抬高床头 30°~45°。

2) 返流与误吸:口腔颌面头颈肿瘤患者在手术应激情况下,胃多处于轻瘫状态,加之术后吞咽反射差,容易发生胃内容物返流与误吸。

(3) 代谢性并发症:水、电解质及糖代谢异常,常见的是低钾、低钠、低蛋白及高血糖。临床需严格记录出入量,定期复查血生化指标。

(三) 肠外营养护理

评估大于 2 周的肠外营养治疗,输注应采用中心静脉置管。合理控制输注速度,开始速度宜慢,约 100mL/h,2~3h 后可调节至 150~200mL/h。在输注过程中,静脉导管尽量不做临时抽血、输血、给药、测量中心静脉压等用途,不与其他药物同时、同管输注。输液前后用 0.9% 生理盐水 20mL 冲封管,连续输注应每 4~6h 冲管一次。定期测量体重、加强血糖、电解质及营养指标监测。

第三节　健康教育

1. 门诊随访,设立术后功能康复门诊　术后功能训练对于口腔肿瘤患者的康复至关重要,吞咽门诊、康复门诊的常规设立非常关键,还有专门的护理门诊帮助术后带管出院患者维护管路,教育患者定期正确的康复训练。

2. 出院患者在门诊制订复诊计划　告知患者复诊需携带物品及常规复诊需做的检查。遵医嘱正确用药,告知患者注意事项、目的及方法。

3. 病友会建立　建立病友会,使患者可以有问题随时线上咨询,增加患者的就诊满意度。

(王悦平　杨文玉　赵小妹　毛艳　张金凤)

参 考 文 献

1. 陈士梅 . 浅谈进行门诊心理护理的注意事项 . 求医问药:学术版,2012,010(8):115.

2. 原露露,张序杰,陈思瑶,等 . 口腔肿瘤患者生活质量水平现状及影响因素分析 . 中国药物与临床,2020,20(10):1613-1615.

3. 刘梅,郑晓丹 . 浅谈阻生齿拔除术的护理配合 . 东方食疗与保健,2016(9):160-161.

4. 巫燕辉 . 高速涡轮机应用于齿槽外科的护理配合 . 广东牙病防治,2008,16(z1):646-647.

5. 曾桂琼 . 下颌阻生第三磨牙拔除术的围手术期护理 . 广东科技,2009(10):2.

6. 刘思 . 口腔修复科常见护理问题和常用护理操作技术总结 . 中国保健营养旬刊,2014,5:3023-3024.

7. 张叶,赵彤霞,车建焕,等 . 颜色观察在口腔游离皮瓣血管危象评估中的研究进展 . 护士进修杂志,2019,34(9):802-804.

8. 赵彬,金平湖,马香爱,等 . 彩色多普勒超声在游离皮瓣移植术后皮瓣血液循环护理观察中的应用 . 中国实用护理杂志,2022,38(4):279-284.

9. 孙敏 . 集束化护理对气管切开患者切口感染的预防效果观察 . 智慧健康,2020,6(11):83-84.

10. 李思敏,吴姁怿,王娇,等 . 气管切开患者拔管管理研究进展 . 华西医学,2022,37(05):783-787.

11. 龚玲,王太萍,李哲臻,等 . 负压引流装置在口腔癌术后的应用研究进展 . 现代医药卫生,2022,38(5):779-782.

12. 彭南海,黄迎春 . 肠外与肠内营养护理学 . 江苏:东南大学出版社,2018.

13. 胡延秋,程云 . 成人鼻饲护理相关临床实践指南现况及内容分析 . 中华护理杂志,2014,49(10):1177-1183.

14. MCCLAVE S A,TAYLOR B E,MARTINDALE R G,et al.Guidelines for the provision and assessment of nutrition support therapy in the adult critically ill patient:Society of Critical Care Medicine(SCCM)and American Society for Parenteral and Enteral Nutrition(ASPEN).JPEN,2016,40(2):159-211.

第二十章

输血、置管与营养

口腔颌面头颈肿瘤患者围手术期往往伴有失血、失液及营养不足的情况,围手术期的循环容量及营养情况是患者创口顺利愈合及顺利恢复的重要环节。本章就输血输液、围手术期置管、创口分类及愈合和营养支持治疗等方面进行阐述。

第一节 输液与输血

体液是人体内溶液的总称,包括水、电解质、葡萄糖、蛋白质等。口腔颌面头颈部相关疾病所引起的摄入减少、术中丢失都会导致患者围手术期的体液代谢紊乱。

一、水、电解质的代谢

成人每日需水量约 2 000~2 500mL(饮水 1 000~1 500mL,食物 700mL,内生水 300mL),其中 1 000~1 500mL 由尿液排出,500mL 由皮肤排出,400mL 由肺排出,100mL 由大便排出。此外,气管切开的患者每日经肺排出的液体量应增加 500mL。

细胞外液电解质主要是 Na^+、Cl^-、HCO_2^-,细胞内液主要是 K^+、HPO_4^-。低钾血症(血钾 <3.5mmol/L)是我科患者最常见的电解质紊乱。术前摄入不足,术中术后大量补液及控制血压时利尿剂的应用,术后数日内严重的呕吐、腹泻等都是其常见病因。口服补钾较为安全,应为首选。在肾功能正常时,无须严格计算口服入量。但是,单纯口服补钾纠正速度较慢,如血钾低于 3.0g/L,可考虑配合静脉补钾,一般为 10% KCl 溶液 10~15mL 加入 500mL 液体中,总量 4~6g/d,严重时 6~8g/d。补钾应掌握以下原则:见尿补钾,10% KCl 溶液不可静推,浓度 <3‰。另外,镁缺乏会导致钾吸收障碍,因此,当低钾合并低镁时,须同时补镁。高钾血症(血钾 >3.5mmol/L)在我科较少见,多见于肾功能障碍等有基础疾病的患者。

通过饮食和补液上控制钾的摄入,同时运用脱钾树脂或透析。

正常血钠浓度为 135~145mmol/L,患者常见低钠血症(血钠 <135mmol/L),原因同低钾类似。轻度低钠时,可口服 10% 浓氯化钠注射液 10mL tid 或静脉输注生理盐水。如为中重度,可予以 10% 氯化钠溶液加入 100mL 生理盐水中,配成 3% 氯化钠溶液,最高可配成 5%,静脉输入。高钠血症临床并不常见,在此不做描述。

二、渗透压和酸碱平衡

人体血浆 pH 正常范围是 7.35~7.45,低于 7.35 诊断为酸中毒,高于 7.45 则是碱中毒。虽然临床上代谢性酸中毒最常见,但结合临床特点,由呼吸引起的酸碱平衡紊乱更为常见。

呼吸性酸中毒多见于呼吸道梗阻患者,另外弥漫性肺部炎症、急性肺水肿也会导致。呼吸道梗阻是本专业最为重视的并发症,即使进行了预防性气管切开,不规范的气道湿化、气切护理也可能导致梗阻,伴有呼吸性酸中毒。临床表现为气促、烦躁不安、发绀、血压下降等。血气分析 pH<7.45 或变化不明显,PCO_2>45mmHg。临床上应立即分析梗阻原因,解除梗阻因素,有鼻插管或气切套管可配合呼吸机通气。在确保呼吸道梗阻消除后,纠正酸中毒。另外,酸中毒可能同时引起高钾血症、脑水肿和肺水肿,应进行相应处理。

呼吸性碱中毒又称过度通气,由于精神过度紧张、发热、心肺疾病引起的缺氧代偿导致呼吸频率过快,二氧化碳在短时间内排出过多。其不仅可能见于口腔颌面手术后,也见于口腔科门诊因恐惧造成的精神紧张的患者。表现为:手、足、面部,特别是口周麻木并有针刺样感觉,胸闷、胸痛、头昏、恐惧,甚至四肢抽搐。血气分析 pH>7.45,PCO_2<35mmHg。临床上可予以面罩吸氧,回吸二氧化碳,分析并去除病因,如镇静、调节呼吸机频率等,同时可对症治疗。

三、输血的适应证

血液制品包括红细胞悬液、冰冻灭活血浆、血小板、人血白蛋白、纤维蛋白原等凝血因子、冷沉淀等。输血的适应证较多,应结合失血量、血红蛋白浓度以及患者全身状况综合考虑。

(一)手术或意外导致的急性大量失血

口腔颌面部血供丰富,上颌骨切除、较大的血管瘤和神经纤维瘤的切除都会导致短时间内大量失血,晶体及胶体的常规补液仅仅能够维持容量,无法纠正低血红蛋白、白蛋白血症等,都需要术中 / 术后输血。当患者短时间内失血达容量的 20%,血红蛋白低于 6g/L,白蛋白低于 30g/L,为输血的指针。但临床上需结合患者实际情况,口腔颌面头颈肿瘤患者,通常年龄较大,系统疾病较多,及时纠正血红蛋白及白蛋白有利于患者康复,因此输血指征不应教条,应根据具体情况适当放宽。

(二)手术、放化疗、长期营养不良导致的慢性贫血

手术和放疗导致的营养摄入障碍,化疗导致的造血系统的抑制,会造成患者在术前或术后长期处于贫血状态。特别是一些晚期口腔肿瘤、放射性或药物性骨坏死的患者,大部分都伴有或轻或重的慢性贫血和低白蛋白血症。即使部分已经耐受,但及时纠正或缓解贫血,仍利于患者耐受全麻手术及术后的恢复,并减少并发症。

(三)凝血功能障碍

口腔颌面部恶性肿瘤患者可能出现凝血功能障碍者,大致分为两类:一类是本身有凝血功能障碍的,这类患者并不占多数,由于肝脏、血液系统等疾病或接受化疗及口服抗血管生存的靶向药导致。另一类是本身处于高凝状态,长期服用抗凝药的患者,并且游离皮瓣移植术后需要卧床制动,术后抗凝助于减少皮瓣和下肢深静脉血栓形成。但是手术出血也同样会消耗血小板、凝血因子等,有些会出现纤维蛋白原(Fg)的降低(血小板明显下降少见),当 Fg<1.5g/L 时,应该静脉补充纤维蛋白原或冷沉淀,并密切监测。

(四)严重的感染

对于感染严重的患者,尤其是恶性肿瘤化疗后的免疫抑制的患者,可以通过输血提供抗体和补体,以提高其抗感染能力。

四、输血反应

输血反应是指在输血过程中或结束后,因输入血液或其制品或所用输注用具而产生的不良反应。

(一)过敏反应

过敏反应包括荨麻疹、血管神经性水肿、关节痛、胸闷、低血压休克等。一旦出现应立即减慢输血速度,给予地塞米松静注、盐酸异丙嗪肌注,重者立即停止输血,给予 1/1 000 肾上腺素皮下注射,并给予补液、升压、吸氧治疗。

(二)非溶血性发热反应

输血中或输血后短期内发生寒战、发热,体温可达 38~41℃,出现恶心、呕吐、皮肤潮红,反应持续 1~2 小时后出汗、退烧。发热的高低与输血速度即输入白细胞计数及热源量成正比,有时可在输血后几小时后才反应。反应发生时应立即停止输血,密切观察病情。寒战时给予保暖、镇静剂,发热时可用退热药。

此外,还有输血后紫癜,移植物抗宿主病,输血性血色病等并发症,但临床上

并不常见。

五、自体血回输在口腔颌面头颈肿瘤手术中的应用

自体血回输可以降低输血反应和传染病传播,也可以解决"血荒"问题,有着非常广泛的应用前景。自体血回输分为预存式、稀释式和回收式。其中,回收式因肿瘤种植风险不适用于肿瘤手术。预存式自体血回输适用于需求量大的患者,术前提前抽取,对血液保存要求高。回收式则是麻醉后抽取,再以晶体及胶体补充血容量,稀释血液,待出血较多的手术步骤完成后再回输。对血液的保存要求相对较低,但应严格掌握适应证,充分评估患者的全身情况尤其是心肺功能。因为麻醉后需要快速抽取患者的 200~400mL 静脉血,为了避免血压下降,再快速向循环灌注晶体及胶体,如果患者心肺功能较差,可能不能耐受循环负荷的快速变化。

第二节 围手术期相关置管指征

一、气管套管

预防性气管切开术主要是指通过切开颈段气管前壁,插入气管套管,使之与其他导管相连接,形成人工通气的一种手术。

(一)适应证

1. 对于口腔颌面颈部手术造成舌、口底、口咽部、双侧下颌骨缺损,以及应用较臃肿软组织皮瓣的患者。

2. 行单侧及双侧颈淋巴清扫术。

3. 既往有放疗史,术后气道梗阻风险大,可行预防性气管切开。

(二)气管套管的选择

1. 有套囊的气管套管常为塑料材质,可以防止分泌物或血液等液体流入气管内,防止吸入性肺炎或窒息,但套囊通常会使患者感到不适,容易堵塞,套囊压力大时可能出现气管食管瘘等情况。

2. 无套囊的气管套管分为金属材质和塑料材质,无套囊的套管不具防止分泌物或血液等流入气管内的这一功能,但是较为舒适,不易堵塞,方便清理,适合患者术后气道风险降低,病情稳定后更换使用,可长期带管。

二、鼻插管带管

经鼻腔插管法是气管内插管术的一种,将气管导管通过鼻腔插入气管内,经

鼻气管插管是作为口腔颌面外科和重症监护管理中替代经口气管插管的最佳插管方式。

适应证　有气道风险,如口底手术、舌、咽旁等术后容易出血或渗出多的中大型手术可以全麻术后带管,防治呼吸阻塞的发生。鼻插管的留置是围手术期常用的预防上气道梗阻的最简单、有效的方法,术后根据患者情况可留置插管1~3天,避免长期带管导致呼吸机相关性肺炎等并发症。拔管的指征见本书第二章。

三、经鼻胃管

鼻饲是指经鼻胃管饲养饮食,临床上多用于不适合经口腔正常饮食的患者。

1. 适应证　适用于术后口内外贯通的创口、口腔内有大创口、皮瓣、骨瓣、大面积植皮等情况,可以保证创口不受污染,不受咀嚼食物导致机械性创口损伤,促进创口正常愈合。术前或术后张口受限无法经口进食。

2. 注意事项　鼻饲可以选择清流质、高营养混合奶,营养液,食物破碎混合液等,鼻饲流质时,速度宜缓慢,以免引起胃部不适。有残渣及较厚的流质,不宜灌入,防止胃管堵塞。鼻饲流质量每次不宜超过200mL,间隔2小时进食1次,每次注食后,必须用少量温盐水冲洗胃管与盛器,并保持容器与滴管的清洁和无菌。通常胃管可以维持4~6周,需要更换新的胃管,胃管堵塞如果无法复通应及时更换。口腔内创口愈合,且能够正常进食后,可拔除。

四、胃造瘘置管

经皮内镜下胃造瘘术是在纤维内镜的协助下,经腹壁将导管置入胃内形成造瘘,以达到对不能经口进食的患者行胃肠内营养或胃肠减压的目的。

1. 适应证　口腔颌面部大型手术,例如喉 - 食管全切术等术后无法吞咽、不适合鼻饲的患者;对于口腔肿瘤、食管癌、食管胃底静脉曲张、食管梗阻、鼻腔手术以及上消化道出血不能进食的患者应当禁用鼻饲,以免出现或者加重消化道出血等,建议选择胃造瘘;张口受限暂时无法治疗的患者,需要长期肠内营养支持的患者;需要长期肠内营养支持无法耐受鼻饲管的患者。

2. 注意事项　造瘘术后静脉输液,肠蠕动恢复后即可经导管灌注流质饮食,术后每日用生理盐水冲洗导管,以防堵塞。嘱患者保护导管,勿使其脱落,如果脱落,应立即另换导管插入,如不能插入,应手术插管。造瘘管应4~6周更换1次。相较于经鼻胃管,胃造瘘更人性化,可以有效提高患者生活质量,胃造瘘长期留管的使用时间可长达1~2年,并且可以持续为患者提供充分的营养,较鼻饲能减少食物返流的发生,减少使用及反复插拔鼻饲管造成误吸及肺炎的危险。

第三节 创口愈合、分类及处理原则

一、创口的愈合过程

1. 一期愈合 一般在 7~10 天内创口全部愈合。多见于外科切口初期缝合者,或由其他原因损伤后,组织创面不大,严密对合而又无感染的创口。

2. 二期愈合 一般需要更长的时间。创缘未能严密对合,创面较大或感染的创口均属于二期愈合,其特点是一般需有肉芽组织的生长填满创面后,上皮逐渐爬行覆盖的过程。

二、创口的分类

1. 第 I 类——清洁创口 指未经细菌侵入的创口。以外科无菌切口最多,早期灼伤及某些早期化学性损伤也可以是清洁创口。

2. 第 II 类——污染创口 指在非无菌条件下发生的创口,如在与口腔、鼻腔相通或直接在口腔内进行手术时的创口。各组损伤所致创口,如受伤时间短、细菌未侵入深层组织引起的化脓性炎症也属于污染创口。

3. 第 III 类——感染创口 指细菌已经侵入、繁殖并引起急性炎症、坏死、化脓的创口和在此情况下进行手术的创口为感染创口,如脓肿切开引流、颌骨骨髓炎病灶清除术等均属此类。

三、各类创口处理原则

(一)清洁创口处理

1. 严密缝合 无组织缺损时应争取整齐对位缝合,有组织缺损者可采取皮瓣移植或植皮的方法解决。

2. 放置引流 对术后有可能感染、疑有污染、死腔过大或术后渗出较多的创口,应放置引流(24~72h 或更久)。更换敷料及引流时应遵循无菌原则,避免污染。

3. 早期暴露 严密缝合后的创口应早期暴露,及时创口消毒并清除渗出物,忌渗出物凝聚、结痂造成感染而影响创口愈合。

4. 早期拆线 面部血液循环丰富,生长力强,可在术后 5 天拆线;颈部缝线可在术后 7 天左右拆除;电刀手术的切口拆线应相应推迟至术后 10~14 天;张力过大或手术特殊要求者酌情处理。

（二）污染创口处理

1. 争取初期缝合　如为损伤引起,应行清创术后缝合。不能缝合者,如腭裂手术后的松弛切口,应覆盖包以碘仿纱条的油纱布。

2. 放置引流　对术后有可能感染、死腔过大或术后渗出较多的创口,应放置引流。

3. 早期暴露　严密缝合后的创口应早期暴露。

4. 拆线时间　位于口外者与无菌切口相同;位于口内者应在 7~10 天拆除,腭裂术后创口拆线时间应延长至 10 天以上;对于不合作的小儿患者,口内缝线可不必拆除,任其自行脱落。

5. 预防感染　预防性使用抗生素,若怀疑可能存在破伤风杆菌感染风险应注射破伤风抗毒血清。口腔内应给予漱口水含漱,改善口腔卫生。

（三）感染创口处理

1. 不应初期缝合　应在感染控制后或清创后考虑缝合,缝合不宜过紧,组织不应太少。

2. 常规放置引流　脓肿切开后不应缝合,引流口要大,一般在无脓液排出 48 小时后去除引流。脓腔存在的创口,保持引流通畅并予以抗生素溶液或各组消毒液进行冲洗。

3. 定时检查及换药　脓液较多者可每天 2 次或以上的换药。对于肉芽组织创面应予以湿敷,药物根据创面渗出物所培养的致病菌进行选择。大面积肉芽创面经处理后应争取早期植皮,以促进其早期愈合。

4. 拆线时间　感染创口经处理后缝合者,由于组织炎症浸润变性,容易发生创口裂开,不宜早期拆线,一般应在 1 周后。

5. 应用抗生素,加强营养支持。

第四节　换药的基本原则、方法及注意事项

一、换药的基本原则

（一）换药的意义与目的

换药的主要目的是保证和促进创口尽快更好的愈合。换药既包括简单的更换敷料、拆线等一般换药,也包括创面处理、冲洗、用药等复杂换药。一般出现以下情况时应及时换药:①清洁或污染创口怀疑有感染或需拔除引流时;②创口有大量脓性分泌或渗出物时;③创口有渗血或疑有血肿时;④创口包扎过紧影响呼吸或血运时;⑤创口不清洁影响正常愈合时。

（二）换药的时间与地点

换药应在早查房前完成,以便观察前一天创口的变化,从而得到及时处理。换药地点以特设的换药室最理想,可以保证无菌操作,减少感染机会。不能起床活动的患者,可在床旁换药,但应在病室清洁工作前或后半小时,避免空气污染。

（三）换药前准备

医师开始换药前应洗手并涂抹消毒液,戴好口罩、帽子、手套;换药用品一般包括消毒药碗、消毒棉球、盐水棉球、纱布、胶布、绷带等;换药器械包括蚊式钳、镊子、剪刀、探针等。如为特殊细菌感染创口如绿脓杆菌、MASA 等,应穿隔离衣。

二、换药方法

（一）一般操作步骤

1. 去除敷料　外层可直接去除,内层用镊子,移除敷料时应顺切口方向揭开,以免撕裂创口。如内层敷料与创口粘连过紧,切勿强拉,可用生理盐水、0.1%乳酸依沙吖啶溶液、3% 过氧化氢溶液浸湿后再行移除。

2. 清洁消毒　皮肤创口可用酒精棉球自内向外擦拭,对于有创面裸露的情况用盐水棉球或其他消毒棉球,不能用酒精棉球擦拭。

3. 清创冲洗　清除创口内外异物,如线头、坏死组织等;对于脓性分泌过多时,应采样做细菌培养,并用消毒溶液或抗生素溶液冲洗。

4. 覆盖创面　换药完成后盖以敷料并固定。

（二）拆线

1. 消毒　拆线前应用碘伏或 75% 酒精棉球擦拭创缘及缝线。

2. 拆线　对于无张力创口可一次性拆除,对于张力创口宜间隔拆线,以防裂开。拆线时一手以镊子将线头提起,在一端紧贴皮肤处剪断,然后向被剪断侧拉出。如在任意位置剪断拉出则有使感染被带入深层组织的可能,如向非剪断侧用力拉出则有使创口裂开的风险。

3. 减张　拆线完毕,需再次清洁消毒创口,如有张力可用蝶形或减张胶布减少张力。

4. 感染线头处理　个别缝线处出现感染应及时拆除并消毒处理;组织内线头感染引起不愈合的窦道者,需用刮匙刮出深面的线头及周围肉芽组织,如窦道深而大,可填塞碘仿待创口逐渐愈合。

（三）换置引流

凡有脓腔、死腔大且有大量分泌物时,均需换置引流。放置引流时,应先探明窦道方向,强调一通到底,将引流条放到脓腔底,而不是堵塞开口处。临床常用于引流的包括橡皮条、碘仿纱条、药线等。

（四）死腔的处理

软组织死腔的处理以加压缩小死腔体积为主要原则，小则用干棉球、纱布卷，大则需辅助印模膏等，加压时需注意力量适宜，防治组织缺血坏死。骨组织死腔主要以碘仿等敷料填充并定期更换，直至逐渐长满肉芽为止。

（五）肉芽创面的处理

健康的肉芽创面，大者应争取植皮，小者可覆盖油纱布待上皮爬行覆盖。肉芽组织增生高于周围正常组织时可予以修整处理后再换药。有脓性分泌物的不健康肉芽组织创面应予以清洁湿敷，直至健康肉芽形成。

（六）坏死组织的处理

组织坏死往往伴发感染，应先控制感染。坏死软组织或骨组织在一定时间以后会与周围组织分离，应待分离后进行去除，去除坏死组织直至周围组织有新鲜血液渗出为止，在此基础上继续换药。

三、换药的注意事项

1. 严格遵守无菌操作，即使是感染创口也应如此。
2. 动作轻柔，切忌粗暴，操作迅速，减少创面暴露时间。
3. 应相对区分换药清洁区及污染区，使用过的棉球及敷料等不可再放入清洁药碗中。
4. 先换清洁创口，再换感染创口，先口外再口内。换完前后及时洗手，避免交叉感染。

第五节　营养与膳食

一、口腔颌面头颈部肿瘤患者的营养需求特点

50%~70% 的口腔颌面头颈恶性肿瘤患者存在营养不良。这不仅与恶性肿瘤的代谢特征有关，更与肿瘤部位密切相关。但口腔颌面头颈肿瘤患者的胃肠道功能完好，因此优先选择肠内营养。

术前患者以流质或半流质为主，术后康复期需要管饲。远期如果咀嚼、吞咽功能受影响，仍需以流质、半流质为主。

（一）能量与蛋白

围手术期患者的能量目标量，应以每日消耗量为基础计算。围手术期能量目标量为每天 25~30kcal/kg。

应激状态、恶性肿瘤和手术后,患者蛋白质需要量显著升高。术前蛋白质的目标量为每天 1.2~1.5g/kg,术后增至每天 1.5~2.0g/kg。蛋白质应以乳清蛋白、酪蛋白、大豆蛋白、蛋清蛋白等优质蛋白为主,生物利用度更高。而亮氨酸在防止肌肉丢失方面,有重要作用(中国营养学会老年营养分会,2015)。

(二)肠内营养配方特点

基于口腔颌面头颈肿瘤代谢特点,肠内营养配方应具备如下特征:富含膳食纤维,血糖指数低;碳水化合物适量,不增加血糖负荷。脂肪比例适当,富含单不饱和脂肪酸和适量 n-3 多不饱和脂肪酸,减少 n-6 PUFA 总量,可含适量中链甘油三酯,快速供能,满足能量需求,减少肌肉丢失。优质蛋白可快速提升蛋白水平,促进肌肉合成。

指南推荐:建议肿瘤患者的营养治疗采用标准配方(2A 类),标准的大分子聚合物(整蛋白)配方适合大部分患者的肠内营养治疗(CSCO 恶性肿瘤患者的营养治疗专家共识,2012)。

若患者存在胃肠功能损伤,宜选择短肽配方,有助于肠黏膜屏障修复。

二、围手术期营养管理流程

(一)营养筛查与评定

对存在营养不良或营养风险的患者推荐围手术期营养治疗。无营养不良,但预计围手术期超过 5 天不能进食或者预计摄入量不足需要量 50%,且超过 7 天者,推荐立即开始营养治疗,首选肠内营养(enternal nutrition,EN)(中国临床肿瘤学会,2021)。

1. 营养筛查　围手术期推荐采用 NRS 2002(见附录二)或 PONS 作为筛查工具(中华医学会肠外肠内营养学分会,2019;Wischmeyer PE,2018)。相对于PG-SGA,NRS 2002 简便易行,而且证据充足。PONS 筛查同样简便易行,以下任意一条符合,即存在营养风险。

BMI:≤65 岁,BMI<18.5kg/m^2;>65 岁,BMI<20kg/m^2;6 个月内体重丢失 >10%;1 周内摄入量减少超过 50%;血白蛋白 <30g/L。

2. 营养评定　营养评定分为以下几个方面进行。

(1)病史收集:摄入量、发热、呕吐、腹泻等。

(2)人体测量:如上臂肌围、三头肌皮褶厚度、小腿围等。

(3)体格检查:如体重 3~6 个月内下降百分比。

(4)实验室检查:如白蛋白、前白蛋白、转铁蛋白。

2015 年 ESPEN 共识(Cederholm T,2015)推荐,营养不良的诊断标准如下:

选择一:BMI<18.5kg/m^2。

选择二:任意时间内体重下降 >10% 或 3 个月内体重下降 >5%,且具有以下任一条件:

（1）70 岁以下 BMI<20kg/m²;70 岁以上 BMI<22kg/m²;

（2）去脂肪体重指数（FFMI）:女性 <15kg/m²;男性 <17kg/m²。

3. 肌肉减少症　恶性肿瘤患者肌肉减少直接与生活质量下降、并发症增加等不良结局相关。判断肿瘤相关性肌肉减少症,需要从肌肉量、肌肉力量、体能三个方面判断。2019 年欧洲共识针对肌肉减少症的筛查和诊断做了详尽的界定（Cruz-Jentoft AJ,2019）,详见附录三、四。

（二）营养目标设定

研究表明,对于围手术期患者 BMI 在 20.5kg/m² 以上的患者,预后优于 20.5kg/m² 以下者。因此围手术期 BMI 目标建议大于 20.5kg/m²。每日摄入量按公式计算,能量目标量为每天 25~30kcal/kg。术后早期不必立即达到目标量,避免早期过高的能量负荷,加重代谢紊乱和胃肠道不耐受。可根据患者的耐受程度逐渐增加肠内营养剂量。

ERAS 指南指出,术前营养支持强调蛋白质补充,有利于术后恢复。建议肿瘤患者术前每餐≥25g 的蛋白质摄入,以达到每天蛋白质需要量。围手术期营养不良患者推荐使用 7 天以上的口服营养补充（oral nutritional supplement,ONS）。对于术前不能经胃肠道给予营养支持需肠外营养支持的患者,推荐营养支持时间为 7~14 天,部分重度营养不良患者,可酌情延长至 4 周。术后营养支持能量目标量为每天 25~30kcal/kg,蛋白质目标量为每天 1.5~2.0g/kg（中华医学会肠外肠内营养学分会,2019;Wischmeyer PE,2018）。

（三）营养支持途径

不论何种围手术期患者,营养支持均首选经口摄入。当患者口服营养能够摄入 >50% 的能量目标量时,首选 ONS 和蛋白粉营养辅助（2~3 次/d）,以此满足蛋白质及能量需要量;当经口摄入 <50% 能量目标量时,需要通过管饲肠内营养进行营养支持;如果口服和管饲肠内营养仍无法达到 50% 的蛋白质或热卡的需要量 >7d 时,则应启动肠外营养（中华医学会肠外肠内营养学分会,2019;Wischmeyer PE,2018）。

术前:对于口腔颌面头颈肿瘤术前患者,可以经口摄食者,可进食半流食、软食和流食,同时 ONS 以补充能量和蛋白质的摄入不足。如果经口摄入量不足能量目标量的 50%,置鼻饲管可行者,可鼻饲肠内营养。如果因肿瘤而无法置鼻饲管,且预计置管时间超过 4 周者,可考虑行经皮内镜下胃造口术（percutaneous endoscopic gastrostomy,PEG）置管喂养。如果因肿瘤而无法置鼻饲管,但又不需要长期营养支持者,可给予肠外营养支持。

术后：对头颈部恶性肿瘤患者、围手术期伴有明显营养不良的患者，预计术后经口摄入营养不足或有困难，推荐术后尽早（24小时内）开始管饲喂养；应以较低的滴速开始，据患者耐受性5~7天达到足量营养摄入（中国临床肿瘤学会，2021）。

置管时间长短，视具体手术而定。术后肠内营养管饲，需要根据患者耐受情况，逐渐增加肠内营养给予量，一般在5~7天达到目标量。早期可以采取持续输注方式。一旦胃肠道功能恢复，可采取间断输注，甚至顿服。

（四）代谢监测与并发症防治

常规监测代谢改变，如血糖、血脂、电解质等，同时监测和代谢相关的重要脏器肝肾的功能。警惕因长期饥饿状态，突然足量喂养而产生的再喂养综合征。

常见并发症为胃肠道并发症，如腹胀、腹泻、腹痛、恶心、呕吐等。腹泻常与管饲喂养速度过快，肠内营养液温度过低有关。可通过调节营养液渗透压、控制输注速度、加温器的使用等调节胃肠道功能。

误吸是严重并发症。预防误吸建议30°~40°斜坡卧位，鼻饲管不易过粗、过硬。如果胃残余量较多的患者，可适量给予甲氧氯普胺、红霉素等促进胃动力的药物，如仍无改善，建议空肠置管。合并胃瘫的患者，建议监测胃残余量。胃残余量超过500mL者，需立即停用肠内营养。

管饲护理时，要每4小时用温水30mL冲洗一次，冲洗管道以防止堵管。禁止经喂养管给药（中华医学会肠外肠内营养分会护理学组，2011）。

三、口腔颌面头颈肿瘤患者的营养途径选择

对于口腔颌面头颈外科的患者，营养支持的途径需要个体化设计，甄别利弊，选择患者最适合的途径。

（一）口服营养补充（ONS）

适合可以经口摄食，或需要流质饮食的患者。如果摄入量不能满足50%的能量目标量，则应改用或联用管饲。ONS最符合人体生理，是肠内营养的首选途径。

（二）管饲（tube feeding, TF）

头颈部恶性肿瘤患者的术前营养不良较常见，其术后感染的风险较高，导致经口进食延迟，无法满足术后的营养需求。管饲喂养可有效降低术后并发症的发生率，增强免疫调节功能。

1. 鼻饲（nasogastric feeding, NF） 短期管饲时使用，优点是无创。长期使用会导致咽后壁受压糜烂。此外，鼻饲管会影响正常呼吸。如果患者发生谵妄或鼻饲管未固定好，会导致误拔、脱落。

2. 经皮内镜下胃造口术 针对口腔颌面头颈肿瘤手术患者,管饲时间预计超过 4 周者,可在术前行 PEG,以便术后早期给予营养支持。PEG 相对于空肠造口手术,创伤更小,并发症更少。PEG 的管径通常较粗,因此很少出现鼻饲管好发的堵管现象。如果合并胃瘫、幽门梗阻,或胃壁穿刺点无法获得者,可行经皮内镜下空肠造口术(percutaneous endoscopic jejunostomy,PEJ)。

(三)肠外营养(PN)

只有在 ONS 和管饲喂养达不到目标量的 50% 时,才考虑使用 PN。PN 常见的并发症包括血行感染、PN 相关性肝病、肠源性感染等。相对于 EN,PN 不符合生理,会带来诸多代谢和脏器功能障碍的隐患。

(刘剑楠 韩婧 生苏睿 王梓霖)

参 考 文 献

1. 头颈部肿瘤放疗者营养与支持治疗专家共识.中华放射肿瘤学杂志,2018,27(1):1-6.

2. 金立红,顾振华,陈志峰,等.下颌骨肿瘤术后预防性气管切开因素分析.上海口腔医学,2020,29(03):329-332.

3. 杨杰,李晓霞.各类经鼻气管插管方法及其相关并发症和应对措施的研究进展.临床医学研究与实践,2022,7(10):185-188,192.

4. ESPEN practical guideline:clinical nutrition in surgery.Clin Nutr.2021,40(7):4745-4761.

5. Perioperative fluid therapy.BMJ,2012,Apr 26;344:e2865.

6. Transfusion medicine.First of two parts—blood transfusion.N Engl J Med,1999 11;340(6):438-447.

第二十一章

口腔颌面头颈肿瘤的急诊处理

由于口腔颌面头颈部的解剖生理特点,急诊和急症患者的病情一般都比较严重,生命体征变化较快,严重者可危及生命。因此,口腔颌面头颈部急诊和急症的处理,尤其是对症的应急处理是一项较为紧迫的工作。接诊的医务人员应有高度的责任心和紧迫感,在认真分析病情的基础上,当机立断,迅速采取有效措施,尽最大努力以求解除患者的病痛,挽救患者的生命。

第一节　急诊肿瘤患者的处置

肿瘤患者一旦因急诊和急症来院就诊,接诊医师首先应观察患者的生命体征:监测患者的心率、脉搏、呼吸和血压;同时查看患者的神志是否清醒、肿瘤有无活动性出血、呼吸是否通畅等。一旦发现有危及生命的征象时,应立即进行抢救,并请相关科室会诊,协同处理。绝不能因为忙于一般处理或专科检查而延误全身的病情。急诊和急症病史的书写应力求简单明了,重点突出,与之无关的内容可在完成应急处理后再行补充。当急诊和急症患者的诊断和处理发生困难时,应及时请示上级医师,以免延误病情。临床上最常见的口腔颌面头颈部急诊包括肿瘤出血和阻塞性窒息,本节将简要介绍其应急处置。

一、肿瘤出血

肿瘤所致的出血包括慢性出血和急性出血两种。

(一)肿瘤慢性出血

常见的肿瘤慢性出血以血管畸形或血管瘤破裂,以及恶性肿瘤破溃侵蚀所致的出血最典型。

1. 诊断要点　动脉性出血呈喷射状,出血量极多,血液鲜红色,有时可见动脉搏动。静脉性出血呈汹涌状,出血量多,血液暗红色。毛细血管出血呈渗出状,出血量少,血液暗红色或紫红色。实验室检查对于晚期恶性肿瘤患者或怀疑有血液疾病时,应做血常规和凝血功能检查。紫癜:血小板计数减少,出血时间延长,血块收缩不良。血友病:凝血时间延长,第Ⅷ、Ⅸ或Ⅺ因子缺乏。白血病:白细胞总数增加,出现大量原始白细胞或幼稚细胞。

2. 处理　肿瘤慢性出血的处理原则是确定出血性质和原因。对于晚期恶性肿瘤出血,一般以局部压迫为主,全身应用肌注或静滴止血药物辅助治疗。若出血量较大则考虑为动脉受侵犯所致,尝试局部缝扎或填塞止血无效者,应行结扎止血,必要时可行颈外动脉结扎或 DSA 介入栓塞。

如系凝血机制障碍除局部处理外,还应针对出血原因行必要的实验室检查,并请相关科室会诊进行全身处理。局部因素所致的出血经局部止血处理效果不佳者,对精神高度紧张的患者应给予镇静剂,以免情绪过分激动、血压升高而出血不止。颌骨中心性血管瘤误拔牙引起的出血,则先以碘仿纱条填塞或手指压迫止血为主,血基本止住后,立即或 1~2 天后行 DSA 介入栓塞。介入栓塞治疗必须在 1 周内完成,否则可能出现再次大出血,并危及生命。

(二)肿瘤急性大出血

肿瘤所致的急性大出血常可危及生命,对出血的急救应根据原因、部位、性质以及现场条件采取相应有效的措施,达到暂时或彻底止血的目的。

1. 原因　口腔颌面头颈肿瘤相关的大出血主要是由于晚期恶性肿瘤破溃、血管畸形或血管瘤破裂以及有颈部手术及放疗史患者出现的颈动脉破裂出血。

2. 处理　晚期恶性肿瘤破溃、血管畸形或血管瘤破裂引起的大出血可以先尝试填塞止血法,可用纱布块或碘仿纱条填塞在出血点,外面再用绷带加压包扎。若局部填塞效果不佳者,可根据出血的相应位置,采用压迫止血将出血部位的主要供应动脉的近心端压迫止血,用手指压迫在附近的骨上,以达到暂时止血的目的。

(1)拇指或示指、中指压迫颧弓附近的耳屏部,可暂时阻断颞浅动脉末梢支的供血。

(2)压在下颌骨下缘与咬肌前缘交界部位,可将面动脉压至下颌骨骨面,以减少唇颊部出血。

(3)头偏向一侧,用拇指在胸锁乳突肌前缘,扪及搏动的颈总动脉,在环状软骨水平处可将其压迫至第 6 颈椎横突上。注意此法不到非常紧急情况下不可采用,因可发生颈动脉窦反射,导致心律失常、血压下降,甚至心脏骤停。

对于颈动脉破裂引起的急性大出血,往往需要同时压迫颈总动脉和口内填塞止血,同时尽快采用颈动脉结扎手术止血,具体操作详见相关章节。此外,对于此类急性大出血者,除局部紧急止血处理外,还应同时注意患者的全身状况,尽快开放静脉通道,输液输血来及时补充血容量,并行其他对症处理。

二、阻塞性窒息

口腔颌面头颈部紧邻呼吸道,晚期恶性肿瘤或巨大良性肿瘤均可能造成呼吸道阻塞,发生窒息,并直接威胁患者的生命。

1. 病因　发生于口腔颌面头颈部的晚期恶性肿瘤或既往曾行颈淋巴清扫手术或颈动脉结扎手术及放射治疗史的患者,均有可能发生口底、舌根、咽喉部、颈部等组织肿胀压迫咽喉或气管发生窒息。原发于舌根、口底和咽喉部的巨大良性肿瘤也可能阻塞咽喉或气管引起阻塞性窒息。

2. 症状　窒息的前驱症状为患者烦躁不安、出汗、口唇发绀、鼻翼煽动、吸气困难,严重者可见锁骨上窝、胸骨上窝及肋间隙吸气时出现明显的凹陷,称为三凹体征。随之可发生脉弱、血压下降、瞳孔散大等危象以致呼吸停止。

3. 处理　对因咽喉部肿胀压迫呼吸道的患者,可从口腔或鼻腔插入通气管,以解除窒息。如有喉头水肿可立即给予地塞米松 5~10mg 肌注或静脉推注,也可给予氢化可的松 200mg 静脉滴注。若情况紧急,上述方法不能解除窒息者,可用粗针头行环甲膜穿刺刺入气管内,暂时解除窒息,随后再做气管切开,或直接行床旁紧急气管切开术。如呼吸已停止,应紧急行环甲膜切开术或床旁紧急气管切开术。具体操作详见相关章节。

第二节　围手术期局部并发症紧急发作的处理

一、上呼吸道梗阻发生的常见原因及急救

上呼吸道梗阻是头颈外科较常见的急症,也是所有急救中与头颈外科关系最密切的急症之一。在口腔颌面外科疾病中,经常涉及口底、舌体、软腭及咽旁等区域,由于组织的牵拉或者电刀或超声刀等损伤,容易出现术后水肿;如果相应区域有渗血或其他原因导致的血肿,则会显著加速、加重这一过程。临床以吸气困难为主要特征,常出现吸气性喉鸣、呼吸不规则、点头或张口呼吸及"三凹征"等,心电监护或者血氧监测常见心率加速及血氧饱和度进行性快速下降。同时,值得注意的是,术后呼吸道管理不当同样是常见的导致上呼吸道梗阻的原因。部分患者进行了如近中线的下颌骨切除、软腭、口咽或舌根区域的肿瘤切除及皮瓣修复等手术,术后经常留置鼻插管 1~2 天,而非进行预防性气管切开以维持呼吸道通畅,此种情况下,拔除鼻插管后会由于舌后坠等原因,导致慢性缺氧,由于代偿原因,此时血氧饱和度并未表现出明显的下降,然而一旦合并肺炎或肿

胀加重会导致通气困难,则进入失代偿阶段,此时就会出现"三凹征"等急性梗阻症状。在长期带气切管或者鼻插管的患者,要警惕痰痂所导致的呼吸道梗阻。

急救处理原则:上呼吸道梗阻发生后,情况非常紧急,如果无法在 5 分钟内建立有效的气道,就会发生呼吸心跳停止,造成不可逆的脑损伤,进而导致死亡。在此情况发生时,保持冷静的头脑和准确的判断是极为重要的。此紧急情况发生时,往往已没有时间去查阅病史或听取仔细的汇报,根据我们的经验建议采取以下流程进行处理。

1. 如果此患者不是自己管理的患者,需明确患者所行手术及手术后的时间,现在的呼吸道管理方式,对所有原因有所估计。

2. 对于没有建立气管插管、气管切开等人工气道的患者,需同时请护士或其他医师呼叫麻醉科请求紧急插管,将备有气管切开包的抢救车,迅速推到患者的床边,同时可以使用口咽通气道来缓解舌后坠,以改善缺氧;如患者已有气管切开,则首先取出气管套管的内芯,而非整个气管套管。对于怀疑鼻插管阻塞的患者,则建议先行气管切开,再考虑拔除鼻插管。

3. 对于没有建立气管插管、气管切开等人工气道的患者,如果情况非常紧急,患者已经在"三凹征"后出现了心跳趋向骤停者,应该马上予以环甲膜穿刺或者环甲膜切开,以分秒必争的态度解除呼吸道梗阻,此时对于消毒及瘢痕等问题不必过于纠结。

4. 如果决定实行气管切开,若有条件者应垫肩后再实施,若条件不允许则至少需将床摇平或去除垫肩,因不垫肩或半卧位状态下,实施气管切开具备相当大的难度。麻醉科气管插管前应将床向外拖出,以保证麻醉医师可在头位有足够的操作空间。

5. 患者如在上呼吸道梗阻过程中存在了呼吸心搏骤停或者无法自主通气的情况下,如有可能发生室颤,则需马上进行心电除颤,在抢救后需要及时进行血气分析,以纠正通气不足导致的酸中毒。

二、口腔颌面头颈部出血的常见原因及抢救

术后血肿或者术后伤口出血是每个外科病房甚至每位外科医师都会遇到的术后问题,如果没有早期发现或者处理不及时,则会演化到需要急救的境地。术后血肿可以分为静脉性出血和动脉活动性出血。对于静脉性出血,除了在口底、咽旁区域影响上呼吸道通畅外,一般不至于进行急救,当渗血到一定程度后,局部压力增高及凝血机制的启动会延缓出血,但对于进行皮瓣移植的患者静脉性的血肿可造成供区静脉的危象,进而导致皮瓣的坏死,因此对于此类患者发生了静脉性血肿,则需要尽快进行血肿的清除。对于动脉性活动出血则由于快速失

血,创面及床边会有严重渗血,给患者家属及医护都带来极大的心理压力,一般都会直接进入抢救环节。动脉性活动出血可以在术后 24 小时内即刻发生,也可因为咽瘘、口内外瘘等所致的术区感染,在术后 7 天后动脉血管壁破裂所造成。

急救处理原则如下。

1. 明确出血的进展速度与呼吸道的关系,如果存在呼吸道梗阻的风险,应在简单压迫止血后,尽快行气管切开或气管插管维持呼吸道。

2. 了解出血区域是否在血管吻合的区域,如果周围无吻合口,可通过绷带或者头帽等方式压迫止血,也可通过碘仿纱条或者纱布填塞的方式对气切口及咽旁的出血达到压迫止血的目的,但必须值得注意的是,口内的出血往往较难看清出血位置,需要在充分吸引后,看清楚出血点再予以止血。如果出血表面有碘仿打包等覆盖,无法看清出血点,情况紧急时,应果断拆除碘仿打包,找到出血点后予以压迫止血。

3. 如果怀疑颈动脉或者舌动脉等大的血管出血,往往口内伤口有大量的鲜红色血液,留给医师的抢救时间只有短暂的几分钟,在紧急情况下,如果压迫无效,应该果断地暴露颈动脉区域,完成压迫止血,争取能够获得上台处理的机会。

4. 在病房内应该进行血常规、电解质、凝血功能的检查,同时根据失血量,估计是否需要备血等一系列的操作,并尽快开放静脉通道,补液维持容量,预防失血性休克。

5. 严重失血后导致循环容量丢失,当通过心率加快和体循环阻力增高无法代偿性维持心输出量及循环灌注压后,则会引起组织器官灌注不足,将会造成失血性休克。临床表现为收缩压 <90mmHg,有组织低灌注的表现,如少尿、神经系统(精神改变,典型的包括思维迟钝、定向障碍、意识错乱)或皮肤(皮肤湿冷、血管收缩、发绀)等症状。休克治疗的基本原则:减少进一步的细胞损伤,维持最佳的组织灌注,纠正缺氧。应注意检测血液中血红蛋白的含量,同时估计患者的出血量,必要时应补充红细胞;早期复苏首先优化气道,增加氧输送;调整循环容量,应在尽可能短的时间内将心脏容量负荷恢复到最佳水平。纠正水电解质紊乱,并请内科医师会诊,处理休克所导致的肾功能或心血管系统损伤。

三、抢救中心肺复苏的流程

心肺复苏(cardiopulmonary resusciation,CPR),指人突然发生心跳、呼吸停止时,必须在 4~8 分钟内建立基础生命维持,保证人体重要脏器的基本血氧供应,直到建立高级生命维持或自身心跳、呼吸恢复的过程。在此过程中,一直强调黄金 4 分钟,超过此时间再进行心肺复苏,效果将大幅下降。

2010 年美国心脏协会修订了心肺复苏及心血管急救指南,CPR 传统的三个步骤,从原来的 A(airway,气道)-B(breath,人工呼吸)-C(circulation,循环)改为了 C-A-B,这一改变首先保障了重要器官的血液供应。但根据口腔颌面外科患者的特点,需要心肺复苏者,有相当一部分是由于气道问题所引发,因此进行心肺复苏时,气道问题是最先需要引起重视的紧迫问题。由于本手册着重于住院期间的处置原则,因此提出的处置方式较适用于病房内的条件。

处理流程如下。

1. 首先明确心肺复苏的实施条件 呼吸心跳停止者,如有条件,应在心电监护条件下予以明确。

2. 确保气道的通畅,并进行人工加压通气,尽可能保证氧气的供应,并需看到胸壁的起伏。

3. 心脏按压 两手掌叠放在一起,两臂伸直,掌根压在胸骨下缘 1/3 处,在两乳头连线中间,按压深度为胸骨下端下陷 4~5cm,按压频率 80~100 次 /min。如在抢救过程中,心脏有缺血或者基础疾病时,会有严重并发症室颤的发生,一旦发生应尽早予以除颤。

4. 药物应用 在心肺复苏过程中,经常要应用药物,应在心肺复苏的过程中开放静脉,在此过程中,抢救车中的心三联和纠正酸中毒的药物为常用药物。

5. 及时转运 心肺复苏一旦发生后,往往会伴随有水电解质紊乱、脑损伤后保护和呼吸机支持等非口腔颌面外科专科擅长的范畴,因此在心肺复苏后,应尽早予以转运至重症医学科或其他相关科室进行治疗。

四、皮瓣危象的外科抢救

在国内外多家知名的头颈肿瘤诊疗及修复重建中心,游离皮瓣成功率为 95%~98% 以上,已经成为一项可靠而常规的治疗技术。即便如此,但游离皮瓣移植失败仍然是一种严重的并发症,对患者和医师来说,其病情和心理状况都是非常沉重的"打击",不仅需要非计划二次手术,严重时还可能造成颅内感染、咽瘘等危及生命的并发症。因此,尽管现在成功率已达到了一个较高的水平,但是对于所有医师来说,皮瓣危象导致的坏死还是应该尽力避免。皮瓣危象是临床上观察和抢救皮瓣的重要环节。皮瓣危象一般是指:显微外科缝合小血管后产生吻合口痉挛或栓塞,造成血流不通畅,器官或组织出现缺血或淤血现象,可分为动脉性或静脉性两种,早期常为血管痉挛,晚期出现栓塞。据不完全统计,自 2006 年 1 月到 2013 年 12 月间,共有 201 例发生了皮瓣危象。抢救成功率为 67.4%。皮瓣危象发生后,拖延抢救往往不能获得好的治疗效果,尤其在头颈部的手术中。一直以来,对于皮瓣危象的抢救工作,时间是最重要的影响因素,根据经验,静脉危象发生后4小时内,动脉危象发生后6小时内是抢救的关键时期,一旦错过后,抢救成功率会大幅度下降。在抢救前迅速地分析并明确皮瓣危象发生的原因,可以有效缩短皮瓣危象的判断时间,做好器械以及人员的准备。如果怀疑皮瓣危象,则应尽快联系手术室,在有显微镜的情况下完成皮瓣的抢救,因为在术中经常会遇到术前预料不到的情况。

处理流程如下。

1. 全面了解皮瓣危象发生的时间及进展变化过程,并仔细获取术中存在的所有被疏忽的细节,以供初步判断可能的原因,如不是自己的患者,需要清楚知道其供受区血管吻合的区域,以免术中误操作。

2. 应该尽快准备好低分子肝素等抗凝剂并予以皮下注射,防止血栓的进一步形成。可在手术室常备好用于血管解痉的罂粟碱注射液以及溶栓剂等。

3. 到达手术室后,可根据需要选择合适的麻醉方式,清洁手术区域,拆除颈部的缝线后,用盐水冲洗创面,轻柔清理创面,一般在此时可基本明确血管危象的原因,检查是否由扭转、受压、张力造成,尽快去除这些因素,并予以纠正。

4. 检查动脉吻合口,要保证皮瓣获得可靠供血,如果动脉区域有血栓,则应在吻合口区域剪开移除血栓,如果采用机械方法无法去除血栓,则需用低分子肝素冲洗溶栓,尽可能地移除血栓;如回流静脉存在血栓,则需要开放静脉吻合口,采用机械方法去除血栓,皮瓣按摩改善微循环,努力使血栓由静脉吻合口排出,如果血栓已经黏附于血管壁上,则需将静脉纵剖开或者桥接移植的方式,获得开放静脉回流,观察回流情况来明确皮瓣能否保留,在微循环稳定后再吻合静脉。

5. 皮瓣探查完成后,在术中要注意检查伤口缝合区域,避免皮瓣部分坏死所导致的伤口不愈,全身应注意抗凝及维持循环的稳定,积极纠正贫血和水电解质紊乱,并加强营养支持,努力实现伤口的一期愈合,做好家属的解释工作。

第三节 围手术期全身并发症紧急发作的处理

一、静脉血栓栓塞性疾病的紧急处理

静脉血栓栓塞症(venousthromboembolism,VTE)是已知潜在的手术并发症。外科手术术后,每年约有三分之一的患者术后死亡与VTE相关。现在对于恶性肿瘤、血管化游离皮瓣移植、高龄、深静脉置管史等具备危险因素的患者进行预防性抗凝,已经形成了共识及诊疗常规。但术后仍有可能发生静脉血栓栓塞,患者可能会出现急性缺氧、呼吸困难、心动过速、肢体水肿等症状,值得注意的是,

术后患者出现这些症状,也可能由其他原因造成,因此术后的判断很重要,不要漏诊静脉血栓栓塞。

明确在肺动脉栓塞诊断过程中,双肺的动脉 CTA 是诊断的主要依据,在不具备拍摄条件时至少应拍摄双侧肺部增强 CT,血液中 D- 二聚体可用于排除静脉性栓塞性疾病或作为疾病转归指标,因其特异性问题,一般不能作为诊断性指标。如怀疑是下肢的深静脉血栓,可以应用超声多普勒以明确血栓的存在。

急救处理原则如下。

1. 即刻处理,包括使患者制动,应对 VTE 的严重程度及出血风险进行评估,并请血管外科等专科医师对于进展期的合并大面积肺栓塞的患者使用溶栓剂,但在使用前应充分排除出血的风险;如果是严重的主要分支血管的栓塞,可考虑由血管外科专科医师进行介入取栓治疗。

2. 在即刻处理后,对于有较高出血风险的患者,可采用静脉滴注普通肝素;对于较低出血风险的患者,可采用华法林或治疗剂量的低分子肝素或普通肝素予以抗凝;对于不能接受抗凝的下肢血栓患者,可予以下腔静脉滤器直至可接受抗凝治疗。抗凝治疗的时间一般要持续 3 个月。

3. 对于有中心静脉置管或其他深静脉置管患者,应该尽早拔除相应置管,以减少深静脉血栓的风险。

二、脑血管疾病的紧急处理

脑卒中是一类不太常见但后果严重的手术并发症,栓塞是引起术后卒中的主要原因,既往脑血管病史和颈动脉狭窄及软斑的存在是脑卒中发生的危险因素。肿瘤引起的高凝状态可能是恶性肿瘤人群术后发生缺血性脑卒中的重要原因;因术中对肿瘤组织的牵拉、挤压导致血管内血栓脱落、疏松的瘤体断裂,进而导致细小的瘤细胞进入血流形成癌栓,从而导致围手术期缺血性脑卒中的发生。围手术期控制血压、抗凝,及时处理房颤是预防脑卒中发生的重要举措。患者一旦出现一侧肢体无力,自主动作不自如,肢体麻木等神经精神症状时,需及时进行头颅 CT 或 MRI 及电解质、血糖、血气分析等生化检查,并请神经内、外科医师会诊以尽早明确诊断。

处理原则:一旦诊断明确应立即给予呼吸、循环支持,吸氧保持正常氧分压,控制血糖和体温正常,维持内环境稳定,维持血流动力学稳定,防治颅内感染,积极采取神经保护措施,并适当地保持患者可控制的高血压(超过基础血压 15%),避免低血压。由于近期手术史,往往需要谨慎地进行溶栓治疗,可以考虑神经介入治疗。

三、心血管疾病的处理

在围手术期后的 72 小时内心血管问题的发生率最高，而且起病较急，专科性很强。手术应激、麻醉的影响，血流动力学的改变，疼痛和感染等问题均可导致急性心衰、急性心梗、急性心律失常、严重房颤、高血压急症等心血管急症的发生。口腔颌面外科、头颈外科医师在内的非心血管专科医师，对于处理心血管循环系统类的急症，多数会依靠专科医师的会诊，很难形成自己的处理意见，因此较为实际的是在专科医师到达之前，判断病情的轻重缓急，完善相应检查，准备好专业设备，节约宝贵的治疗时间。

处理原则：患者往往以心悸、胸痛、胸闷、呼吸困难等症状为主诉，且吸氧等常规措施处理后无缓解；无论何种的心血管急症的发生，心电监护及专科会诊是首先开展的措施，并开放静脉通道，十二导联的心电图是必不可少的临床检查，血常规、电解质、心肌酶谱、BNP、D- 二聚体是应该实施的生化检查，以筛查常见诱因及伴发疾病。由于头颈外科多涉及气道，在专科医师到达之前，需要再次评估气道以确保充分氧合和通气，按需进行辅助供氧和通气支持（无创通气或气管插管）；同时明确是否存在溶栓治疗的禁忌证；准备好洋地黄类药物以便对房颤急性发作的抢救。

（沈毅　杨溪　孙坚）

参 考 文 献

1. 葛均波,徐永健,王辰 . 内科学 . 9 版 . 北京:人民卫生出版社,2018.

2. 陈孝平,汪建平,赵继宗 . 外科学 . 9 版 . 北京:人民卫生出版社,2018.

3. 莫莉·布莱克利·杰克逊 . 围手术期会诊手册 . 3 版 . 王东信 . 北京:北京大学医学出版社,2021.

4. 张志愿 . 口腔颌面外科学 . 8 版 . 北京:人民卫生出版社,2021.

5. YANG X, LI S, WU K, et al.Surgical exploration of 71 free flaps in crisis following head and neck reconstruction.Int J Oral Maxillofac Surg,2016,45（2）:153-157.

第五篇

术后康复及临床研究

第二十二章

口腔颌面头颈肿瘤的术后康复

第一节 吞咽功能康复

吞咽功能障碍是口腔颌面头颈肿瘤患者诊治后常常出现的症状,针对吞咽功能康复,需要各临床科室的协调合作。

一、定义

吞咽障碍(dysphagia,deglutition disorders,swallowing disorders)是指由于下颌、双唇、舌、软腭、咽喉、食管等器官结构和/或功能受损,不能安全有效地把食物由口送到胃内的一种临床表现。

二、预判与评估

根据食团在吞咽时所经过的解剖部位,吞咽过程分为四期:口腔准备期/口腔推送期、口腔期、咽期、食管期。各期发生功能障碍即称为相应期的功能障碍。口腔颌面头颈肿瘤手术和放化疗的患者,吞咽障碍多发生在口腔准备期/推送期、口腔期和咽期。

涉及口腔颌面头颈部的患者,医护团队需要对其术后吞咽功能障碍进行术前评估。口腔颌面头颈肿瘤病区,是由口腔颌面头颈肿瘤科医师、康复治疗师、口腔修复和赝复医师、护士等多专业人员参与组成的一个团队,在患者入院后会对其进行预判,主要包括病史的询问、营养状态(包括营养摄入的方法,食物及液体摄入的类型、数量及频率)、心理问题,对于潜在的吞咽言语功能障碍患者进行相关的问询和测试,并对潜在节段性切除颌骨术后下颌骨偏斜、上颌骨洞穿性缺损的患者进行术前取模,告诉患者和家属术后可以戴斜面导板防止下颌骨偏斜,洞穿性缺损戴上腭护板防止食物从鼻腔喷出,同时告诉患者应该做的必要的康复练习。术后这个团队将继续对患者进行相应的评估、筛查和指导,让患者得到早期康复,早期恢复心理健康,提高吞咽功能和言语功能,恢复肢体功能。

根据"中国吞咽障碍评估与治疗专家共识(2017 版)"初步判断是否存在吞咽障碍及其风险程度,采用 EAT-10 和饮水试验进行问题筛查,利用容积 - 黏度吞咽测试等进行风险评估,如果有或高度怀疑存在吞咽障碍,则应做进一步的临床功能评估和 / 或检查。

三、评估方法

1. 临床吞咽评估(clinical swallow evaluation,CSE)称为非仪器评估或床旁检查。非仪器评估视为所有确诊或疑似吞咽障碍患者干预的必要组成部分。CSE 包括全面的病史、口颜面功能和喉部功能评估和进食评估三个部分。

2. 仪器评估主要包括吞咽造影检查(videofluoroscopic swallowing study,VFSS)和软式喉内窥镜吞咽功能检查(flexible endoscopic examination of swallowing,FEES)。VFSS 是检查吞咽功能最常用的方法,被认为是吞咽障碍检查和诊断的"金标准"。两种检查用来判断进食时口腔咽喉部的功能,包括食物误吸、渗漏等。

四、治疗

吞咽障碍的治疗包括多个方面,以团队合作模式完成,医师、护士、治疗师各负其责,同时应密切配合。

1. 促进吞咽功能的恢复　旨在通过改善生理功能来提高吞咽的安全性和有效性。如提高吞咽肌肉力量、速率和肌肉的协调能力来进行安全有效的吞咽。专家推荐使用的训练与治疗手段有:口腔感觉训练、口腔运动训练、气道保护手法、低频电刺激、表面肌电生物反馈训练、球囊扩张术、针刺治疗等。

2. 代偿性训练吞咽的方法　可以通过食物性状的调整,患者吞咽姿势的调整,部分辅助赝复体修复来帮助吞咽。

3. 外科手术治疗　可以通过重建气道的方法如气管切开和喉气管离断的方法,部分患者可直接采用胃造瘘手术来保证营养。

口腔颌面头颈肿瘤患者出现吞咽障碍的同时,会伴随语音障碍,所以对于吞咽障碍的患者,积极加强吞咽功能的训练对语音功能的部分恢复也有促进作用。通常意义上的言语治疗师、言语病理学家,将同时对患者言语和吞咽进行评估和训练。

第二节　咀嚼功能康复

因肿瘤切除颌骨后造成的牙列缺损(失)会严重影响咀嚼功能。修复牙列重建咬合对颌骨术后患者恢复咀嚼功能尤为重要。在上下颌骨缺损或重建后,通常会采取不同的修复牙列手段来重建咬合。

赝复治疗主要用于上颌骨切除后封闭口鼻腔通道、重建固有口腔形态、改善患者的咀嚼和语音功能。传统型赝复体为活动义齿式,患者可自行摘戴,不影响肿瘤术后复查诊断。随着修复材料和修复技术的进步,特别是种植技术的应用,可制作新型种植体辅助固位式赝复体,能更好地帮助患者重建颌骨、修补缺损组织及器官、恢复咀嚼功能、完善外科手术治疗效果。因此,种植赝复治疗在口腔颌面缺损修复重建中具有不可忽视的地位。

一、上颌骨缺损的修复

上颌骨缺损通常由肿瘤切除或外伤引起,除上颌骨本身的肿瘤外,颌骨邻近组织器官如牙龈、上颌窦、鼻腔、眼眶等处的肿瘤都可侵犯上颌骨。根据缺损的范围部位,可以为局部上颌骨缺损,也可以为全上颌骨缺失。目前上颌骨缺损仍以赝复体修复为主。

(一)术后暂时性赝复体

暂时性赝复体于术后即刻配戴,能起到临时封闭手术创口的作用,免受唾液和食物的污染,改善吞咽和进食。在暂时性赝复体戴用期间,因局部瘢痕收缩可能产生疼痛、摩擦出血等不适,需要及时就诊进行调磨和衬垫。戴用三个月左右,缺损区的创面基本愈合,炎症消退,周围组织趋于平稳,可以更换制作正式的赝复体。如果患者术后需要进行放射治疗,由于放疗会间接损伤邻近组织的正常组织细胞,致使缺损区及邻近组织的黏膜、骨组织愈合能力受到抑制,组织容易损伤和出血,故放疗期间不建议做修复治疗,可以在放疗结束后制作正式赝复体。

(二)传统上颌赝复体

赝复体用于修复颌骨缺损后的软硬组织,不仅要有良好的固位和支持作用,还必须设计的既轻巧,又牢固,而且支架不宜过于复杂,基托不宜过厚。除必要的残根和过度松动牙需要拔除外,应尽量保留余留牙作为支持和固位结构。对基牙的保护和加强也相当重要,尤其是紧邻缺损区的基牙,可以采用全冠、联冠、金属舌面等形式对余留牙进行加强保护。支架一般以铸造式支架为主。一般在距缺损较远的部位设置直接、间接固位体以增强稳定性。当牙列有缺损时,支架可以与缺损腔赝复体和义齿相连接。赝复体基托可利用软组织倒凹获得固位,使口鼻处得到封闭。如果缺损区高度小于2cm,可将赝复体顶端适当深入缺损腔,通过增加腭顶高度来减轻重量。如果缺损区高度大于2cm,则在组织缺损区的基托一般应采用中空的形式,以便减轻重量。这种赝复体表面光亮,容易清洁,且摘戴方便,不刺激周围组织。

(三) 种植体支持式上颌赝复体

当缺损范围较大,传统赝复体无法提供足够的支持力时,可应用种植技术,设计种植体与基牙共同支持或纯种植体支持式赝复体。可以在患者上颌余留健康牙槽嵴上种植常规种植体,或在上颌骨双侧颧突上各植入1或2枚颧种植体,3个月后安装上部结构,在其上端连接磁性固位体、杆卡、栓道式附着体等以提供足够的支持及固位力,再在余留基牙上设置卡环或支托,制作上颌赝复体。如果是无余留牙的全上颌骨缺失,可以在双侧颧种植体上设计制作环形铸造支架或磁性固位体,支架有一定的强度和厚度,可以通过种植体将𬌗力传递到颧骨上,从而为上颌赝复体提供良好的固位和稳定性,极大地改善患者的语音和咀嚼功能。

(四) 数字化设计硅橡胶阻塞器式上颌赝复体

数字化设计硅橡胶阻塞器的工作流程包括数据扫描、三维重建设计、打印数字化阴模、充填硅橡胶和硅橡胶固化。数据扫描主要是采用CT扫描、三维激光扫描等方法对骨组织和软组织进行三维重建,其不受缺损深度和倒凹区复杂结构的影响,能规避传统赝复体制取缺损腔印模的风险。数据重建的模型能客观全面反映患者口颌面部的解剖形态。在仅腭部缺损不涉及牙列缺损的情况下,硅橡胶阻塞器有弹性,异物感很小,配戴舒适性佳,封闭性好。在上颌骨缺损涉及牙列时,可通过口内扫描技术获取牙列和口腔内软组织边界数据,将其与CT重建的缺损区三维数据进行配准融合,作为赝复体和可摘局部义齿三维设计的依据,从而制作硅橡胶阻塞器与上颌义齿分段式上颌赝复体。

二、下颌骨缺损的修复

下颌骨缺损后,容易造成下颌偏斜、牙列缺损等情况,需要根据不同缺损类型制作不同的赝复体。

(一) 翼状导板

下颌骨节段性缺损的患者,由于剩余下颌骨的移位和闭合运动的不稳定性,上下颌无法建立稳定的咬合关系。配戴翼状导板可以预防和阻止下颌骨余留段的偏斜和移位,通过引导下颌咬合轨迹,使上下颌恢复正常的咬合关系。根据剩余牙列的特点,可以制备上颌翼状导板或下颌翼状导板两类。上颌翼状导板配戴在上颌,以上颌双侧后牙区牙齿为固位和支持的基础。下颌翼状导板配戴在下颌,以下颌健侧后牙区牙齿为固位和支持的基础。配戴一段时间后,下颌骨的运动趋于稳定,能够主动与上颌余留牙列进行咬合,恢复咀嚼功能。

（二）下颌赝复体

下颌骨缺损的修复应尽早进行，一般可利用余留牙，采用可摘义齿修复。在余留牙较少的情况下，可以在患侧做自体骨植入术，同期植入种植体，3个月后行种植二期手术并行义齿修复，也可以在植骨术后，骨愈合完成后，再行种植体植入术。通过余留牙和种植体，为赝复体提供足够的固位，从而尽可能恢复咬合关系。

第三节　语音功能康复

口腔颌面头颈肿瘤科的大部分患者术后会出现语音功能障碍，需要进行功能康复，因为言语功能障碍的范畴比语音障碍更大，所以本节介绍言语功能障碍的康复。

一、言语功能障碍分类

言语由五个相对独立，又相互关联的过程产生，包括呼吸、发声、共鸣、构音、语音。广义的言语障碍包括器质性、功能性和神经运动性病变。临床上常见的言语障碍，也称为运动性构音障碍，主要是由于神经病变，导致与言语有关的肌肉麻痹、收缩力或运动不协调，称为狭义的言语障碍。口腔颌面头颈肿瘤治疗后的言语障碍大多数属于器质性言语障碍。

二、诊治

舌癌是口腔颌面头颈肿瘤中最常见的恶性肿瘤，由于肿瘤根治导致舌体缺损、神经改变，引起的语音障碍是常见的并发症之一，会直接影响患者的生活质量。部分患者由于口腔颌面头颈肿瘤近颅底和颈根，会出现该功能性和神经运动性言语障碍。而大多数患者发生单纯构音障碍。口咽鼻咽的手术瘢痕，放疗纤维化会影响腭咽闭合不全，导致共鸣障碍和构音障碍。

治疗原则：针对言语表现进行治疗，按评定结果选择治疗顺序，选择适当的治疗方法和强度，多采用呼吸训练，配合放松训练和构音改善的训练。

口腔颌面头颈肿瘤患者的改善构音训练方法主要考虑呼吸、发声、共鸣、构音、语音这五方面的训练，可以从伤口基本愈合即术后四周开始训练。

一般而言，切除范围越小，功能预后越好。手术治疗的选择对于语音的恢复也非常重要。如舌次全切除的患者术后舌偏移明显，语音功能恢复较差，通过交叉瓣将正常侧舌体转移至术后缺损侧，可矫正舌偏移程度，在术后取得良好的语音效果。半舌，甚至近全舌缺损，通过皮瓣移植，并重建舌体和颌舌沟往往也可取得较好的语音效果。而全舌缺失往往术后语音功能恢复差。此外,语音治疗同时也应该重视声音的可塑性和动态范围。特别是对于范围广的部分喉切除术,患者语音治疗的目标可根据缺陷的严重程度进行调整,沙哑声音通常是一个可以接受的目标。严重的语音障碍,包括全喉切除,需要使用经喉或经口电子喉颈,以及训练特殊的气管或食管发声来完成语音功能的康复。

第四节　呼吸功能康复

口腔颌面头颈肿瘤患者,尤其是手术中需要切除原发灶,用游离皮瓣转移修复缺损的患者,肺功能都有不同程度的下降,需要进行心肺功能的评估。良好的心肺功能也是患者康复的重要标志之一。

一、呼吸康复的定义和评估

呼吸康复是一项综合性干预措施,是以对患者的全面评估为基础,为患者制订个性化治疗方案,包括但不限于运动训练、教育和行为改变,旨在改善慢性呼吸系统疾病患者的身体及心理状况,同时提高利于其健康行为的长期依从性。口腔颌面头颈肿瘤患者虽然不是慢性呼吸系统疾病,但由于体位制动平躺卧床 3~5 天,有文献报道肺功能会下降 30%,所以需要通过呼吸康复来达到快速康复。

评估首先需要针对患者的病史、体格检查、近期的诊治经过进行评估,还需要对症状进行评估,这些症状主要包括呼吸困难、疲劳、衰弱及无力、咳嗽、痰液产生、睡眠障碍、吞咽困难等,对于判断术后或已经有呼吸困难的患者,我们科会进行气管切开或插管,保证患者的呼吸道通畅,保证生命体征平稳。同时,我们还需要对肌肉骨骼及运动能力、疼痛、生活活动能力、营养、供养、教育等进行评估,再评估。

二、呼吸康复

对于口腔颌面头颈肿瘤患者,血氧饱和度需要参考当地的血氧饱和度水平。在上海,我们一般要求氧饱和度维持在 95% 以上,对于带气管套管或高龄的患者,在术后围手术期给予 1~3L/min 的吸氧。常规的口腔颌面头颈肿瘤患者的呼吸道管理是护理工作非常关注的,吸氧吸痰,气道护理包括气道湿化、雾化,一次性气管套管的气囊放松,金属气管套管内套管的清洗等,同时床边还会建议患者进行一定的呼吸训练和空吞咽训练,以减少诊治后延期出现的误吸导致的肺炎。呼吸训练主要包括膈式呼吸运动、瑜伽、咳嗽等,配合一定的空吞咽训练也是呼吸训练的一部分。膈式呼吸包括有意识地使用膈肌做深呼吸，在带气管套管不太方便的情况下，可先进行主动平静呼吸训练，同时会加强卧床患者的拍背，来促进肺内痰液的排出。待患者可坐立或站立行走时，指导患者调整呼吸节奏，进行一定的深呼吸、咳嗽、吞唾液训练及运动处方的制订等。总之，呼吸康复是需要伴随患者终身的康复，有助于保护患者的肺，从而支撑他们身体的健康。

第五节　肩颈及组织瓣供区功能康复

副神经型肩部功能障碍（accessory nerve shoulder dysfunction，ANSD）是头颈肿瘤淋巴清扫术后常见的并发症。它是因暂时损伤（牵引、解剖和手术期间断流）引起的副神经失神经或因切除造成的永久性损伤，会导致斜方肌无力。ANSD 的特点是疼痛、沉重、肩关节下沉并前突、关节活动范围受限，尤其是肩外展受限和出现翼状肩。即使有很多手术都保留了副神经，仍会有 20%~60% 的患者出现肩痛及肩功能障碍。放射疗法同样可对副神经和其他与肩部运动有关的神经肌肉结构造成损伤。因此，在接受颈清和 / 或术后放疗的患者中，应定期随访评估肩部关节疼痛或功能损害情况，如果存在肩部疾病，则需考虑早期康复。

康复的治疗方法主要有：①伸展同侧胸大肌以恢复肩胛的回缩运动范围；②活化牵拉肩胛骨，加强菱形肌和剩余有功能的斜方肌肌纤维；③尽可能小地伸展肩关节囊，限制使用患侧手臂举、搬、推等动作；④避免达到或超过肩膀的高度，以避免肩袖位于肩峰和肱骨头之间受到撞击；⑤用扶手支撑手臂的重量；⑥避免使用吊索，因为吊索会导致胸骨挛缩、肱骨内旋和肩胛前缩；⑦肩胛骨的矫正器、压缩背心或服装有时是有效的，但患者可能不能忍受支撑肩胛骨所需的局部胸部压力。

组织瓣对供区的肌肉力量、关节活动度、肢体负重、肢体功能等可能造成短期或长期的影响。如：血管化游离腓骨肌皮瓣术后 1 年，供体侧下肢力量显著下降。术后 6 个月，供体侧足底中心压力才会转移至足跟。步态分析显示行走过程中，患者采用谨慎的步行方式（如供体同侧负重减少等）可以降低跌倒的风险。

前臂桡侧游离皮瓣术后上肢功能评定表（disabilities of the arm，shoulder and hand，DASH）评分，直到术后 24 个月才恢复正常。术后腕关节屈曲的平均活动度与术前相比显著降低，术后 12 个月恢复正常。在伸展、桡骨外展和尺骨外展方面也有类似的趋势。术后平均握力与术前相比显著下降，术后 24 个月仍处于功能障碍状态。在指尖抓握和侧方抓握方面也出现了类似的趋势。

康复的治疗方法主要有：①增加瘢痕活动性及延展性；②柔和牵伸所累及关节周围的肌纤维及肌腱；③肌肉渐进性抗组训练；④上肢灵活性训练、抓握训练；

⑤下肢重心转移及步态训练。

第六节　面神经功能康复

面神经损伤后，神经功能恢复较慢，面肌可能发生萎缩。无论是面神经缺损进行了修复，还是解剖导致的创伤，如果出现面瘫症状，均需进行面肌功能训练。面肌功能训练可预防和减轻面肌萎缩，有利于面神经功能的恢复。一般分为被动治疗和主动康复训练。

一、被动治疗

被动治疗也称物理治疗，可用局部按摩、低频脉冲电疗等，不宜用强刺激面神经和面部肌肉，这样才能促进早日康复，减少后遗症。按摩是环行且有节律的抚摩动作，表情肌多起自骨面，止于面部皮肤的薄弱肌束，用手指按摩时，协助表情肌完成正常的表情动作，使肌肉产生记忆，转变成恒定的动作。面部表情肌位于鼻孔和口腔周围，具有括约肌和开大肌的作用，因此按摩时可循口腔向周围的方向，同时让患者做开口、闭口、微笑、噘嘴等辐射状动作，起到使面部口周围协调和双侧鼻唇沟对称、协调的作用。另外，按摩可使患者精神和心理放松，能改善局部血液循环，防止面肌萎缩，提高面肌肌张力，促进功能恢复。

低频脉冲电疗法是采用节律性感应电，作用于面部的运动点，刺激电量不宜过大，使肌肉产生轻度活动即可，如出现面肌疼痛时应停止此治疗。可将电极贴片贴于面神经损伤区域的表情肌附近，每次作用 1~2 个位点，治疗 15 分钟后，再更换下一个位点，不宜刺激过强，以免引起面部肌肉抽搐。每日可早晚两次，10天为一疗程。

红外线治疗是利用波长范围在 760~4 000nm 之间的射线治疗，因为红外线波长较长，光子能量低，其主要的生物学作用为热效应。红外线穿透能力较弱，短波红外线的穿透程度为 1~10mm，可达真皮及皮下组织；长波红外线为0.05~1mm，可达皮肤表皮的浅层。红外线的治疗作用为：①红外线被组织吸收后产生热能，可使血液循环加速，代谢旺盛，加强组织的再生能力和细胞活力。②镇痛解痉作用，可使周围神经兴奋性降低，疼痛感觉减轻。对肌肉有松弛作用，因此，可缓解肌痉挛。③可使白细胞浸润、网状内皮系统吞噬能力增强，提高机体免疫力。操作过程中将其置于被照射部位上方，根据患者的感觉调整治疗剂量，一般以有舒适热感，皮肤出现桃红色的均匀红斑为宜。每次治疗时间约 20分钟，每日一次，10 次为一疗程。注意治疗前检查患者局部皮肤有无知觉，以免烫伤，并避免照射眼睛。

二、主动治疗

被动治疗的同时,患者还需要主动的肌力增强训练,按面肌肌力不同,训练时采用不同手法,进行循序渐进的肌力训练。

肌力 0 级时,可用手指帮助做被动运动。

肌力 1 级时,可用手指帮助练习,以被动运动为主。

肌力 2~3 级时,不应给予帮助,应做适量的主动训练。

肌力 4~5 级时,可用手指给予阻力。

应注意的是,面部肌肉都是左右对称的,做表情时基本上是两侧肌肉同时运动,因此训练时必须两侧同时进行。如果一侧表情肌运动受限时,往往被健侧表情肌牵拉,此时需要放松健侧肌肉,也可用手指协助抑制健侧肌肉运动。术后的面神经康复,应待手术创口基本稳定后,及早开始肌力训练,其治疗效果越好。

我们建议患者训练时,重点进行面部表情的对称训练。患者训练时端坐于镜子前,有良好的光线照射,周围环境安静并能集中注意力,更有助于患者的全心投入。患者面对镜子做针对性的各种动作,如针对额部肌肉的皱眉、抬眉;针对眼周的眨眼、闭眼;针对鼻唇部的鼓腮、微笑、噘嘴、露齿等,分组进行训练,每个动作 10 次以上,每天训练 3 次。

一些特殊手术的患者,需要做针对性的训练,如行咬肌转位移植术的患者,首先需要通过咬的动作促进口角的外展,当口角出现微动以后,进一步在非咬的情况下进行口角的训练。另外,舌下神经转位移植的患者,首先需将舌头移动或压向上腭来激活面部肌肉,而后期进食说话舌头运动时要尽量禁止面部运动,从而减少联带运动的产生。随着锻炼的进行,最终达到不依赖于舌头的面部肌肉自主运动。

三、面神经功能康复的日常护理

面神经功能受损患者同时要注意日常护理。平时应注意面部保暖,可用毛巾浸温水后湿敷患侧颜面,也可用热水袋热敷面部,温度不宜过高,配合用手轻揉面部,促进血液循环,使之效果更佳。

面肌瘫痪可能影响咀嚼,会使食物在咀嚼时滞留在患侧牙齿和颊黏膜之间,应做好口腔护理,饭后漱口,睡前刷牙。

因为闭眼功能不全,要注意眼部卫生,可用保护性眼镜或眼罩和眼药水。睡前涂敷眼药膏,也可用生理盐水湿纱布盖眼以保护角膜。

面神经功能受损给患者外观和心理都会带来较大的负担,很多患者会担心预后情况,应耐心地向患者解释,如发病原因、病情变化和预后转归等,并应尽力体贴关怀,语言上的沟通会使患者得到尊重和安慰,建立信心,使患者配合治疗,更有利于康复。

第七节　心理康复

病残改变了头颈肿瘤患者的生理、心理和社会状况,给患者带来了诸多复杂的心理社会挑战。肿瘤患者的心理社会问题和需求往往是多样的,并且随时间而变化。同时心理问题和情绪问题相伴而生,不同类型的、处于疾病不同阶段的患者可能会出现特定的情绪、心理问题,医务工作者有必要对康复阶段头颈肿瘤患者的心理护理提高认识,并预见性地给予心理干预。

一、头颈肿瘤患者康复阶段的心理特点

依据 Mullan 所划分的癌症患者生存期三阶段,分别为急性期,即头颈肿瘤患者可能表现为情绪休克、无法控制情绪等;延续期和永久期,即头颈肿瘤患者进入病情较为稳定的康复阶段,该阶段也是患者进行功能康复的关键时期,患者往往存有较高的期望值,希望能尽早恢复机体功能从而回归家庭、社会,但部分患者可能会因为康复效果与期望值存在较大的差距而产生抑郁、恐惧、悲观等负面情绪。病损可使头颈肿瘤患者的某些心理问题长期存在,进而给患者健康带来不利影响。如果不及时予以疏导和治疗,不但不利于病情恢复,而且还会引起一系列并发症及社会适应困难等。

1. 抑郁和焦虑　有研究显示与其他癌症诊断相比,头颈癌患者的焦虑和抑郁患病率更高,发生率在 13%~57% 之间。社会支持不足,医患双方医疗信息不畅,患者自我照护能力不足,疾病自身及治疗造成外貌损毁和功能损伤是导致头颈部肿瘤患者抑郁的主要因素。此外,还存在一些其他因素影响头颈部恶性肿瘤患者的心理健康水平,如癌症病程长,化疗药物不良反应大以及手术风险高等;同时由于个体心理及生理上的缺陷也容易导致抑郁症状。患者常表现出抗拒治疗、情绪不稳定、兴趣不浓、消极、悲观等症状,严重时甚至有自杀念头;有时可伴有纳差、体重减轻、便秘、睡眠障碍等躯体症状;患者亦可能出现"欲哭无泪"的深度抑郁状态,需要注意的是,部分患者可能会掩饰抑郁情绪而故作积极。

头颈肿瘤患者无论是在治疗前还是接受主要治疗后都容易产生焦虑反应。康复阶段的患者的焦虑多源于对疾病的不确定性而产生的不安感,在随访的过程当中表现尤为明显,常常伴有癌症复发恐惧心理。

2. 恐惧　研究表明头颈肿瘤患者较为容易出现恐惧心理,源自对肿瘤未知发展的恐惧、对死亡的恐惧、对疾病并发症的恐惧、对治疗的恐惧等,患者常常表

现为有忧虑、不安感或烦躁,难以集中注意力。恐惧心理中癌症复发恐惧心理和癌症疼痛恐惧心理是研究当中的热点话题。在头颈肿瘤中高达 83% 的患者报告存在癌症复发恐惧情绪,这种恐惧心理会使患者产生消极的情绪反应,影响其正常生活和疾病治疗。后者亦然,癌症疼痛恐惧心理甚至会导致严重后果,如抑郁、焦虑、失眠、恶心、呕吐等症状。

3. 孤独和无助　罹患肿瘤并可能遭受着疾病及治疗带来的外貌损毁与功能损伤,患者可能会感到生活偏离正常轨道,人际关系也发生巨大变化,从而产生孤独感与无助感。

4. 身体意象障碍　身体意象或体象属于心理学中自我概念的一部分,指的是个体对自身机体与功能的感知。由于头颈部肿瘤患者容易出现头颈部明显的病损,这类患者常常关注体象问题,并容易出现身体意象障碍,表现为难以适应受疾病或治疗影响而改变的自己。存在严重身体意象障碍的患者更为容易出现焦虑障碍、抑郁障碍等精神疾病。

二、头颈肿瘤患者康复阶段的心理护理

(一)心理评估

2022 年美国国立综合癌症网(NCCN)《NCCN 癌症临床指南:心理痛苦的处理》最新版指南,推荐使用心理痛苦筛查量表对所有肿瘤患者进行心理痛苦筛查,可快速识别存在心理问题的患者并进行干预。痛苦的概念是在所有精神心理概念的基础上"去耻化"的定义,包含患者所有心理社会问题的综合概念,轻者可表现为正常的悲伤、恐惧,重者可表现为精神障碍,如焦虑障碍、抑郁障碍。我国在 2016 年出版了《中国肿瘤心理治疗指南》,该指南也推荐将痛苦筛查纳入我国的肿瘤诊疗路径中。肿瘤患者心理痛苦筛查流程及临床应答详见我国于2020 年再版更新的《中国肿瘤心理临床实践指南》。

(二)心理护理措施

1. 信息支持　告知患者延续护理措施,以及出现问题时如何应对,如症状管理、必要的医疗信息。告诉患者治疗结束后的随访计划和协同护理相关内容。提供患者康复方面的资料(手册、图片等)。

2. 心理支持　关注患者的情绪,特别是在完成主要治疗后的半年或 1 年内要评估患者的焦虑、抑郁情绪以及对疾病进展的恐惧程度。对于焦虑、抑郁或严重恐惧的患者要转诊至心理科或精神心理科接受针对性的评估与干预。对于刚结束治疗进入康复期的患者,可以给予团体干预以帮助患者避免或减轻焦虑、抑郁,促进康复。告知患者参加肿瘤康复会等社会性患者团体组织的途径、方式。如患者在治疗后有明显的外貌变化(脱发、头颈部瘢痕、水肿等)应注意评估

患者是否有体象障碍。可主动询问患者个人生活、家庭生活恢复情况,如发现患者在回归家庭、社会生活过程中存在问题可转诊至心理科、精神心理科接受家庭干预。

3. 支持性心理干预 支持性心理干预(supportive psychotherapy)是一种间断的或持续进行的治疗性干预方式,其目的在于帮助患者应对痛苦情绪,增强其已有优势,促进患者对疾病的适应性应对。支持性干预常常以团体的方式进行,一对一的、简单的支持性干预同样能够起到积极的作用。

医护人员在肿瘤患者的全病程中都应提供一般性支持,如前述的信息与心理支持,主动了解患者的感受和需求,倾听并给予共情反馈。建议医护人员采取团体干预的方式为患者提供心理支持,频率通常为一周一次,每次 90~120 分钟,团体的领导者应当包含了解疾病的医护人员,在团体活动中关注患者及其家属的现实困难,以及对于疾病及治疗的感受。医护人员应根据患者的具体情况决定支持性心理治疗的方式、地点、时间、频次。

除上述教育性心理干预与支持性心理干预外,医护人员还能依据实际情况转诊患者至心理科、精神心理科,由心理治疗师提供专业的心理干预,如认知行为治疗、认知分析治疗、正念减压训练、接纳 - 承诺疗法、战胜恐惧疗法、叙事疗法等。

(杨雯君 曲行舟 侯黎莉 沈淑坤 唐燕 周恬)

参 考 文 献

1. 中国吞咽障碍康复评估与治疗专家共识组 . 中国吞咽障碍评估与治疗专家共识(2017 年版)——第二部分:治疗与康复管理篇 . 中华物理医学与康复杂志,2018,40(1):1-10.

2. 中国吞咽障碍康复评估与治疗专家共识组 . 中国吞咽障碍评估与治疗专家共识(2017 年版)——第一部分:评估篇 . 中华物理医学与康复杂志,2017,39(12):881-892.

3. 窦祖林 . 吞咽障碍评估与治疗 . 2 版 . 北京:人民卫生出版社,2017.

4. 罗剑,孙坚,沈毅,等 . 不同修复方式重建舌缺损术后吞咽功能的比较 . 中国口腔颌面外科杂志,2012,10(5):386-391.

5. 赵铱民 . 颌面赝复学(上卷)——颌骨及腭部缺损的修复 . 西安:世界图书出版社,2004.

6. 赵铱民 . 颌面赝复学(下卷)——颜面缺损的修复 . 西安:世界图书出版社,2016.

7. 顾晓宇,陈晓波,焦婷,等 . 三维打印数字化阴模辅助制作口腔颌面缺损赝复体的临床应用 . 中华口腔医学杂志,2017,52(6):336-341.

8. 周恬,顾晓宇 . 数字化和传统方法制备上颌骨缺损赝复体的效果评价 . 口腔颌面修复学杂志,2021,11(22)6:430-434.

9. 赵云凤,廖晓燕,李庆艳,等.恶性肿瘤术后上颌骨单侧缺损的赝复体修复.口腔颌面修复学杂志,2018,19(1):14-18.

10. 邱蔚六.口腔颌面外科学.上海:上海科学技术出版社,2008.

11. 孙坚,翁雁秋,李军,等.舌癌患者术后语音功能的影响因素分析.中国口腔颌面外科杂志.2009,7(2):106-110.

12. 李胜利.语言治疗学.北京:人民卫生出版社,2016.

13. 万萍.言语治疗学.北京:人民卫生出版社,2018.

14. 美国心血管-肺康复协会.呼吸康复指南:评估、策略和管理.5版.席佳宁,姜宏英主译.北京:北京科学技术出版社,2020.

15. 中华口腔医学会口腔颌面头颈肿瘤专业委员会.舌黏膜鳞状细胞癌外科治疗的专家共识.中华口腔医学杂志,2022,57(8):836-848.

16. 唐丽丽.中国肿瘤心理临床实践指南(2020).北京:人民卫生出版社,2020.

17. 齐伟静,胡洁,李来有.2018.V1版《NCCN癌症临床指南:心理痛苦的处理》解读.中国全科医学,2018,21(15):1765-1768.

18. 李惠艳.护理心理学.4版.北京:人民卫生出版社,2017.

19. MITTAL B B,PAULOSKI B R,HARAF D J,et al.Swallowing dysfunction-preventative and rehabilitation strategies in patients with head-and-neck cancers treated with surgery,radiotherapy,and chemotherapy:a critical review.Int J Radiat Oncol Biol Phys,2003,57(5):1219-1230.

20. JAMAL N,EBERSOLE B,ERMAN A,et al.Maximizing functional outcomes in head and neck cancer survivor.Otolaryngol Clin North Am,2017,50(4):837-852.

21. LANGMORE S E.History of fiberoptic endoscopic evaluation of swallowing for evaluation and management of pharyngeal dysphagia:changes over the years.Dysphagia,2017,32(1):27-38.

22. TURKINGTON L,NUND R L,WARD E C,et al.Exploring current sensory enhancement practices within Videofluoroscopic Swallow Study(VFSS)clinics.Dysphagia,2017,32(2):225-235.

23. LOGEMANN J A,RADEMAKER A,PAULOSKI B R,et al.A randomized study comparing the shaker exercise with traditional therapy:a preliminary study.Dysphagia,2009,24(4):403-411.

24. NUSEIR A,HATAMLEH M M D,ALNAZZAWI A,et al.Direct 3D printing of flexible nasal prosthesis:optimized digital workflow from scan to fit.J Prosthodont,2019,28(1):10-14.

25. MAHMOUD E,MARIKO H,YUKA S,et al.Creating a digitized database of maxillofacial prostheses(obturators):a pilot study.The Journal of Adranced Prosthodontics,2016,8(3):219-223.

26. LIU H,BAI S,YU X,et al.Combined use of a facial scanner and an intraoral scanner to acquire

a digital scan for the fabrication of an orbital prosthesis.J Prosthet Dent,2019,121(3):531-534.

27. WANG Z,WU W,ZHANG C,et al. "Three-Dimensional Ring" of zygomatic-supported prosthetics rehabilitation in bilateral maxillary defect.The International Journal of Oral & Maxillofacial Implants,2021,36(6):1235-1246R.

28. FENG Z,DONG Y,ZHAO Y,et al.Computer-assisted technique for the design and manufacture of realistic facial prostheses.Br J Oral Maxillofac Surg,2010,48(2):105-109.

29. BERGSTRÖM L,WARD EC,FINIZIA C.Voice rehabilitation for laryngeal cancer patients: functional outcomes and patient perceptions.Laryngoscope,2016,126(9):2029-2035.

30. DAMICO J S,MÜLLER N,BALL M J.The handbook of language and speech disorders,Wiley-Blackwell,2010.

31. BERGSTRÖM L,WARD E C,FINIZIA C.Voice rehabilitation for laryngeal cancer patients: functional outcomes and patient perceptions.Laryngoscope,2016,126(9):2029-2035.

32. CLARKE P,RADFORD K,COFFEY M,et al.Speech and swallow rehabilitation in head and neck cancer:United Kingdom National Multidisciplinary Guidelines.The Journal of Laryngology & Otology,2016,130(Suppl.S2):S176-S180.

33. DENG W,YANG L,XIE C,et al.Prediction of postoperative lower respiratory tract infections in tongue cancer patients based on pretreatment swallowing function.Oral Dis,2020 Apr;26(3):537-546.

34. THERESA H R,KENT E A,STEVEN G Z,et al.Respiratory-swallow coordination and swallowing impairment in head and neck cancer.Head Neck,2021,43(5):1398-1408.

35. MOZZINI C B,RODRIGUES T R,BERGMANN A,et al.Adherence to a shoulder dysfunction physical therapy protocol after neck dissection with accessory nerve preservation in head-and-neck cancer patients:an uncontrolled clinical trial.Int J Health Sci(Qassim),2022,16:22-29.

36. ALMEIDA K A M,ROCHA A P,CARVAS N,et al.Rehabilitation interventions for shoulder dysfunction in patients with head and neck cancer:systematic review and meta-analysis.Phys Ther,2020,100:1997-2008.

37. XU Z F,BAI S,ZHANG Z Q,et al.A critical assessment of the fibula flap donor site.Head Neck,2017,39:279-287.

38. FEUVRIER D,SAGAWA Y,BÉLIARD S,et al.Long-term donor-site morbidity after vascularized free fibula flap harvesting:clinical and gait analysis.J Plast Reconstr Aesthet Surg,2016,69:262-269.

39. LIU J,LIU F,FANG Q,et al.Long-term donor site morbidity after radial forearm flap elevation for tongue reconstruction:prospective observational study.Head Neck,2021,43:467-472.

40. PAULA J M,SONOBE H M,NICOLUSSI A C,et al.Symptoms of depression in patients with cancer of the head and neck undergoing radiotherapy treatment:a prospective study.Rev Lat Am Enfermagem,2012;20(2):362-368.

41. MACIAS D,HAND B N,ZENGA J,et al.Association between observer-rated disfigurement and body image-related distress among head and neck cancer survivors.JAMA Otolaryngol Head Neck Surg,2022 Jul 1;148(7):688-689.

42. MELISSANT H C,JANSEN F,EERENSTEIN S E,et al.Body image distress in head and neck cancer patients:what are we looking at? Support Care Cancer.2021,Apr;29(4):2161-2169.

43. MIROSEVIC S,THEWES B,VAN HERPEN C,et al.NET-QUBIC Consortium.Prevalence and clinical and psychological correlates of high fear of cancer recurrence in patients newly diagnosed with head and neck cancer.Head Neck.2019,Sep;41(9):3187-3200.

第二十三章

口腔颌面头颈肿瘤的随访与全病程管理

随着广大患者和临床科室实际需求的增加,尤其是患者出院后面临着用药缺乏指导、病情无人跟踪、复诊无人提醒的困难,影响到了患者的治疗效果和就医体验。为此,我们开展了口腔颌面头颈肿瘤患者随访全病程管理的探索,综合所采用的管理路径、服务模式、管理工具、新设备与新技术创新带来的医疗行为可能的变化,构建并已经部分实现了口腔颌面头颈肿瘤患者群体标准化的全程化诊疗路径设计框架与实际内容,称为"口腔颌面头颈肿瘤的随访全病程管理"。

第一节 口腔颌面头颈肿瘤患者的全病程管理

一、全病程管理的理念与目标

全病程管理是以患者个体为中心,贯穿患者门诊检查、住院前宣教、住院诊治、全序列治疗、出院后康复、定期随访的整体病程管理和服务体系。鉴于口腔颌面头颈肿瘤患者特殊的专科特点,患者的全病程管理具有自身的专业特点。

我们对以患者为中心、团队参与的智能化管理与服务,如何真正构建全程化的诊疗路径进行了探讨,希望最终实现:①采用互联网医疗工具、口腔颌面头颈肿瘤患者全程化诊疗管理标准的构建与应用;②建立基于口腔颌面头颈肿瘤疾病全程化诊疗标准的筛查、治疗及随访的线上、线下诊疗网络与医疗资源应用方案;③兼容多种应用渠道与方式的疾病管理执行系统,通过对场景和数据交互进行匹配,建立有效的医疗服务与数据通道。

二、全病程管理的萌芽与发展

人类疾病的发生、诊断、治疗、康复本就是一个长期的机体干预行为。在医疗上更应该是一个贯穿始终的长期连续性的医疗健康行为,任何环节的执行效率与质量都会对最终结果产生影响。在医学上,医疗行为与医疗数据的连贯同步,能极大地提高诊断治疗效率与质量,降低医疗风险。

在政策层面,"诊前、诊中、诊后"的一体化医疗服务一直是医疗机构的线下服务理念。在 2018 年 4 月 25 日国务院办公厅关于促进"互联网医疗健康"发展的意见中,明确将互联网医疗办法用于"三诊",同时将结合线上线下一体化列为医院的重点构建方向。在《"健康中国 2030"规划纲要》里,明确提出规范和推动"互联网 + 健康医疗"服务,创新互联网健康医疗服务模式,持续推进覆盖全生命周期的预防、治疗、康复和自主健康管理一体化的国民健康信息服务。

在政策号召与社会实际需求的基础上,结合临床诊疗的全病程管理自然孕育而生,在部分高水平的教学医院临床科室开始向患者推广应用。全病程管理实质上是互联网医疗结合线下诊疗打造的一套独特的患者管理工作体系,其提倡以患者为中心,医疗人员为患者提供长期照护与管理干预,针对疾病诊疗的关注重点进行路径化的标准评估 + 策略性服务。患者进入全病程管理后,在疾病诊疗的整个过程皆可收到点对点个体化的精准医学关注,在专业的团队协作下,临床医疗工作者大大减轻了自身的工作负担,使得患者管理有序有效,既有助于医疗机构提升服务质量,也利于医疗资源成本的精准支出。

三、口腔颌面头颈肿瘤全病程管理的特点

上海交通大学医学院附属第九人民医院口腔颌面头颈肿瘤科作为国家重点学科、国家口腔医学中心、国家口腔疾病临床医学研究中心、上海市口腔医学重点实验室的重点科室之一,是国内外规模最大的口腔颌面头颈肿瘤诊治中心之一,每年诊治大量的口腔颌面头颈肿瘤患者。

该全病程管理体系针对本院口腔颌面头颈肿瘤科的肿瘤患者开展探索应用,包含口腔颌面部囊肿、良性肿瘤和瘤样病变、恶性肿瘤等疾病类型,对于该类肿瘤的治疗是根据肿瘤的性质及临床表现,结合患者的身体情况具体分析,确定采取相应的治疗原则与方法,对于疑难病例,需要多学科进行会诊讨论。病变性质主要通过病理检查确定,良性肿瘤一般以外科手术治疗为主,恶性肿瘤根据肿瘤的组织来源、生长部位、分化程度、发展速度、临床分期、患者机体状况等全面分析后选择适当的治疗方法。在全病程管理策略上将针对这个标准方案采用一套病组的管理方案,以患者确诊为管理起始点,分为围手术期管理、随访长期管理与短周期随访评估服务。

口腔颌面头颈肿瘤全病程管理涵盖了口腔肿瘤患者的整个诊疗过程,具备以下四个特性。

1. 高适应性　全病程管理对于现实的临床场景有极高的适应性,同时容纳

参与工作人员的执行误差与服务策略的快速调整。在高比例管理率的前提下，通过不同案例进行对比演化，口腔颌面头颈肿瘤全病程管理的内在运行逻辑将逐步诞生基于区域单病种诊疗的共识标准。

2. 数据抓手　全病程管理关注的不是患者碎片化的诊疗内容，而是从口腔颌面外科手术评估与治疗、辅助放化疗、保守随访的整个过程。患者在这个过程中历经的各机构诊疗节点、反馈的问题与各类查体数据，都是这个工作体系要帮助医师获取的数据内容。基于本模式的深度应用，医师能获知的是直观的患者全过程动态变化情况，理想地解决了医疗数据碎片化与冗余问题。

3. 智能化　降低医疗资源损耗，通过大量患者的管理实践以证明基于口腔颌面头颈肿瘤量身定制的疾病管理路径与关联服务库，可整体降低医疗成本，同时提高医疗质量。当体系结构的复杂度和数据量达到一定程度时，全病程管理将引入专用的人工智能技术对体系进行整体的优化支持。

4. 安全性　数据与服务是整个体系工作产出的主要内容和价值，数据安全更是医疗行为监管的高要求。针对数据安全体系达成如下几点：①患者与患者之间的管理数据与管理流程相对独立，没有数据串联也无法相互查看，具有更多的隐私性与安全感；②患者的病历为单病种结构化病历，数据由患者知情同意后由医护和患者协同完善收集，共同维护；③患者群体的数据输出为脱敏数据，最终呈现以单病种人群数据为单元进行临床科研支持。

四、口腔颌面头颈肿瘤全病程管理的建立与完善

1. 组织临床力量形成管理协作小组　口腔颌面头颈肿瘤全病程管理涉及非常多的实际医疗环节，涉及门诊、随访、手术、急诊、转介、放化疗、康复、跨院治疗等，有着大量基于医院运转规则下的流程业务服务。全病程管理协作小组需要专业的主诊专家、临床医师、临床护士、线上管理师、医院现场服务人员，甚至多学科团队的参与，这类协同性工作要做到从患者确诊，到长期稳定随访的全时空管理伴随。

2. 管理协作小组的职能分工　在临床协作小组里，工作的核心组织者是主诊专家，资源应用与调度的标准方案也是由主诊专家确定并实施，其他一线临床团队分别负责各自部分的评估与干预服务，包含定期的评估与针对评估结果的干预、线上患者咨询、复诊随访管理、复诊的提醒与服务。为提高服务效率与质量，可引入专业开展全病程管理运营业务的第三方团队一起开展工作，最终管理小组协作组成以患者为中心的管理动线，干预与服务覆盖患者整个诊疗过程。

3. 口腔颌面头颈肿瘤全病程管理具体构成　口腔颌面头颈肿瘤全病程管理的最常见对象是口腔颌面部恶性肿瘤，该肿瘤以上皮组织来源最多，尤其是鳞状

上皮细胞癌最常见,约占口腔颌面部恶性肿瘤的 80%(口腔恶性肿瘤约 90%)以上。口腔鳞状细胞癌的治疗方面,早期患者以手术为主,对于局部晚期患者则采取以手术为主并辅以术前诱导化疗和术后放疗的综合序列治疗,加以术后长期密切随访对提高患者预后具有重要作用。由于本疾病管理涉及诊疗时间长(放/化疗常需要多次,历时数月)、诊疗空间多点(可能存在不同医院手术,放/化疗的可能,同时放/化疗副作用常在家观察处理)。整个诊疗过程中参与医务人员多且构成复杂,变化性较大,因此需要标准化的管理路径来帮助主诊医师全面、全程掌握患者情况,及时有效地做出诊疗判断与治疗干预。

全病程管理的执行基础是口腔颌面头颈肿瘤管理路径,由主诊专家定制全病程策略,交由个案管理师整理完成详尽的管理路径,作为本协作组执行、干预和服务的计划与标准,路径会基于患者的情况与行为进行动态的变化,干预宣教与评估警示的告知将出现在恰当的时机,这样保障患者的行为高依从性和执行效果。协作组基于管理路径即可进行患者收案管理,管理路径进行路径任务输出到各个参与的协作人员,定制化风险预警与评估值适配于本地团队的管理策略要求,确保在适应患者各项条件的前提下,最大程度保障患者的疾病安全与诊疗质量。

该管理路径涉及口腔颌面头颈肿瘤长达 6 个月至 5 年周期的精细化管理,涉及对患者精准宣教 30 余个节点,25 篇文章内容,3 篇康复课程,涉及患者诊疗过程的风险评估与行为干预 50 余个节点。基于风险评估结果的 8 套医疗服务资源的应用规则。整套业务体系可供单个管理单元承载每年 1 200 名患者的管理服务,最小管理单元仅需要 1 名医师加 1 位护士参与,最大管理协作单元可由一个口腔颌面外科科室联合放化疗病房统一组建全科型的管理服务体系。

4. 口腔颌面头颈肿瘤全病程管理实践探索成果 口腔颌面头颈肿瘤全病程管理模式在我科已经开始试运行,该全病程管理协作组由科室一个外科治疗组医师构成,包括一名主任医师和一名主治医师,主任医师担任主诊专家,联合 2 名临床护士与第三方管理师团队组成。于 2021 年 8 月成立管理组,2021 年 9 月正式开展对患者试运行收案,自 2021 年 9 月至 2022 年 5 月试运营期间,共计收案患者 420 人次,口腔癌患者管理率高达 86%,患者主动退出管理 4 例,管理内患者投诉 0 例。全病程管理不仅实现了主诊专家全方位掌握患者病情,还提供了全天候的快速响应医患沟通,精准的病情分析处理,管理患者沟通率达 100%。管理资源库提供灵便快捷的复诊管理就医服务,在不破坏医院规则的前提下,大大减少了非医疗的等待时间(就医路途、院内排队等候、检查预约等)。针对 420 人次的管理,涉及共计 5 387 次的患者服务,其中 4 119 次为有效的医疗相关患者服务,由全病程管理智能系统与第三方管理师分担 3 755 次服务,占比 91.1%,

由临床一线团队负责核心问题干预处理 364 次,占比 8.9%,得到了绝大多数患者施以好评并期望能被长期管理。

五、口腔颌面头颈肿瘤全病程管理区域医联体分级诊疗应用规划

通过互联网的方式,协助医疗机构完成疑难疾病分级诊疗、优势医疗资源地区带动其他地区的管理格局,是目前"互联网 + 医疗健康"发展过程中亟待解决的问题,覆盖诊前、诊中、诊后的线上线下一体化医疗服务的实体医疗机构和互联网平台合作模式尚很稀缺。

全球每年口腔癌新发病例超过 30 万例,死亡病例超过 15 万例,且发病率呈逐年上升的趋势。最常见的病因与吸烟、饮酒、咀嚼槟榔、人乳头状瘤病毒等因素有关。约 60% 以上的口腔癌患者在就诊时已处于临床晚期,治疗效果较差。目前,口腔癌患者的 5 年生存率为 50%~60%,且越是晚期的患者 5 年生存率越低。如果能开展标准化的区域医联体协作与筛查,做到早筛查与早诊断。通过互联网平台建立患者管理化数据库与数据共识,开展智能化的口腔颌面头颈肿瘤全病程精细化管理,可使整体诊疗更加高效,转诊更加准确,衔接更加紧密,减少诊疗重复和浪费,减少医保支出和患者开支,通过改善整体诊疗效果来提高患者远期生存率。

为此,通过本院全病程管理的实践研究,拟研制一套以科学合理的数据化管理模式和智能服务为基础,支持各级医师培训和质控,构造一套覆盖诊前、诊中、诊后全过程的智能化医疗服务和管理路径,让区域各级医院的精准口腔疑难病患者能采用同一种管理共识标准进行治疗与转诊,势必能探索出在服务上、数据上互联互通的口腔颌面头颈肿瘤的分级诊疗成功方案。全病程管理体系纵向承载各级口腔颌面外科专科体系,横向贯通相关内科、外科、光子及粒子放疗等多学科治疗策略,希望构建辐射至上海市、长三角各地区以及全国的全病程精细化管理和分级一体化的口腔颌面头颈肿瘤诊疗模式。

第二节　肿瘤随访

肿瘤随访主要是指对口腔颌面头颈肿瘤治疗后的随访复查情况,如肿瘤原发灶的治疗后的无病生存情况、颈部淋巴结及远处转移的无病进展生存期情况和总生存期情况。建议的随访周期为:第 1~2 年,每 3 个月一次;第 3~5 年,每 6 个月一次;第 5 年以后,每年一次。随访内容:建议患者来医院进行随访。随访时间以首次治疗结束后第一天开始计算,患者死亡为终止时间。随访记录患者的姓名、性别、年龄、发病时间、复发时间、复发部位及治疗、转移时间、转移部位

及治疗、死亡时间、死亡原因、失访时间、失访原因、生活质量调查表等。

本节主要以表格的形式列举如下（表 23-1）。

表 23-1　肿瘤随访记录

随访日期	_____年____月____日		
随访次数（次）	_____		
随访方式	□门诊复查	□电话随访	□微信　□其他
受访人	□本人	□家属	□朋友　□同事
随访检查	□B 超	□CT	□MRI
	□PET-CT	□手术活检	□穿刺活检
随访检查结果记录	_____		
口腔是否局部复发	□否	□是	
口腔复发时间	_____年____月____日		
口腔复发依据	□专科检查（异常情况记录）	□CT（异常情况记录）	
	□MRI（异常情况记录）		
	□PET-CT（异常情况记录）	□活检（异常情况记录）	
	□手术确认（异常情况记录）		
口腔异常结果记录	_____		
口腔复发处理情况	□手术治疗	□化疗	□放疗
	□靶向 / 免疫治疗		
	□中医药治疗	□姑息治疗	□入临床试验
是否颈部淋巴结转移	□否	□是	
颈部淋巴结转移时间	_____年____月____日		
颈部淋巴结转移依据	□专科检查（异常情况记录）	□B 超（异常情况记录）	
	□CT（异常情况记录）	□MRI（异常情况记录）	
	□PET-CT（异常情况记录）	□活检（异常情况记录）	
	□手术确认（异常情况记录）		
颈部异常结果记录	_____		
颈部淋巴结转移处理情况	□手术治疗	□化疗	□放疗
	□靶向 / 免疫治疗		
	□中医药治疗	□姑息治疗	□入临床试验
是否远处转移	□否	□是	

续表

远处转移时间	_____年____月____日		
转移部位	□肺　　　□肝　　　□脑		□其他_____
远处转移主要依据	□B 超（异常情况记录）		□CT（异常情况记录）
	□MR（异常情况记录）		
	□PET-CT（异常情况记录）		□活检（异常情况记录）
	□手术确认（异常情况记录）		
远处异常结果记录	_____		
远处转移处理情况	□手术治疗	□化疗	□放疗
	□靶向 / 免疫治疗		
	□中医药治疗	□姑息治疗	□入临床试验
随访结果	□无瘤生存	□带瘤生存	□死亡　　　□失访
	其他_____		
死亡原因	□直接因该肿瘤导致死亡		□因其他原因导致死亡
死亡时间	_____年____月____日		
处理情况	□化疗	□放疗	□再次手术
	□靶向 / 免疫治疗		
	□中医药治疗	□支持治疗	□放弃治疗
	□继续随访	其他_____	
其他处理情况	_____		

第三节　功能随访

功能随访主要涉及心理、运动、言语方面，具体表现在吞咽功能、言语功能、咀嚼功能、副神经功能，其他还表现在人体形态评定、心肺功能、言语功能、感觉功能、肌功能、关节活动度等。现以表格形式列举如下（表 23-2）。

表 23-2　功能随访内容

吞咽功能	EAT-10、洼田饮水试验、头颈悉尼问卷，可以用咽喉镜动态检查和造影检查
言语功能	Frenchay 构音障碍表
咀嚼功能	咬合功能检查、常规影像学检查

副神经损伤	临床检查如肩部运动
心理评估	症状自评量表（SCL-90）、焦虑自评量表（SAS）等
活动能力评估	KPS、ZPS 评分
体态	体型体态的评估
心肺功能	心肺功能评估
感觉功能	轻触 - 深压觉检查、两点辨别觉
肌功能	肌力测定
关节活动度	张口度、张口型及关节活动的角度评定

一、概述

口腔颌面头颈肿瘤手术或放化疗可以导致局部组织器官、神经、肌肉、颌骨的缺失，会导致患者一系列的功能受限和不舒服，如张不开口、咬合错乱、说话语音不清楚、不能很顺畅地进食、张口歪斜、眼睑不能闭上等严重后遗症。由于口腔颌面头颈肿瘤患者术后或者放疗化疗后会出现不同程度的并发症，对患者的生活质量带来暂时或终生影响。随着人民生活水平的日益提高，患者已不能完全满足于目前的术后状态，因此需要对术后的患者进行进一步的跟踪治疗和功能随访，促进患者的各项功能康复。颌面头颈肿瘤功能康复属于医疗康复，可以分为物理和运动疗法、作业疗法、语言疗法、心理治疗、文体治疗、中医治疗等。功能随访和康复需要各科医师合作，包括相关科室医师、护士、治疗师，还有社会工作者等共同协作完成。因为口腔颌面头颈肿瘤科手术和放化疗后出现肢体功能障碍比较少见，另外，认知障碍及盲、哑的残疾人也少见，所以开展这些方面的功能随访并不多。因此我们常说的口腔颌面头颈肿瘤功能随访主要以吞咽言语、运动、作业、心理、疼痛方面为主。

二、分类

总体来说，功能随访包括心理评估和身体评估两大方面。

（一）心理评估

具体见前面章节，相关量表在此不再一一赘述。

（二）身体评估

患者的身体评估是一个很广泛的范畴，包括运动功能、言语功能和作业功能方面的评估，运动包括呼吸运动、肢体运动等。作业评估其实是一种创造性作业活动,包括如上肢控制、关节活动、精细动作方面的评估,多见于神经科、骨科、外科、儿科精神科的患者。一般对患者身体状况进行一系列评估,如活动能力评估、Karnofsky(卡氏,KPS,百分法)活动量表和美国东部 ECOG 评分(ZPS 量表)。KPS 评分,功能状态评分标准,见附录五。ZPS 为体力状况量表,是从患者的体力来了解其一般健康状况和对治疗耐受能力的指标,见附录六。随访中还可以对患者进行简单心肺评估,心肺功能评定主要是 Borg 呼吸困难评分表,见附录七。实际在口腔颌面头颈肿瘤外科手术治疗中,对患者进行全麻评估时会进行一些基本评估。同样患者功能随访中,也可以对患者进行大致评估,根据患者的具体功能障碍可进行针对性地功能康复,包括言语康复、运动康复及肢体康复等。

随访过程中,为尽快恢复患者的各项功能,可以系统进行康复评估和指导,包括疼痛、虚弱、运动、转移能力、言语能力、社会各方面,常规用的量表为行为评估、认知评估和自我报告评估。行为评估包括活动能力评定,如 KPS 活动状况量表和 ZPS 量表,行为能力评分。行为评估包括心肺评估,简易疼痛评估量表,最多见的分为 10 级。自我评估报告,心理评估包括 SCL-90,SF36 WHO 等。

下面将对人体形态评定、心肺功能评定、感觉功能评定、肌力评定、关节活动度评定进行大致介绍,而吞咽功能障碍、言语功能障碍为口腔颌面头颈肿瘤科患者最主要的功能障碍,已在前文中进行了具体讲述。

口腔颌面头颈肿瘤患者行手术放疗会导致口腔颌面头颈部组织器官缺失,包括供瓣区组织的缺失、营养的缺乏,均会导致体型体态的变化。因此可以进行体型体态的测定。美国学者常将体型分为肥胖、健壮、瘦小型,国内学者分为瘦长、矮胖、均匀型。身体姿势包括静态姿势和动态姿势,静态姿势包括站立、坐位、跪位、卧位。动态姿势包括行走、运动、劳动、舞蹈,患者的性别、年龄、身体状况、文化背景、性格、病理因素都可以影响患者的姿势,每个人都有自己特定的姿势,如直立姿势的评定。对于口腔颌面头颈肿瘤患者,直立姿势的评定也非常重要。只有在身体保持直立的状态下进行其他的训练和康复才有意义,否则有的练习会加重局部器官的负担和变形。

心肺功能评定见附录七。良好心肺功能也是患者康复的重要标志之一。在功能随访中,检查发现患者的最长呼气时间和最长发音时间都比正常人时间短,所以需要增强患者心肺功能的康复,包括各种肢体训练、呼吸训练等都可以辅助帮助心肺功能康复。

感觉功能的主要评定方法有轻触 - 深压觉检查、两点辨别觉评定、Fugl-meyer 四肢感觉功能评定。康复治疗主要包括感觉功能检查、特定感觉训练和感觉关联性训练、经皮电刺激结合感觉训练。对于触觉(浅感觉)和肌肉运动知觉

（深感觉）可通过特定感觉训练而得以改善。深感觉障碍训练需将感觉训练与运动训练结合，如在训练中对关节进行挤压、负重，可充分利用健肢引导患肢做出正确的动作并获得自身体会。浅感觉障碍训练是以对皮肤施加触觉刺激为主，如使用痛、触觉刺激，冰、温水交替温度刺激，选用恰当的姿势对实物进行触摸筛选等。对于口腔颌面头颈肿瘤患者亦可以将感觉训练和运动训练结合起来，例如口腔的运动和感觉结合起来；对咽喉部进行冷酸刺激时，同时让患者进行各种相关动作的训练，如吞咽等训练。目前对于使用非特异性皮肤电刺激联合常规治疗的疗效尚有争论。

　　肌力测试是功能随访时评定康复治疗疗效的重要指标之一（见附录八）。肌力测试方式主要有徒手肌力检查和器械检查。徒手肌力检查是检查者用自己的双手，凭借自己的技能和判断力，按照一定标准，通过观察肢体主动运动的范围以及感觉肌肉收缩的力量，来判断肌力是否正常及其等级的方法，所以这个测试需要有丰富临床经验的医师和治疗师进行。

　　针对张口度、张口型及关节活动的角度测定。口腔颌面头颈肿瘤患者，存在着一定程度的颞下颌关节的问题，包括咀嚼效率降低、张口受限、张口型偏斜，故手术诊治后的关节问题包括张口度、张口型的判定，咬合的判定。另外，皮瓣手术供区如髂骨、腓骨、股前外侧皮瓣等区域的功能问题，病变区如颈部肌肉和神经的去除，导致肩功能的下降，颈部运动受限等。关节活动度又称关节活动范围（ROM），是指关节活动时经过的角度。具体是指关节移动时骨在靠近或远离固定骨的运动过程中，移动骨所达到的新位置与起始位置之间的夹角。对于四肢来说，各个方向弯曲的各种角度的评估和测定，主要需要检查患者诊治后出现的肩颈运动角度和腕关节、髋关节、踝关节、趾关节的活动度等。

（钟来平　刘伟　朱东旺　沈淑坤）

参 考 文 献

1. 高燕,王倩,贡浩凌,等.全病程个案管理模式在糖尿病患者管理中的应用.上海护理,2021,21（4）:46-50.

2. 田珺,袁湘钰,彭小玉.全病程管理模式在肺癌化疗患者中的应用.上海护理,2021,21（1）:44-46.

3. 边学,徐震纲,吕春梅,等.头颈肿瘤与外科治疗对患者生存质量的影响.中华耳鼻咽喉头颈外科杂志,2005,40（8）:606-610.

4. 王剑锋,宗敏茹,刘大海.综合性康复治疗对老年头颈部肿瘤患者放疗后生活质量的影响.中华老年多器官疾病杂志,2018,17（6）:416-419.

5. 邱蔚六.口腔颌面外科学.上海:上海科学技术出版社,2008.

6. PANARESE I,AQUINO G,RONCHI A,et al.Oral and oropharyngeal squamous cell carcinoma: prognostic and predictive parameters in the etiopathogenetic route.Expert Rev Anticancer Ther, 2019,19(2):105-119.

7. PFISTER D G,SPENCER S,ADELSTEIN D,et al.Head and neck cancers,Version 2.2020, NCCN clinical practice guidelines in oncology.J Natl Compr Canc Netw,2020,18(7):873-898.

8. HASHIBE M,BRENNAN P,CHUANG S C,et al.Interaction between tobacco and alcohol use and the risk of head and neck cancer:pooled analysis in the International Head and Neck Cancer Epidemiology Consortium.Cancer Epidemiol Biomarkers Prev,2009,18(2):541-550.

9. CHINN S B,MYERS J N.Oral cavity carcinoma:current management,controversies,and future directions.J Clin Oncol,2015,33(29):3269-3276.

10. SIEGEL R L,MILLER K D,JEMAL A.Cancer statistics,2019.CA Cancer J Clin,2019,69(1): 7-34.

11. O'SULLIVAN B,BRIERLEY J D,D'CRUZ A K,et al.UICC manual of clinical oncology. Malden:Wiley-Blackwell,2015.

12. BERGSTRÖM L,WARD E C,FINIZIA C.Voice rehabilitation for laryngeal cancer patients: functional outcomes and patient perceptions.Laryngoscope,2016,126(9):2029-2035.

13. DAMICO J S,MÜLLER N,BALL M J.The handbook of language and speech disorders.Malden: Wiley-Blackwell,2010.

第二十四章

口腔颌面头颈肿瘤的生物样本库建设与应用

高质量的生物样本在流行病学、病因学和疾病发病机制等基础研究中发挥着举足轻重的作用。在收集临床样本的同时，合理运用临床流行病学进行临床研究设计，使临床数据资源得到最大限度的开发和应用，有助于将丰富的临床患者样本资源通过临床研究转化为临床诊断及治疗的医疗手段。

第一节　口腔颌面头颈肿瘤生物样本库的建设目的和意义

口腔颌面头颈恶性肿瘤占全身恶性肿瘤的第八位，其中口腔癌年发病超过30万例，其中90%为鳞癌，5年生存率为50%~60%，总体转移率达40%~50%。鉴于口腔颌面头颈部的解剖特点，肿瘤易于直视观察，易活检取材，更方便干预和跟踪随访观察，是理想的肿瘤组织资源库建设和转化研究的对象。口腔颌面头颈肿瘤的转移病灶多位于颈部，在早期可通过手术进行转移灶的外科切除，这为研究口腔颌面头颈肿瘤的转移提供了特有的优势。成功的组织收集和储存对口腔颌面头颈肿瘤的研究尤其重要。建立口腔颌面头颈肿瘤生物样本库是将满足病理诊断之后的剩余组织通过适当的方式保存下来，为今后研究备用有其重要的战略意义，能够加快口腔颌面头颈肿瘤的临床与基础研究，为提高业界的影响力、突出诊疗特色等起到极大的促进作用。基于解决临床实际问题的应用为主导，围绕临床学科的发展方向，把临床生物样本库平台建设当作临床学科建设与发展体系中的一个重要元素。

高质量的生物样本在流行病学、病因学和疾病发病机制等基础研究中发挥着举足轻重的作用。在收集临床样本的同时，合理运用临床流行病学进行临床研究设计，使临床数据资源得到最大限度的开发和应用，有助于将丰富的临床患者样本资源通过临床研究转化为临床诊断及治疗的医疗手段。临床外科和病理科医师可充分利用样本库的宝贵资源，根据肿瘤的分子改变将其分成若干个亚型,结合组织病理分型和分子分型的新分型系统可以更好地反映肿瘤患者的预后情况,一方面可以对患者的临床转归做出预判;另一方面,根据不同分子改变采用不同的后续治疗,从而达到"分而治之"的目的,提高患者的生存率,实现样本库的临床转化。因此,建立大规模的口腔颌面头颈恶性肿瘤生物样本库对于该类疾病的精准医学研究,以及探索疾病的诊断和治疗标志物发挥着重要作用。

口腔颌面头颈肿瘤生物样本库是在符合伦理要求后,建设肿瘤患者标本及其衍生产物如肿瘤组织、血液和唾液样本等,样本匹配生物信息资源共享为基础,以基因组学、系统生物学及生物信息学等新技术为手段,进行服务产品的创新研发,积极研发口腔颌面头颈肿瘤的复发转移预测预警、靶向治疗、个体化治疗和药物开发所需的遗传学/表观遗传学生物信息学数据资源,从而将样本库建设成为一个以口腔颌面头颈肿瘤组织衍生物及遗传学/表观遗传学生物信息数据为主要服务产品,服务于口腔颌面头颈肿瘤早期诊断、复发转移预测预警、靶向治疗、个体化治疗和药物开发研究的生物信息学数据资源库,为口腔颌面头颈肿瘤的研究提供高科技含量、高附加值的新型组织库平台服务产品。

第二节　口腔颌面头颈肿瘤生物样本的采集规范

一、组织样本的采集

1. 准备好冻存管、RNALater 管与冷冻组织管用不同颜色的盖子区分,依次对应排列在冻存盒中。

2. RNALater 管中加入 1.5mL 左右的 RNALater 液体。

3. 掌握样本离体时间及时取材。

4. 取样时,先确定肿块的大致位置。用无菌手术刀片先取肿瘤边缘正常组织,再取肿瘤组织。正常组织尽量远离肿瘤组织且不破坏切缘。

5. 样本切块时,避免与水接触,避免同一样本不同组织类型相互接触。

6. 先分装正常组织,后分装肿瘤组织。RNALater 管保存的组织一般大小为 0.3cm × 0.3cm × 0.2cm 块状,每管放 5~7 块。冷冻管组织体积为 0.5cm × 0.5cm × 1.5cm 的长条状。

7. 在组织可能较小的情况下,首先满足 RNALater 的组织保存形式。

8. 特殊样本的保存,如淋巴瘤,其整块组织(直径约 1.5cm)置于圆形软木片上液氮速冻,用 6mL 冻存管保存。一个 6mL 冻存管里可放置两份组织,上下叠层。

9. 对于取样组织,科研助理送来后用锡箔纸平整包好,贴上标签后放入液氮速冻,然后放入 6cm×6cm 的专用培养皿。

10. 分装结束,清洗砧板及器械以备下次使用,一次性无菌刀片放入利器盒。

11. 将信息输入系统,产生编号,打印标签和样本入库单。

12. 标签分别贴于管壁和管盖上,冷冻管立即放入液氮,RNALater 管排列好置于 4℃冰箱保存过夜(冷冻管每天转移到 –80℃冰箱,RNALater 管次日转移到 –20℃冰箱)。

13. 每日工作结束后,清洁操作台及砧板,清除垃圾,由医院统一处理。将操作台紫外灯打开,照射 30 分钟以上。

二、唾液样本的采集

1. 在患者开始治疗前收集唾液。采集样本 30min 前,清水漱口,漱后禁食。

2. 放松并按摩脸颊,将唾液吐进漏斗,直至唾液(不含气泡)量达到唾液填充线高度(2mL)。

3. 将收集管盖好并拧紧,上下颠倒混匀 10~15 次,放入包装袋内。

4. 将唾液分装转移到离心管中,每管 200μL,5 000r/min,4℃离心 10 分钟。

5. 小心移走上清,沉淀用 200μL TE 缓冲液悬浮。

6. 采集后立即放置于 4℃冰箱或冰盒中保存,4℃运输至样本库 –80℃冰箱储存。

三、唾液含漱液样本的采集

1. 在患者开始治疗前收集唾液。采集样本 30min 前,清水漱口,漱后禁食。

2. 加入 40mL 生理盐水,让受试者以全部生理盐水漱口,弃去漱液(清洗口腔异物)。

3. 加入 20mL 生理盐水,让受试者以全部生理盐水漱口,将漱液吐入离心管中。

4. 将唾液分装转移到离心管中,每管 200μL,5 000r/min,4℃离心 10 分钟。

5. 小心移走上清,沉淀用 200μL TE 缓冲液悬浮。

6. 采集后立即放置于 4℃冰箱或冰盒中保存,4℃运输至样本库 –80℃冰箱储存。

四、血液样本的采集

1. 选择静脉　捐赠者取坐位,前臂水平伸直置于桌面枕垫上,选择容易固定、明显可见的肘前静脉或手背静脉,幼儿可用颈外静脉采血。

2. 消毒　用 30g/L 碘酊自所选静脉穿刺处从内向外,顺时针方向消毒皮肤,待碘酊挥发后,再用 75% 乙醇以同样方式脱腆,待干。

3. 采血 给患者绑压脉带,嘱捐赠者握拳。拔除采血穿刺针的保护套,以左手固定捐赠者前臂,右手拇指和示指持穿刺针,沿静脉走行使针头与皮肤成 30°,快速刺入皮肤,然后成 5° 向前刺破静脉壁进入静脉腔,见回血后将刺塞端(用橡胶管套上的)直接刺穿入非抗凝真空采血管盖中央的胶塞中,血液自动流入试管内,收集 5mL 左右的全血后,将刺塞端拔出,刺入抗凝真空采血管,再收集 5mL 左右的全血。

4. 达到采血量后,松压脉带,嘱捐赠者松拳,拔下刺塞端的采血试管。将消毒干棉球压住穿刺孔,立即拔除穿刺针,嘱捐赠者继续按压针孔数分钟。

5. 采样人员在信息管理系统中简单记录血液状态,以及样本采集、分离的时间和处理方法。

6. 针对分装的全血样本和组分白膜层,需进行分子实验,随机抽样检测核酸作为该样本质量评估的一部分。

五、样本的质量控制

针对相关样本,进行分子实验,随机抽样检测核酸作为该样本质量评估的一部分。

1. 根据 QIAGEN 自动化核酸提取仪操作 SOP,可提取全血及白膜层的 DNA。

2. 根据 NanoDrop 微量分光光度计操作 SOP,检测提取 DNA 的浓度和纯度。

3. 根据琼脂糖凝胶电泳操作 SOP,检测提取 DNA 的完整性。

4. 根据质控达标要求,所提取的 DNA 的纯度 OD260/280 应在 1.7~2.0 之间,低于 1.7 表示有蛋白质及酚类物质污染,高于 2.0 表示有 RNA 污染,凝胶电泳结果显示 DNA 的条带清晰,条带无涂抹,无明显降解。

5. 样本达到质控标准后,可出具质控报告。

6. 若抽样样本 DNA 未达标,抽取同批次样本复检,待核酸达标后方可出具质控报告,否则发布质控分析报告。

7. 针对分装的血清和血浆样本,可进行特定细胞因子的检测,而新采集的样本就可以参考先前样本中该细胞因子的水平来进行质量分析。部分液体样本的质量评估方法应考虑评估以下相关指标的变量。①离心分离延迟时间对血清血浆的影响:评估维生素 C、促肾上腺皮质激素、纤维蛋白肽 A 等。②血清冻融情况分析:评估血管内皮生长因子、金属蛋白酶 7 等。③储存条件对血浆的影响:评估维生素 C、维生素 E、金属蛋白酶 9 等。④血清血浆溶血情况分析:评估血红蛋白等。⑤血清血浆在室温下的暴露情况分析:评估 sCD4OL 等。

第三节　口腔颌面头颈肿瘤生物样本的应用前景

近年来,随着口腔癌诊治水平,尤其是治疗水平的进步,患者的生存率和生存质量有了一定程度的提高,但是患者的 5 年生存率仍然只有 50%~60%,中晚期口腔癌患者的 5 年生存率更低,只有 30% 左右。这是目前口腔癌的全球诊疗状况。世界知名肿瘤诊疗中心建设需要兼顾"两个全程、一个全面":第一,需要全程关心肿瘤预防、诊断、治疗计划、治疗、随访、生理心理以及重归社会问题;第二,不仅仅关心外科治疗,同时还需要关心术前治疗、术后治疗、晚期患者的治疗以及临终关怀;第三,要全面发展医教研,不仅仅关心患者,同时要培养学生进行基础临床队列研究。

该方面队列研究对于揭示癌症的病因、发病机制,改善预后和减轻疾病负担等方面具有重要作用。国际上已经运行的大型人群队列项目,例如美国国家癌症研究所 2007 年牵头成立的 NCI 队列联盟也是这样一类联合体,由 50 多个高质量的队列研究组成,覆盖了超过 700 万人群,其成员发起了 40 多项研究项目,发表了近百篇高水平研究报告。欧洲由国际肿瘤研究会发起的 EPIC 项目就是在欧洲普通人群中研究膳食模式、生活方式、遗传特征与肿瘤等慢性病关系的多中心大型队列研究,

我国口腔癌的诊疗信息化体系建立起步较晚于发达国家,总体发展势头良好,但区域间存在明显差异。上海交通大学医学院附属第九人民医院依托全国最大的口腔颌面头颈肿瘤诊治和研究中心,在国内拥有独特的口腔颌面头颈肿瘤的临床资源优势。已初步建立了口腔鳞癌、唾液腺恶性肿瘤和口腔颌面部肉瘤的原发和转移的生物样本库,并与患者的临床治疗与随访信息结合,为口腔颌面头颈肿瘤患者的复发、转移与预后提供更多的生物信息注解。

编者提议各地区及医院积极建设生物样本库和生物信息临床资源共享,共同研发口腔颌面头颈肿瘤的转移预测预警、靶向治疗、个体化治疗和药物开发所需的遗传学和表观遗传学生物信息学数据资源,推动我国口腔颌面头颈肿瘤临床研究、分子病理和精准医学的共同发展,将为提高患者生存率和生存质量具有巨大作用和社会意义。

(刘伟)

参 考 文 献

1. 杜祥 . 恶性肿瘤生物样本库标准操作流程 . 上海:复旦大学出版社,2016.

2. 郭渝成.临床生物样本库.北京:科学出版社,2014.

3. 陈曲波.生物样本库质量体系文件范例.北京:人民卫生出版社,2019.

4. 郜恒骏.中国生物样本库——理论与实践.北京:科学出版社,2017.

5. 中华人民共和国卫生部医政司,全国临床检验操作规程.3版(精).北京:科学出版社,2006.

6. 国际生物和环境样本库协会(ISBER),生物样本库最佳实践.3版.北京:科学出版社,2011.

7. 深圳市市场监督管理局.生物样本数据共享平台建设与管理规范.SZDB/Z 255,2017.

8. 国家标准化管理委员会.生物样本库质量和能力通用要求.GBT37864-2019.北京:中国质检出版社,2019.

9. 中华人民共和国卫生部.真空采血管及添加剂.WS/T 224-2002.北京:中国标准出版社,2002.

第二十五章

口腔颌面头颈肿瘤的临床试验设计与实施

随着现代医学发展进入到"循证医学"时代,随机临床对照试验逐渐被公认为是获取高级别循证证据的主要研究方法,该方法通过随机设计,对受试者分组,进行相应的临床干预,使得潜在的风险随机分配到不同的组别中,从而对临床干预效果进行客观的判断。规范化的大样本前瞻性临床试验,有助于完善临床诊疗规范,有助于提高临床治疗效果,有助于提出创新性研究理念。

第一节　循证医学原则及临床试验的种类和特点

一、循证医学原则

循证医学意为"遵循证据的医学"(evidence-based medicine,EBM)。EBM 有别于基于个人或部分人的经验而决定临床决策的传统医学模式,它要求从临床问题出发,将临床技能与当前可得最佳证据(evidence)结合,同时考虑患者价值观、意愿及临床环境后做出最佳决策。

2004 年,"推荐等级的评估、制定与评价"(the grading of recommendations assessment,development and evaluation,GRADE)工作组在 BMJ 杂志发表了"GRADE 证据指南",为系统评价和指南提供了一个证据质量评价的体系,同时为指南推荐强度评级提供了一种系统方法。

GRADE 中,"证据质量"在指南中被定义为在多大程度上确信效应估计值支持作出推荐,"推荐强度"为在多大程度上确信干预效果利大于弊或弊大于利。最后将每一结局相对应的证据质量评定为"高、中、低和极低"四个等级。将推荐强度分为"强推荐和弱推荐"两个等级。

根据 GRADE 证据等级原则,结合现有临床研究的类型,可大致将一些常见的医学研究类型组合排列为金字塔状。当然,该金字塔只是大致说明了证据的等级,没有涉及证据的质量,不能盲目参照。参考过程中,必须考虑该研究的质量。比如金字塔顶端的系统评价/Meta分析,因为是对原始文献的二次综合分析和评价,所以其质量会受到原始文献质量、系统评价方法及评价者本人的水平和观点的影响。另外,如果没有明确和科学的方法去收集、选择、评价临床研究资料的话,也不能保证结论的可靠性。

二、临床研究种类

临床研究种类丰富,有多种不同的分类方法和体系。根据研究方法,可分为原创性研究和二次研究两大类,继而再分为各个亚类。

1. 根据研究方法分类　其中部分研究类型的具体定义和特点

(1)原始研究:是对直接在患者中进行单个有关病因、诊断、预防、治疗和预后等试验研究所获得的第一手数据,进行统计学处理、分析、总结后得出的结论。

(2)二次研究:尽可能全面地收集某一问题的全部原始研究证据,进行严格评价、整合处理、分析总结后所得出的综合结论,是对多个原始研究证据再加工后得到的更高层次的证据。

(3)系统评价:全新的文献综合评价临床研究方法,是针对某一临床具体问题,系统全面地收集全世界所有已发表或未发表的临床研究结果,采用临床流行病学严格评价文献的原则和方法,筛选出符合质量标准的文献,进行定性或定量合成,去粗取精,去伪存真,得出综合可靠的结论。同时随着新的临床研究的出现,及时更新,随时为临床实践和卫生决策提供尽可能接近真实的科学证据,是重要的决策依据。联合所有单个试验增大了样本量,减少了各种偏倚和随机误差,增强了检验效能,得出的结论则更为真实可靠。

(4)Meta分析:是指采用统计方法,将多个独立、针对同一临床问题、可以合成的临床研究综合起来进行的定量分析。有时系统评价与Meta分析交叉使用,当系统评价采用了定量合成的方法对资料进行统计分析时即称为Meta分析。因此,系统评价可以采用Meta分析,即定量系统评价,也可以不采用Meta分析,即定性系统评价。

(5)理想世界研究:处于一个理想的研究状态,即严格的纳排标准得到的"理想"的患者、"理想"的环境、"理想"的治疗。也正因此,它往往让治疗方案得出效力比较可靠的结论。但也同样基于此,理想世界研究有着天然的短板,即入选人群的筛选过于严格、干预措施控制严、研究的时间短、纳入的患者数量少、不良反应/疗效观察短等。因此,理想世界研究的结论内部有效性很强,但把这种结果外推到真实世界的患者上会受限制。

(6)真实世界研究:指研究数据来自真实的医疗环境,反映实际诊疗过程和真实条件下的患者健康状况的研究。

（7）随机对照试验（RCT）：是采用随机分配的方法，将符合要求的研究对象随机分配到试验组或对照组，然后接受相应的试验措施，在一致的条件或环境下，同步进行研究和观察试验效应，并用客观的效应指标，测量试验结果，评价试验设计。随机对照试验主要是用于临床治疗性或预防性研究，用以探讨某一新药或新治疗措施与传统的、有效的治疗或安慰剂相比较，是否可以提高治疗和预防疾病的效果，或是否有效。它是目前公认临床治疗性试验的金标准方法。在特定条件下也可用于病因学因果效应研究。

（8）非随机同期对照试验：设计模式和结果分析与随机对照试验一样，区别在于患者未进行随机分组。

（9）描述性研究：常常是对一个新事件或疾病的第一种尝试性研究手段。这些研究一般来说强调一个新的疾病的特点或评估社区的健康状态。

（10）横断面调查：是在某个时点或较短时间内调查和收集某个特定人群中疾病的状况，及其与某些因素的相关关系，又称为现况研究。主要用于：①了解疾病的现况和描述疾病的分布；②了解影响疾病分布和健康状况的相关因素；③衡量人群患病程度和健康水平及早发现患者；④对疾病和人群健康水平变动趋势和致病因素对人群的危害做出评估；⑤评价疾病防治和有害健康行为的干预效果；⑥为卫生决策的制定和卫生资源的合理利用提供依据。

（11）病例-对照研究：一种具有对照的调查研究方法，在患有某病的试验组和不患有该病的对照组或在具有某项特征的病例与不具有某项特征的病例中进行，调查过去或最近有无暴露与某种因素的历史，而该因素被疑为和该病的发生有联系；或调查是否存在某种因素，而该因素疑为与疾病的某项特征有联系。然后比较两组的暴露情况或具有某种因素的情况，验证某种因素与疾病是否存在联系及联系的性质和强度。为病因学研究、防治研究和预后研究提供重要信息，但不能确切论证因果联系。

（12）队列研究：是将一群（组）研究对象（队列）按是否暴露于某种研究因素分为暴露组与非暴露组（对照组），随访观察适当长的时间，比较两组之间所研究疾病（或事件）的发病率（或发生率）或死亡率差异，从而判断这个（些）暴露因素与疾病之间有无关联及关联大小的一种观察性研究方法。队列研究是明确疾病发病率及其自然史的最佳方法，还可用于研究单一暴露因素导致的多种研究结局。但是该研究方法不适于单一暴露因素导致的多种研究结局。队列研究可以以现在为观察起点随访至将来某个时间点（即前瞻性队列研究），也可在过去的一个时间段里面确定一个队列，观察到现在为止（及回顾性队列研究），还可以双向收集资料，用于暴露因素作用后可能会既有短期效应又有长期效应的研究

（即双向性队列研究）。

（13）病例报告：是医学文献最小的发表单位。通常报告一些不同寻常的疾病或关系，然后推动更严密的研究设计。

（14）病例系列报告：指在一个报道中集中报告数个个案。

2. 根据研究目的分类（美国 FDA 官网）

（1）治疗性研究：研究通常包含干预措施，比如药物、心理治疗、新器械、手术或放疗的新方法。

（2）预防性研究：预防研究寻找更好的方法来防止疾病的发展或复发。不同类型的预防性研究可研究药物、维生素、疫苗、矿物质或生活方式的改变等方面。

（3）诊断性研究：目的是寻找更好的诊断方法来识别特定的疾病或状况的研究。

（4）筛检：目的是找到筛检某些疾病或健康状况的最佳方法。

（5）生命质量研究：探索改善慢性病患者舒适度和生活质量的方法。

（6）基因研究：目的是通过识别和理解基因和疾病之间的关系来提高对疾病的预测能力。比如，基因研究可以探索特定基因对人们患病概率的影响（增加或降低），进而可开发针对具有特定基因构成的患者的定制化治疗手段。

（7）流行病学研究：旨在确定人群中疾病的模式、病因及控制情况。

其他类型的临床研究类型用得较少，此处不进行赘述。

3. 根据药物和器械相关临床试验的分期分类

（1）Ⅰ期试验：首次在一小群人中测试试验药物或治疗方法。主要用于评估治疗的安全性，确定安全剂量范围，识别不良反应。

（2）Ⅱ期试验：被给予一个较大的样本人群，探索是否有效，并进一步评估安全性。

（3）Ⅲ期试验：被给予一个大的样本人群。主要目的是确证有效性，监测不良反应，或将其与常用的治疗药物／方法进行比较，并收集信息，以证实试验药物或治疗能够安全使用。

（4）Ⅳ期试验：即上市后研究，在药物被批准上市后开展研究，目的是获得关于治疗或药物的风险、获益及和最佳应用的证据。

4. 根据临床试验的分类方法包括

（1）根据申办方不同分为：企业发起的临床试验、研究者发起的临床研究（investigator initiated trial, IIT）。

（2）根据统计假设方法分为：优效性试验、等效性／非劣效性试验。

第二节　临床试验设计与实施要点

临床试验（clinical trial）是指任何在人体（患者或健康志愿者）进行药物的系统性研究，以证实或揭示试验药物的作用、不良反应和 / 或试验药物的吸收、分布、代谢和排泄，其目的是确定试验药物的疗效和安全性。

一、临床试验设计需遵循的原则

临床试验设计必须遵循对照、随机化和重复三原则，即要设立对照组，做到随机化分组或随机抽样和要有一定数量的重复观察样本。

对照原则是试验设计的首要原则。有比较才有鉴别，除了受观察处理因素外，其他影响效应指标的一切条件在试验组和对照组中应尽量相同，才能排除混杂因素的影响，对试验做出科学结论。对照的种类很多，可以根据研究目的和研究内容进行选择。肿瘤类临床研究常用的对照有：①标准对照：用现有的标准治疗方法或指南推荐作为对照。②试验条件对照：对照组不施加处理因素，但施加某种与处理因素相同的试验条件，如：试验组：药物 A 诱导 + 手术 + 放 / 疗；对照组：手术 + 放 / 化疗。③历史对照：以过去疗法为对照组，以现在的新疗法为试验组。历史对照实施便捷，节省人力物力，但往往会存在偏倚，因为随着时间的迁移，诊断标准、治疗条件、医务人员诊疗水平都可能发生改变。为了增加可比性，可将两组病例的主要特征进行匹配，尽量保证对照组在诊断标准、疗效评价指标、治疗方法等方面与试验组相匹配。

近年来单臂试验（single arm trial）被越来越多地应用于抗肿瘤药物的研究。与随机对照试验相比，单臂试验可极大地加速研发时间，适用于复发难治、医疗需求亟待满足的疾病，而且要有充分的历史数据作为对照，多以缓解率为主要研究终点。

除了上述原则外，临床试验的设计还要关注伦理问题。临床试验方案中的伦理设计应遵循《赫尔辛基宣言》、国际医学科学组织委员会《人体生物医学研究国际伦理指南》和我国的《药物临床试验质量管理规范》。在越来越多的研究者发起的临床研究中，临床试验的设计应特别强调以下几个方面：①患者的健康是首要考虑。尽管医学研究的主要目的是产生新的知识，但这一目的永远不能超越个体研究受试者的权益。参与医学研究的医师有责任保护受试者的生命、健康。医师应从患者的最佳利益出发提供医疗照护，尊重受试者，保护他们的健康和权益。②临床试验方案设计应认真评估试验的利益与风险、权力与隐私（代码），试验研究过程中不应对患者带来身心方面的额外伤害。③充分知情、自愿参加。受试者有权知悉研究的性质、目的和风险,应给予足够的时间考虑后,由其本人或法定代理人遵循自愿参加,且患者有权在试验的任何阶段不需要任何理由退出研究。对中途退出研究的患者应一如既往地给予正常诊疗,不应受到歧视和差别对待。

二、临床试验设计

了解临床试验的类型及分类,非常有助于研究者进行临床试验设计。同生物学解剖决定生理一样,一个临床研究的解剖结构决定了其什么能做,什么不能做。临床试验的科学完整性和试验数据的可信性主要取决于方案设计。

明确研究目的和试验期间要测量的主要终点(1 或 2 个)和次要终点,并详细说明。终点一般由终点指标和时间两部分组成,如 1 年的病例缓解率、术后的病例缓解率。

(1)试验的设计类型和设计的描述(如双盲、平行组对照)和试验设计步骤流程图。

(2)减少 / 避免偏倚所采取的措施:随机化、盲法等。

(3)试验治疗和试验用药的剂量、剂量方案描述。包括药品名称 / 剂量、给药方案、给药途径 / 方法和疗程。

(4)对象参加试验的预期持续时间:全部试验周期,包括随访次序和期限,每次访视所要收集的数据清单。

(5)关于停止个别受试者、部分试验和全部试验的"停止规则"或"终止标准"。

(6)源数据的记录方式:可否将直接记录在 CRF 上的所有数据用于源数据。

(7)受试者的选择和退出:入选标准和排除标准。

(8)受试者的停止标准(即停止试验用药品治疗 / 试验治疗)和程序说明:什么时候、怎样停止受试者的试验 / 试验用药品治疗;退出受试者是否继续随访,收集的数据类型和时间。

(9)在试验期间允许的(包括急救性治疗)和不允许的药物治疗 / 其他治疗手段。

临床研究设计方案的选择中,有时解决同一个科学问题的方案并不唯一,但结论的证据等级和实施难度会相差巨大。因此,应综合考虑科学问题对真实性的需要和研究者实际能力选择合适的方案。试验性研究设计的常见问题:研究目的不分主次,试图通过一次试验回答多个问题,测量指标多,样本小,统计检验私下重复次数多等。

三、临床试验实施要点

临床试验是一个艰巨、复杂、烦琐的过程,试验的质量在很大程度上依赖研究人员的工作能力和工作责任心。临床试验方案的设计其科学性固然重要,但其可行性亦值得关注。可行性是指循证干预或实施策略能够成功应用或实施的程度。一份完好的方案应该将实施过程中的每一个步骤、每一个细节都涵盖并加以描述。这需要方案设计之初,由项目主要研究者(principal investigator,PI)或指定研究者(sub-investigator,Sub-I)与统计学者、伦理学者、质控学者、临床研究助理以及临床研究涉及的每个流程环节或参与部门人员均参与方案的设计与讨论,以医学多学科团队(multi-disciplinary team,MDT)协作的形式将方案的设计做到科学、全面、细致,这非常有利于方案的实施,从而获得与方案设计一致的可靠数据。

(一)加强研究团队的培训,提高人员的专业性

《赫尔辛基宣言》第 12 条明确规定:唯有受过适当伦理和科学教育、培训,并具备一定资格的人员方可开展设计人体受试者的研究。及时、有效的培训是保证临床试验遵循《药物临床试验质量管理规范》(good clinical practice,GCP)和试验方案的重要环节。建议研究团队成员获得 GCP 培训证书之后再参与临床试验,并进行定期更新 GCP 证书,以便及时了解国家相关政策。随着研究者发起的临床研究(investigator initiated trial,IIT)越来越兴起,国家卫生健康委员会发布的《医疗卫生机构开展研究者发起的临床研究管理办法》自 2021 年 10 月 1 日起试行,标志着 IIT 项目正式进入国家监管范围。试行的管理办法明确规定了临床研究实施的责任主体、主要研究者的职责、开展干预性临床研究的范围和条件等。

(二)提高临床试验的依从性

关于试验的依从性是指:遵循与试验有关的所有要求、临床试验管理规范(GCP)要求和相应的药政管理要求。方案违背和失访是导致临床试验研究结果统计学把握度降低、增加随机误差的主要原因。方案的依从性来自两方面,一是受试者的依从性,二是研究者的依从性。

提高受试者的依从性:筛选前与患者进行充分的沟通,尽量筛选依从性良好、满足研究方案要求的研究对象。受试者入组后要给予宣教,按方案计划接受治疗(如按时、按量服药等)、按计划完成相关检验检查、按计划接受随访等。

提高研究者的依从性:首先建立方案执行 SOP,保证方案实施的同质性。其次,项目实施前召开启动会,进行方案及实施流程的培训,避免研究者任意按照自己的习惯或理解操作,任意修改方案,任意修改数据等。临床研究与临床诊疗不同,临床诊疗对患者可进行"个体化"诊疗措施,但临床研究追求的是"一致性"。对不严格执行方案的研究者可暂停或终止其授权参加临床试验。最后,研究者良好的沟通、友善关怀的态度更容易获得受试者的信任,增加随访的依从性。

保证随访的完整性是获取完整数据的前提。不论在试验过程中两组是否存在退出、交叉或违背研究方案的情况,都应全部完成随访,失访率应低于10%,失访率超过20%则大大增加偏倚,可导致试验结果不可靠。

(三)规范随机化的实施

受试者自愿同意签署知情同意书并通过筛选确定符合入组条件后,接下来就是实施随机了。随机是提供一个时间点,从此开始研究各组分开,受试者分到各组的机会相等,而且不能预知分组的情况。有些研究号称"随机"分组,但实际上并不能满足随机的定义,如根据患者就诊日期的奇偶数分组、根据患者就诊顺序的奇偶数分组等,都不是真正的随机。这种情况下,研究者在随机前预知受试者的分组,容易在实施过程中带有倾向性,如将轻症分到试验组,则造成选择偏倚,破坏了随机,也就无法实现随机化设计的初衷——保证各组间的均衡。目前最常见且低成本的随机化实现方法是信封法。根据随机化数字表,将受试者的分配组别放入密封、不透光的信封中,受试者入组后按顺序拆开,拆开是哪个组,受试者即入哪个组。

(四)源文件的规范记录保存和病例报告表(case report form,CRF)的数据及时录入

源文件指临床试验中产生的原始记录、文件和数据,如医院病历、医学图像、实验室记录、备忘录、受试者日记或者评估表、发药记录、仪器自动记录的数据、缩微胶片、照相底片、磁介质、X线片、受试者文件,药房、实验室和医技部门保存的临床试验相关的文件和记录,包括核证副本等。源数据,指临床试验中的原始记录或者核证副本上记载的所有信息,包括临床发现、观测结果以及用于重建和评价临床试验所需要的其他相关活动记录。研究者应当确保所有临床试验数据是从临床试验的源文件和试验记录中获得的,是准确、完整、可读和及时的。源数据应当具有可归因性、易读性、同时性、原始性、准确性、完整性、一致性和持久性。源数据的修改应当留痕,不能掩盖初始数据,并记录修改的理由。以患者为受试者的临床试验,相关的医疗记录应当载入门诊或者住院病历系统。临床试验机构的信息化系统具备建立临床试验电子病历条件时,研究者应当首选使用,相应的计算机化系统应当具有完善的权限管理和稽查轨迹,可以追溯至记录的创建者或者修改者,保障所采集的源数据可以溯源。

第三节 口腔颌面头颈肿瘤临床试验的展望

口腔颌面头颈肿瘤的临床试验平台的构建与完善,需要各个方面的通力合作、相互配合、共同进步。在上海交通大学医学院附属第九人民医院的口腔颌面头颈肿瘤科平台上,广大的医师护士都有责任和义务,将临床研究做好,无论从数量上还是质量上。也只有遵循循证医学的原理,采用科学的研究方法,才能使广大的患者群体有机会接受更好的治疗,来整体提高疗效。

(钟来平　琚梧桐　陈凌燕)

参 考 文 献

1. 李幼平,李静,孙鑫,等.循证医学在中国的起源与发展:献给中国循证医学20周年.中国循证医学杂志,2016,16(1):2-6.

2. 邓通,汪洋,黄笛,等.临床实践指南制订方法——GRADE方法理论篇.中国循证心血管医学杂志,2018,10(12):1441-1445,1449.

3. 陈耀龙,李幼平,杜亮,等.医学研究中证据分级和推荐强度的演进.中国循证医学杂志.2008,8(2):127-133.

4. SCHULZ K F,GRIMES D A.《柳叶刀》临床研究基本概念.王吉耀.北京:人民卫生出版社,2010.

5. 周贤忠,刘仁沛.临床试验的设计与分析.北京:北京大学医学出版社,2010.

6. 杨甫德.设计药物临床试验的主要原则.中国临床康复.2006,10(44):127-129.

7. 周明,陈晓媛,张虹,等.单臂试验支持抗肿瘤新药注册的考虑.中华肿瘤杂志,2018(1):58-62.

8. 桂裕亮,陈尊,田国祥,等.临床研究设计方案要点之临床试验方案设计的几点思考.中国循证心血管医学杂志,2017,9(6):641-643.

9. 粟晓玲,马金辉,萧福元,等.嚼槟榔与口腔癌关系的病例对照研究.实用预防医学,2016,23(9):1059-1062.

10. 万朝敏.临床医学研究常用设计方案实施方法.中国实用儿科杂志.2008,23(5):398-400.

11. 刘鸣.缺血性脑卒中临床试验设计、实施与结果解释的原则.中华医学信息导报,2004,19(8):12.

12. 李静.临床试验设计:随机对照.中国循环杂志.2017,32(11):1126-1127.

13. LUKE W,ROBBIE F,JUSTIN P,et al.设计和开展随机实施试验:研究者指南.英国医学杂志中文版,2021,24(11):646-655.

14. ATKINS D,BEST D,BRISS P A,et al.Grading quality of evidence and strength of recommendations.BMJ,2004,328(7454):1490.

15. SKRIVANKOVA V W,RICHMOND R C,WOOLF B A R,et al.Strengthening the reporting of observational studies in epidemiology using mendelian randomization:the STROBE-MR statement.JAMA,2021,326(16):1614-1621.

16. IVERSEN L,SIVASUBRAMANIAM S,LEE A J,et al.Lifetime cancer risk and combined oral contraceptives:the Royal College of General Practitioners' Oral Contraception Study.American Journal of Obstetrics and Gynecology,2017,216(6):580e1-580e9.

17. SAWANT S,DUGAD J,PARIKH D,et al.Identification & correlation of bacterial diversity in oral cancer and long-term tobacco chewers-a case-control pilot study.J Med Microbiol,2021,70 (9).doi:10.1099/jmm.0.001417.

18. HU Y,ZHONG R,LI H,et al.Effects of betel quid,smoking and alcohol on oral cancer risk:a case-control study in Hunan province,China.Subst Use Misuse,2020,55(9):1501-1508.

19. IOANNIDIS J P,HAIDICH A B,PAPPA M,et al.Comparison of evidence of treatment effects in randomized and nonrandomized studies.JAMA,2001,286(7):821-830.

20. SCHULZ K F,ALTMAN D G,MOHER D,et al.CONSORT 2010 statement:updated guidelines for reporting parallel group randomised trials.BMJ(Clinical research ed),2010,340:c332.

21. HARRIS R P,HELFAND M,WOOLF SH,et al.Current methods of the US Preventive Services Task Force:a review of the process.Am J Prev Med,2001,20(3 Suppl):21-35.

附 录

附录一 TNM 分期

口腔癌和口咽癌的国家抗癌联盟（UICC）第 8 版 TNM 分类分期

T 原发肿瘤

N 区域性淋巴结

M 远处转移

一、唇和口腔癌的 TNM 分期

此分类方法使用于唇红部的鳞癌和口腔鳞癌,小唾液腺癌,需组织病理证实

（一）解剖分区（anatomical sites and subsites）

唇

1. 上唇,唇红表面

2. 下唇,唇红表面

3. 口角

口腔

1. 颊黏膜

 （1）上下唇内侧黏膜

 （2）颊黏膜表面

 （3）磨牙后区

 （4）上下颌牙龈颊沟

2. 上颌牙龈

3. 下颌牙龈

4. 硬腭

5. 舌
  （1）轮廓状乳头前的舌背部和舌侧缘（舌前 2/3）
  （2）舌腹部

6. 口底

（二）临床分类（clinical classification, cTNM）

Tx——原发肿瘤不能评估

T0——原发灶隐匿

Tis——原位癌

T1——肿瘤最大直径 ≤2cm，浸润深度（depth of invasion, DOI）≤5mm

T2——肿瘤最大直径 ≤2cm，且 5mm<DOI≤10mm，或者 2cm< 肿瘤 ≤4cm 且 DOI≤10mm

T3——肿瘤最大直径 >4cm，或者 DOI>10mm

T4a——局部中度浸润的疾病

   （唇）肿瘤侵犯骨皮质，下牙槽神经，口底，或颏部及鼻部皮肤

   （口腔）肿瘤穿透下颌骨骨皮质或侵犯上颌窦，或侵犯面部皮肤

T4b——局部非常广泛浸润的疾病

   肿瘤侵犯咀嚼肌间隙，翼板或颅底，和 / 或包绕颈内动脉

注：牙龈原发肿瘤仅表浅地侵蚀骨或牙槽突，不归纳为 T4a

Nx——不能评估有无区域淋巴结转移

N0——无区域淋巴结转移

N1——同侧单个淋巴结转移，最大径 ≤3cm，且 ENE（–）

N2——淋巴结转移

N2a——同侧单个淋巴结转移，3cm< 最大径 ≤6cm，且 ENE（–）

N2b——同侧多个淋巴结转移，最大径 ≤6cm，且 ENE（–）

N2c——双侧或对侧淋巴结转移，最大径 ≤6，且 ENE（–）

N3a——转移淋巴结最大径 >6cm，且 ENE（–）

N3b——单个或多个淋巴结转移，且 ENE（+）

注：淋巴结外侵犯（extranodal extension, ENE）是指转移淋巴结累及表面皮肤，或累及软组织伴有深部肌肉或邻近结构的粘连及固定，或出现神经受累的临床表现；中线部位转移淋巴结应列为同侧转移

M0——无远处转移

M1——有远处转移

（三）病理分类（pathological classification, pTNM）

pT 分类与临床分类一致

pN——区域淋巴结

  选择性颈淋巴结清扫的组织标本检查通常包括 10 个或更多的淋巴结；根治性或改良根治性颈淋巴结清扫的组织标本检查通常包括 15 个或更多的淋巴结

pNx——不能评估有无区域淋巴结转移

pN0——无区域淋巴结转移

pN1——同侧单个淋巴结转移,最大径≤3cm,且 ENE(−)

pN2——淋巴结转移

pN2a——同侧单个淋巴结转移,最大径≤3cm,且 ENE(+);或 3cm< 最大径≤6cm,且 ENE(−)

pN2b——同侧多个淋巴结转移,最大径≤6cm,且 ENE(−)

pN2c——双侧或对侧淋巴结转移,最大径≤6cm,且 ENE(−)

pN3a——转移淋巴结最大径 >6cm,且 ENE(−)

pN3b——同侧单个淋巴结转移,最大径 >3cm,且 ENE(+);或同侧,对侧或双侧多个淋巴
结转移,且任意 1 个 ENE(+)

(四)临床分期(clinical stage)

0 期	Tis	N0	M0
Ⅰ 期	T1	N0	M0
Ⅱ 期	T2	N0	M0
Ⅲ 期	T3	N0	M0
	T1,T2,T3	N1	M0
Ⅳ A 期	T4a	N0,N1	M0
	T1,T2,T3,T4a	N2	M0
Ⅳ B 期	任何 T	N3	M0
	T4b	任何 N	M0
Ⅳ C 期	任何 T	任何 N	M1

二、口咽癌的 TNM 分期
此分类方法使用于鳞癌,需组织病理证实

解剖分区(anatomical sites and subsites)

1. 前壁(舌会厌区)

  (1)舌根部(舌后缘至轮廓状乳头部或舌后 1/3)

  (2)会厌谷

2. 侧壁

  (1)扁桃体

  (2)扁桃体和咽前柱

  (3)扁桃体和咽后柱

3. 后壁

4. 上壁

  (1)软腭的口腔面

  (2)腭垂(悬雍垂)

p16 阴性的口咽癌

（一）临床分类（clinical classification，cTNM）

适用于 p16 阴性口咽鳞癌，未做 p16 免疫组化的口咽癌

原发肿瘤（T）

Tx——原发肿瘤不能评估

T0——原发灶隐匿

Tis——原位癌

T1——肿瘤最大直径≤2cm

T2——2cm< 肿瘤最大径≤4cm

T3——肿瘤最大直径 >4cm，或侵犯会厌的舌面

T4a——中等晚期或局部疾病

　　　肿瘤侵犯喉，舌的外部肌肉，翼内肌，硬腭或下颌骨

T4b——局部非常广泛浸润的疾病

　　　肿瘤侵犯翼外肌，翼板，鼻咽侧壁，颅底或包绕颈内动脉

注：舌根或者会厌谷的原发肿瘤侵犯至会厌舌面黏膜并不意味着侵犯喉

区域淋巴结（N）

Nx——不能评估有无区域淋巴结转移

N0——无区域淋巴结转移

N1——同侧单个淋巴结转移，最大径≤3cm，且 ENE（-）

N2——淋巴结转移

N2a——同侧单个淋巴结转移，3cm< 最大径≤6cm，且 ENE（-）

N2b——同侧多个淋巴结转移，最大径≤6cm，且 ENE（-）

N2c——双侧或对侧淋巴结转移，最大径≤6cm，且 ENE（-）

N3——转移淋巴结最大径 >6cm，且 ENE（-）；同侧单个淋巴结转移，最大径 >3cm，且 ENE
　　（+）；同侧，对侧或双侧多个淋巴结转移，且任意一个 ENE（+）

N3a——转移淋巴结最大径 >6cm，且 ENE（-）

N3b——单个或多个淋巴结转移，且 ENE（+）

注：淋巴结外侵犯（extranodal extension，ENE）是指转移淋巴结累及表面皮肤，或累及软组
织伴有深部肌肉或邻近结构的粘连及固定，或出现神经受累的临床表现；中线部位转移淋
巴结应列为同侧转移

远处转移（M）

M0——无远处转移

M1——有远处转移

续表

（二）病理分类（pathological classification，pTNM）

pT 分类与临床分类一致
区域淋巴结（N）
pNx——不能评估有无区域淋巴结转移
pN0——无区域淋巴结转移
pN1——同侧单个淋巴结转移，最大径≤3cm，且 ENE（-）
pN2——淋巴结转移
pN2a——同侧单个淋巴结转移，最大径≤3cm，且 ENE（+）；或 3cm< 最大径≤6cm，且 ENE（-）
pN2b——同侧多个淋巴结转移，最大径≤6cm，且 ENE（-）
pN2c——双侧或对侧淋巴结转移，最大径≤6cm，且 ENE（-）
pN3a——转移淋巴结最大径 >6cm，且 ENE（-）
pN3b——同侧单个淋巴结转移，最大径 >3cm，且 ENE（+）；或同侧，对侧或双侧多个淋巴结转移，且任意 1 个 ENE（+）

（三）临床分期（clinical stage）

0 期	Tis	N0	M0
Ⅰ期	T1	N0	M0
Ⅱ期	T2	N0	M0
Ⅲ期	T3	N0	M0
	T1,T2,T3	N1	M0
ⅣA期	T1,T2,T3	N2	M0
	T4a	N0,N1N2	M0
ⅣB期	任何 T	N3	M0
	T4b	任何 N	M0
ⅣC期	任何 T	任何 N	M1

p16 阳性的口咽癌

（一）临床分类（clinical classification，cTNM）
免疫组化 p16 阳性的口咽鳞癌

原发肿瘤（T）
Tx——原发肿瘤不能评估
T0——原发灶隐匿
Tis——原位癌
T1——肿瘤最大直径≤2cm
T2——2cm< 肿瘤最大径≤4cm
T3——肿瘤最大直径 >4cm，或侵犯会厌的舌面

续表

T4——中等晚期或局部疾病

　　肿瘤侵犯喉,舌的外部肌肉,翼内肌,硬腭,下颌骨,翼外肌,翼板,鼻咽侧壁,颅底或包绕颈内动脉

注:舌根或者会厌谷的原发肿瘤侵犯至会厌舌面黏膜并不意味着侵犯喉

区域淋巴结(N)

Nx——区域淋巴结不能评估

N0——无区域淋巴结转移

N1——单侧淋巴结转移≤6cm

N2——对侧或双侧转移淋巴结≤6cm

N3——转移淋巴结的最大径 >6cm

远处转移(M)

M0——无远处转移

M1——有远处转移

(二)病理分类(pathological classification,pTNM)

pT 分类与临床分类一致

区域淋巴结(N)

pNx——区域淋巴结不能评估

pN0——无区域淋巴结转移

pN1——淋巴结转移≤4 个

pN2——淋巴结 >4 个

(三)临床分期(clinical stage)

0 期	Tis	N0	M0
Ⅰ 期	T1,T2	N0,N1	M0
Ⅱ 期	T1,T2	N2	M0
	T3	N0,N1,N2	M0
Ⅲ 期	T1,T2,T3	N3	M0
	T4	任何 N	M0
Ⅳ	任何 T	任何 N	M1

(四)病理分类(pathological stage)

0 期	Tis	N0	M0
Ⅰ 期	T1,T2	N0,N1	M0
Ⅱ 期	T1,T2	N2	M0
	T3	N0,N1	M0
Ⅲ 期	T3,T4	N2	M0
Ⅳ 期	任何 T	任何 N	M1

附录二　营养筛查量表

疾病状态	分数
骨盆骨折或者慢性病患者合并有以下疾病：肝硬化、慢性阻塞性肺病、长期血液透析、糖尿病、肿瘤	1
腹部重大手术、中风、重症肺炎、血液系统肿瘤	2
颅脑损伤、骨髓抑制、ICU 患者 (APACHE>10 分)	3
营养状况指标（单选）	
正常营养状态	0
3 个月内体重减轻 >5% 或最近 1 个星期进食量 (与需要量相比) 减少 25%~50%	1
2 个月内体重减轻 >5% 或 BMI 18.5~20.5 或最近 1 个星期进食量 (与需要量相比) 减少 40%~75%	2
1 个月内体重减轻 >5%(或 3 个月内减轻 >15%) 或 BMI<18.5(或血清白蛋白 <35g/L) 或最近 1 个星期进食量 (与需要量相比) 减少 75%~100%	3
年龄	
年龄≥70 岁加算 1 分	1
合计	

附录三　SARC-F 筛查量表

序号	检测内容	问题	得分
1	力量	搬运 9 斤重物是否困难	□无困难 0 分 □偶尔有困难 1 分 □经常困难或搬不动 2 分
2	行走	步行走过房间是否困难	□无困难 0 分 □偶尔有困难 1 分 □经常困难或不能走 2 分
3	起身	从床上或椅子上起身是否困难	□无困难 0 分 □偶尔有困难 1 分 □经常困难或不能起身 2 分

序号	检测内容	问题	得分
4	爬楼	爬 10 层楼梯是否困难	□无困难 0 分 □偶尔有困难 1 分 □经常困难或不能爬楼 2 分
5	跌倒	过去一年跌倒次数	□从没有 0 分 □ 1~3 次 1 分 □≥4 次 2 分
总分			

注:总分≥4 分,即需要进一步测试诊断肌肉减少症。

附录四 肌肉减少症诊断量表

项目	检测结果	男性正常值	女性正常值
握力		<27kg	<16kg
起坐测试		5 次 >15s	
四肢骨骼肌量		<20kg	<15kg
四肢骨骼肌指数		<7.0kg/m^2	<5.5kg/m^2
步速		≤0.8m/s	
体能状况量表评分		≤8 分	
起立行走计时测试		≥20s	
400m 步行测试		不能完成或 >6min 完成	

附录五 Karnofsky(KPS)量表

功能状况量表

正常,无症状和体征　100 分

能进行正常活动,有轻微症状和体征　评分　90 分

勉强进行正常活动,有一些症状或体征　80 分

生活能自理,但不能维持正常生活和工作　70 分

生活能大部分自理,但偶尔需要别人帮助　60 分

常需要人照料 50分

生活不能自理,需要特别照顾和帮助 40分

生活严重不能自理 30分

病重,需要住院和积极的支持治疗 20分

重危,临近死亡 10分

死亡 0分

得分越低,健康状况越差,若低于60分,许多有效的抗肿瘤治疗就无法实施。

附录六 体力状况 ECOG 评分标准 Zubrod-ECOG-WHO (ZPS,5 分法)

级别 体力状态

0 活动能力完全正常,与起病前活动能力无任何差异。

1 能自由走动及从事轻体力活动,包括一般家务或办公室工作,但不能从事较重的体力活动。

2 能自由走动及生活自理,但已丧失工作能力,日间不少于一半时间可以起床活动。

3 生活仅能部分自理,日间一半以上时间卧床或坐轮椅。

4 卧床不起,生活不能自理。

5 死亡

附录七 Borg 呼吸困难评分和 Borg 指数

Borg 呼吸困难评分

本评分表主要用于6分钟步行试验,在试验中,可能在步行过程中气喘或精疲力竭。你可以减缓步行速度或停止步行,并得到必需的休息。你可以在休息时靠墙站立,但是你必须尽可能地在可以步行的时候继续步行。这个试验中最重要的事情是您应该尽量在6分钟之内走尽可能长的距离,但不可以奔距或慢跑。我会告诉您时间,并在6分钟时让您知道。当我喊"停"的时候,请站在您当时的位置不动。

试验前 心率(次/分)　　血压(mmHg)　　呼吸频率(次/分)

试验后 心率(次/分)　　血压(mmHg)　　呼吸频率(次/分)

6分钟步行距离(米)　　　是否完成试验

试验后 Borg 呼吸困难评分

试验后症状

Borg 指数

0 分　一点也不觉得呼吸困难或疲劳

0.5 分　非常非常轻微的呼吸困难或疲劳

1 分　非常轻微的呼吸困难或疲劳

2 分　轻度的呼吸困难或疲劳

3 分　中度的呼吸困难或疲劳

4 分　略严重的呼吸困难或疲劳

5 分　严重的呼吸困难或疲劳

6~8 分　非常严重的呼吸困难或疲劳

9 分　非常非常严重的呼吸困难或疲劳

10 分　极度的呼吸困难或疲劳,达到极限

附录八　肌力测试表

一般将肌力分为 0~5 级,共 6 级

0 级　完全瘫痪,测不到肌肉收缩

1 级　仅测到肌肉收缩,但不能产生动作

2 级　肢体能在床上想移动,但不能抵抗自身重力,即不能抬离床面

3 级　肢体可以克服地心引力,能抬离床面,但不能抵抗阻力

4 级　肢体能对抗外界阻力的运动,但不完全

5 级　肌力正常

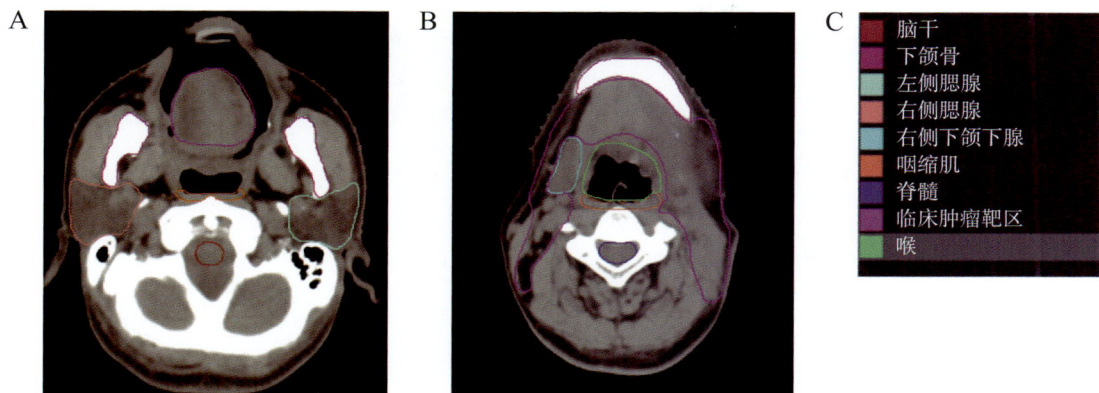

图 9-1 放疗的靶区与正常组织勾画示意图

A. 舌体层面的临床靶区及正常组织勾画示例

B. 口底层面的临床靶区及正常组织勾画示例 C. 临床靶区及正常组织命名

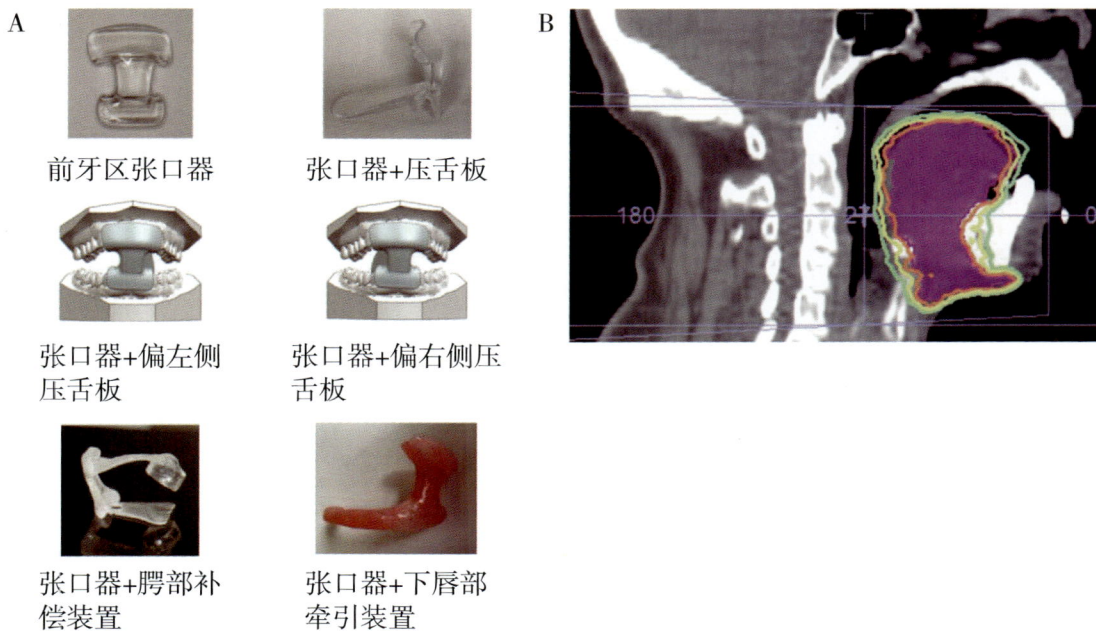

前牙区张口器

张口器+压舌板

张口器+偏左侧压舌板

张口器+偏右侧压舌板

张口器+腭部补偿装置

张口器+下唇部牵引装置

图 9-2 不同口模及应用

A. 不同种类的口模 B. 一例舌癌患者定位时配戴前牙区口模，

放疗计划显示可以避开软、硬腭等部位的照射